»Es ist im Grunde keine Überraschung, dass Stephanie DAS Kochbuch für leistungsbegeisterte Sportler geschrieben hat — mit ergebnisorientierten, sauberen Rezepten. Mit über 20 Jahren erfolgreicher Wettkampferfahrung in der Hinterhand zeigt sie uns allen den Weg zur nächsthöheren Leistungsstufe auf. Was die alles entscheidende Regeneration angeht, setzt sie auf das älteste und verlässlichste Produkt, das auf dem Markt zu haben ist: reine, unverfälschte Nahrung. Noch niemals hat der Sieg so gut geschmeckt.«

—CIARRA HANNAH, Autorin von *The Frugal Paleo Cookbook*

»Die Frage, wann und was man essen sollte, um Gesundheit und Leistungsfähigkeit zu optimieren, sorgt immer wieder für Verwirrung. Dieses Buch enthält nicht nur Vorschläge für köstliche Gerichte, sondern stellt auch klar, wann der richtige Zeitpunkt ist, um sie zu essen!«

—EVA TWARDOKENS, zweifache Olympiateilnehmerin im Alpinen Skisport, 2011 in die U.S. Ski and Snowboard Hall of Fame aufgenommen

»Endlich ein Ernährungsratgeber für alle diejenigen, die ihre sportliche Leistungsfähigkeit verbessern wollen — und zwar ohne auf Gimmicks, Modeerscheinungen oder eine Flut von Nahrungsergänzungsmitteln zu setzen. Leicht nachzukochende, auf den Prinzipien der Leistungsernährung basierende Rezepte von einer Persönlichkeit, die selbst eine ausgewiesene Sportlerin ist — wir sind begeistert.«

—DR. ANASTASIA BOULAIS UND JAIME SCOTT, Mitbegründer der Ancestral Health Society of New Zealand

»Endlich ein von einer Kraftsportlerin geschriebenes Paläo-Kochbuch für Kraftsportler. Wir alle wissen, dass die Paläo-Ernährung für den Durchschnittsmenschen fantastische Ergebnisse erbringt, doch kann sie auch das Leistungsvermögen derjenigen verbessern, die danach streben, höher zu springen, schneller zu laufen und schwerere Gewichte zu stemmen? Definitiv ja. Und in ihrer Paläo-Ernährung für sportliche Höchstleistungen verrät uns Stephanie Gaudreau ganz genau, wie das funktioniert.«

—KEITH NORRIS, Mitbegründer der PaleoFX und Gründer von Ancestral Momentum

Bibliografische Information der Deutschen Nationalbibliothek:
Die Deutsche Nationalbibliothek verzeichnet diese Publikation in der Deutschen Nationalbibliografie; detaillierte bibliografische Daten sind im Internet über http://d-nb.de abrufbar.

Für Fragen und Anregungen:
info@rivaverlag.de

1. Auflage 2016

© 2016 by riva Verlag, ein Imprint der Münchner Verlagsgruppe GmbH
Nymphenburger Straße 86
D-80636 München
Tel.: 089 651285-0
Fax: 089 652096

Copyright © 2015 Page Street Publishing Co.
Die englische Originalausgabe erschien 2015 bei Page Street Publishing unter dem Titel *The Performance Paleo Cookbook: Recipes for Training Harder, Getting Stronger & Gaining the Competitive Edge.*

Alle Rechte, insbesondere das Recht der Vervielfältigung und Verbreitung sowie der Übersetzung, vorbehalten. Kein Teil des Werkes darf in irgendeiner Form (durch Fotokopie, Mikrofilm oder ein anderes Verfahren) ohne schriftliche Genehmigung des Verlages reproduziert oder unter Verwendung elektronischer Systeme gespeichert, verarbeitet, vervielfältigt oder verbreitet werden.

Übersetzung: Birgit Gläser
Lektorat: Silke Panten
Umschlaggestaltung und -abbildung: Pamela Machleidt, dem Original nachgebaut
Fotos: Stephanie Gaudreau
Satz: inpunkt[w]o, Haiger
Druck: Firmengruppe APPL, aprinta Druck, Wemding
Printed in Germany

ISBN Print 978-3-86883-710-0
ISBN E-Book (PDF) 978-3-86413-977-2
ISBN E-Book (EPUB, Mobi) 978-3-86413-978-9

Weitere Informationen zum Verlag finden Sie unter
www.rivaverlag.de
Beachten Sie auch unsere weiteren Verlage unter
www.muenchner-verlagsgruppe.de

STEPHANIE GAUDREAU

PALÄO-ERNÄHRUNG

FÜR SPORTLICHE HÖCHSTLEISTUNG

riva

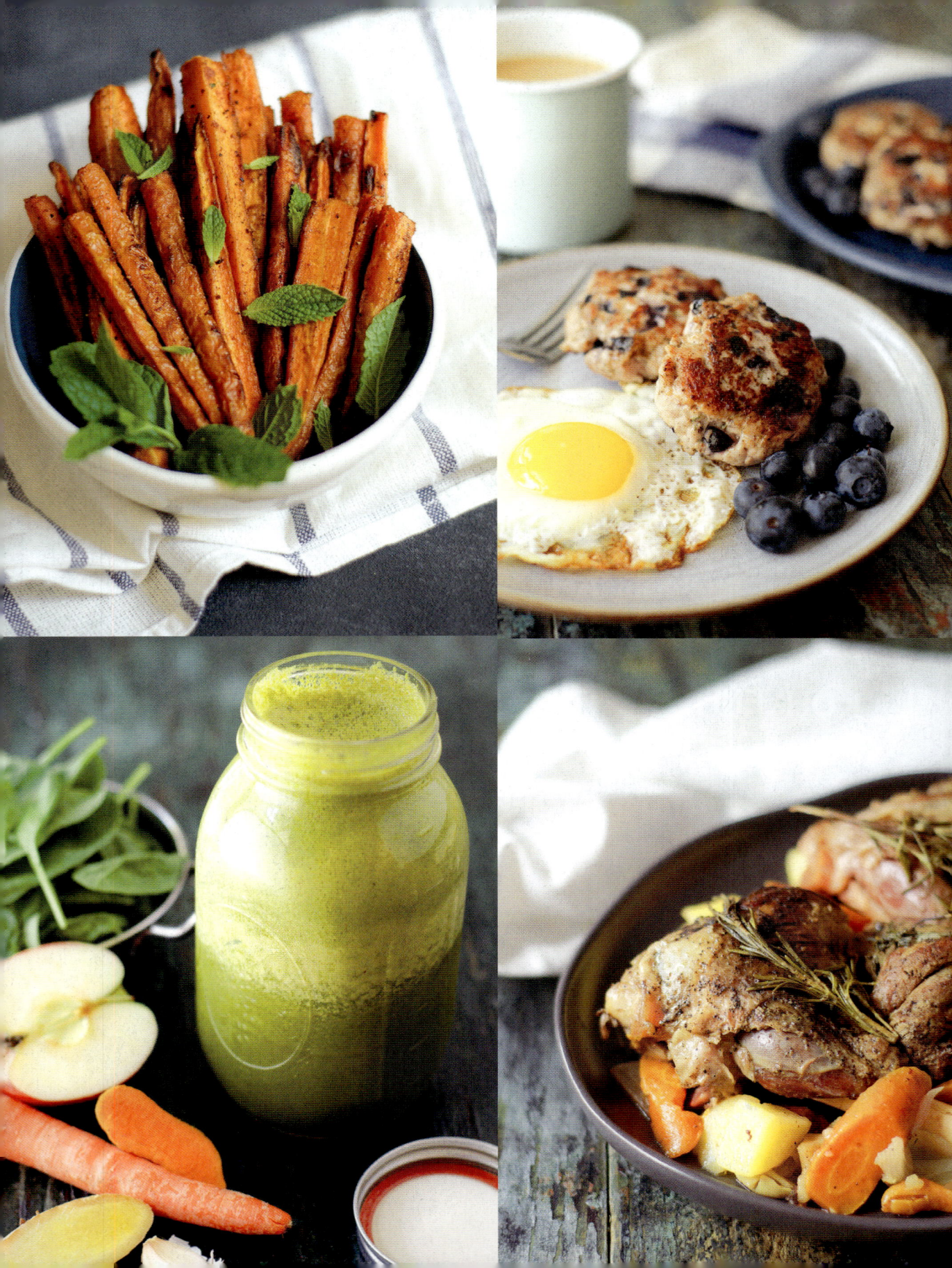

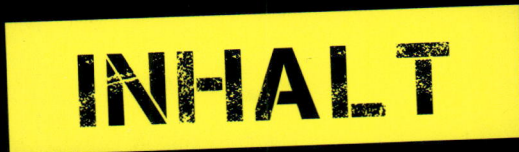

INHALT

VORWORT | 7

EINFÜHRUNG | 9

SNACKS VOR DEM WORKOUT | 19

AUFTANKEN NACH DEM WORKOUT | 43

PROTEINREICHE MAHLZEITEN ZUM AUFBAU VON KRAFT UND STÄRKE | 69

KOHLENHYDRATREICHE BEILAGEN FÜR DIE OPTIMALE REGENERATION | 117

VOR NÄHRSTOFFEN STROTZENDE GEMÜSEBEILAGEN | 153

KÖSTLICHE UND NAHRHAFTE LECKEREIEN | 181

FABELHAFTE SOßEN UND GEWÜRZE | 197

DANKSAGUNG | 218

ÜBER DIE AUTORIN | 219

REGISTER | 220

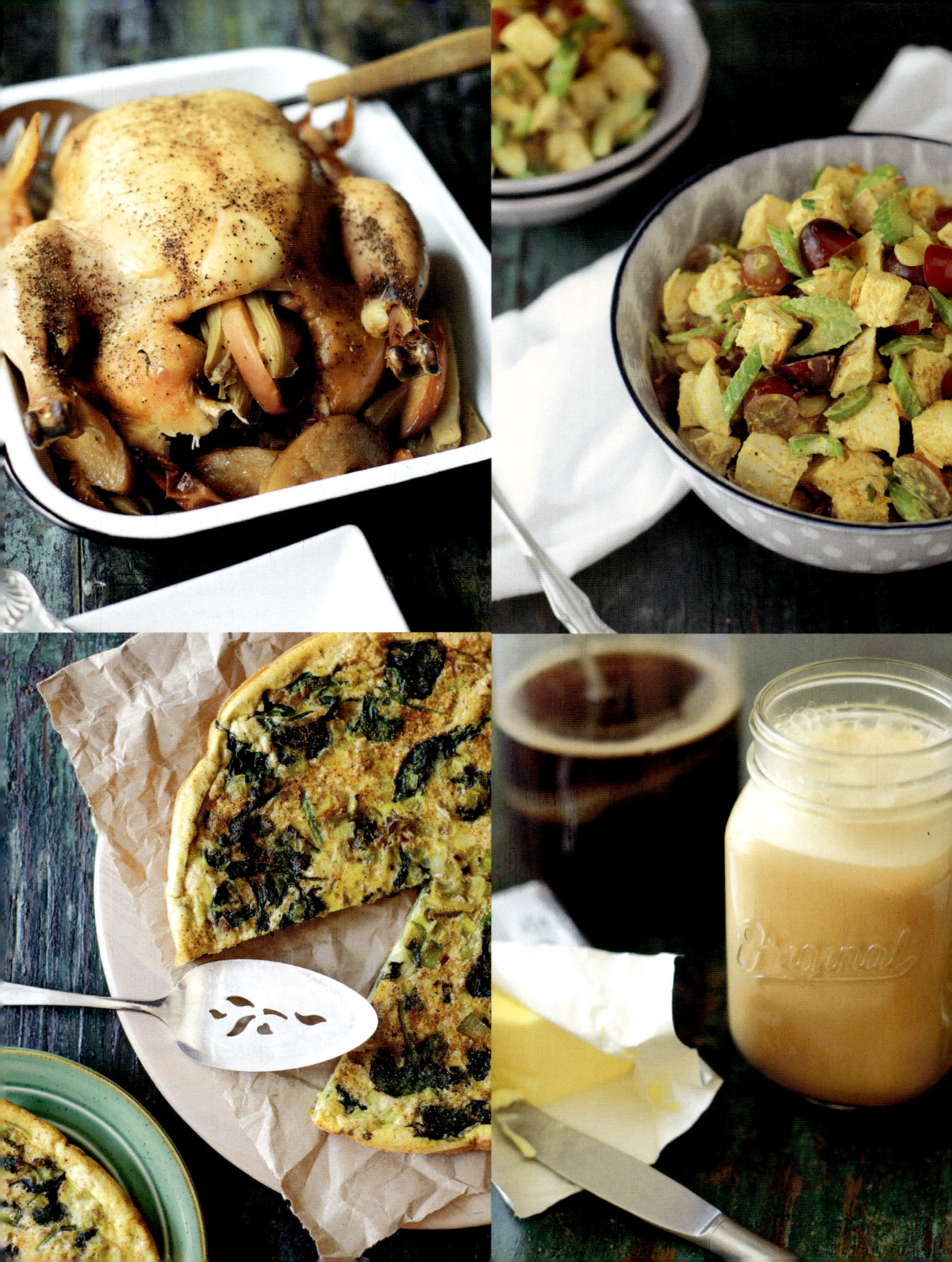

VORWORT

Als ich hörte, dass Steph an der *Paläo-Ernährung für sportliche Höchstleistungen* arbeitete, wusste ich sofort, dass sie genau die Richtige dafür ist. Seit 2011 bloggt sie über Ernährung und Leistungsvermögen. Zum ersten Mal schlug mich ihre Philosophie in den Bann, als sie auf meiner Website einen Gastbeitrag postete. Es stellte sich heraus, dass Stephs Ansatz in höchstem Maße ausgeglichen und vernünftig ist und dass es ihr wirklich am Herzen liegt, anderen Leuten zu sportlichem Erfolg zu verhelfen.

Ich bin beeindruckt davon, wie Steph Worten Taten folgen lässt. Sie schreibt nicht nur vom Schreibtisch aus über sportliche Leistungen, sondern hat ihr ganzes Leben lang Sport getrieben und einen paläo-konformen Weg entwickelt, um ihren Körper mit Energie zu versorgen. Ihr sportliches Spektrum reicht von Mountainbike-Rennen über die Teilnahme an den CrossFit Regionals bis hin zum Olympischen Gewichtheben. Ich habe dabei zugesehen, wie ihr Blog immer populärer wurde und sie ein paar Bücher schrieb, dabei immer noch mehrmals pro Woche trainierte und sich kürzlich sogar für die American Open im Gewichtheben qualifizierte. Wenn man dieses Buch liest, weiß man, dass Steph den Dreh raus hat.

Eine Ernährung mit viel tierischem Eiweiß, jeder Menge Gemüse, einer bestimmten Menge an Obst, dichten, zur richtigen Zeit verzehrten Kohlenhydraten sowie einer angemessenen Dosis gesunder Fette bildet eine solide Basis, auf der ein leistungsorientierter Sportler aufsetzen kann. Diese Nahrungsmittel legen den Grundstein für Wachstum und Regeneration, sind entzündungshemmend und liefern jede Menge Mikronährstoffe – all dies ist für hart trainierende Zeitgenossen von entscheidender Bedeutung.

Steph hat hier alles im Detail für Sie ausgetüftelt. Ob Sie nun wissen möchten, wann und was Sie bei morgendlichem, mittäglichem oder abendlichem Training am besten essen sollten, ob Sie ganz einfach geeignete Snacks für vor oder nach dem Workout suchen oder eine komplette Mahlzeit zusammenstellen wollen – Steph hat auf alles eine Antwort. So finden Sie etwa in den Kapiteln über eiweiß- oder kohlenhydratreiche Gerichte neben vertrauten Rezepten auch Vorschläge mit ganz neuen Zutaten – so lecker, dass Sie immer wieder darauf zurückkommen werden.

Sie werden feststellen, dass in einigen Rezepten sogar weniger gängige Zutaten wie Kartoffeln und Molkeneiweiß auftauchen, denn sind wir ehrlich: Wenn Sie von Ihrem Körper Übermenschliches erwarten, müssen Sie die klassisch-strikten Grundsätze der Paläo-Ernährung eventuell erweitern. Genau wie Ihr Trainingsplan individuell auf Sie zugeschnitten sein sollte, werden Ihnen clevere Erweiterungen einer überaus nährstoffreichen, Entzündungen minimierenden Paläo-Ernährung dabei helfen, Ihre Leistungsziele zu erreichen.

Wenn Sie in Sachen Sport alles aus sich herausholen wollen, sollten Sie nicht nur auf die Qualität und Menge der Nahrungsmittel achten, sondern auch für eine angemessene Zufuhr von Eiweiß und Kohlenhydraten sorgen – und zwar zu genau dem Zeitpunkt, der für Ihre persönliche Trainingsstrategie richtig ist. Wie das funktioniert, verrät Ihnen dieses Buch ohne Wenn und Aber – Stephs Rezepte und ihre Ernährungsstrategie werden Sie leistungstechnisch auf die nächste Stufe heben.

—Robb Wolf

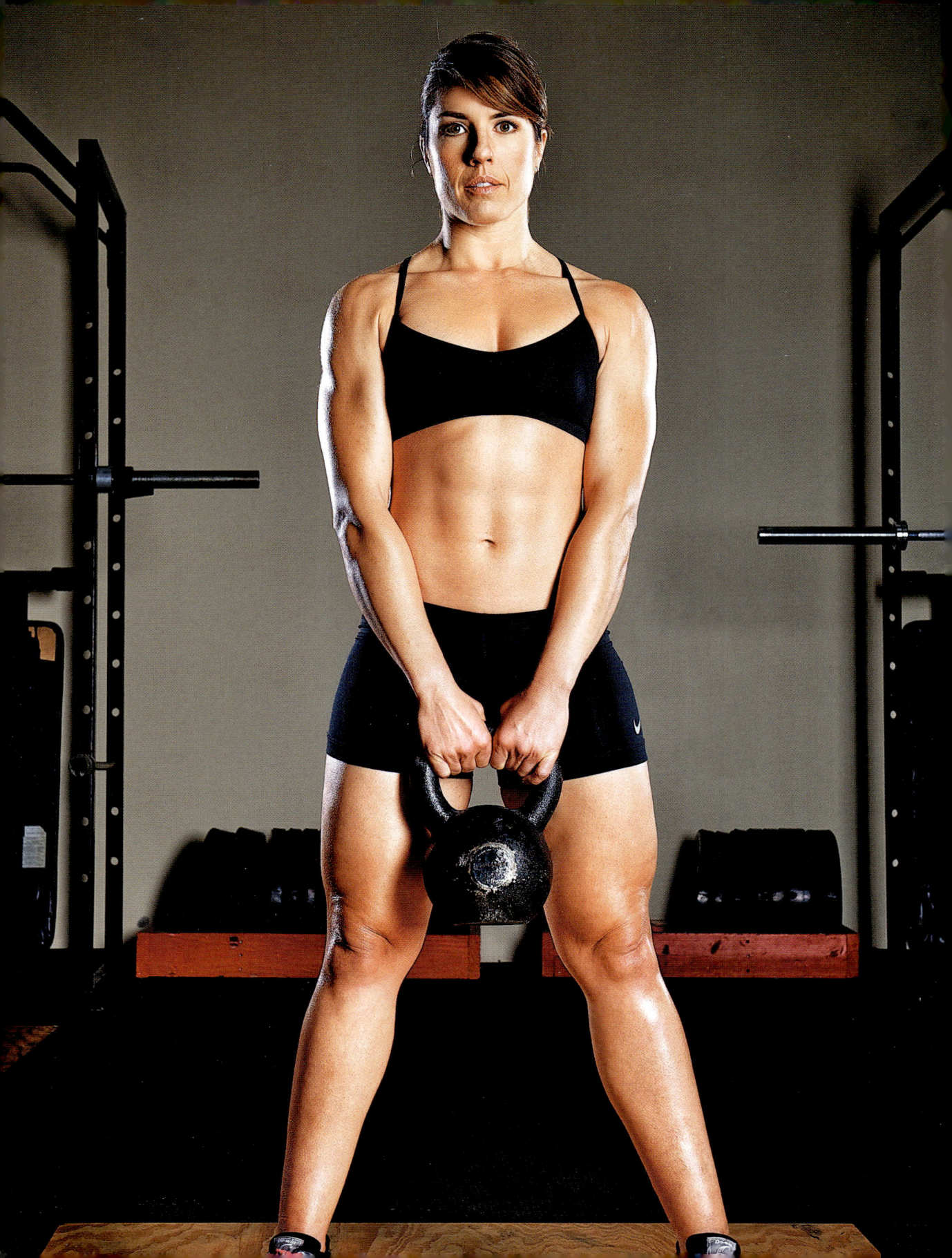

EINFÜHRUNG

Der Sport ist eine grundlegende Betätigung des Menschen, der uns über Ländergrenzen und Kulturen hinweg zusammenbringt. Er vereint und verbindet uns. Ob wir in einem Team oder allein antreten, in einem offiziellen Wettkampf oder gegen uns selbst: Der Sport ist ein untrennbarer Bestandteil unserer Identität.

Wenn der sportliche Ehrgeiz in uns brennt, ist es uns wichtig zu trainieren. Wir stehen im Morgengrauen auf oder begeben uns noch in der Dämmerung zum Training. Wir stemmen Gewichte, laufen, schwimmen, fahren Rad und üben uns im Springen. Wir legen uns die Ausrüstung zu, die unser Sport erfordert. Doch mitunter schaffen wir es trotz aller Anstrengungen nicht, unseren Körper so gut mit Energie zu versorgen, dass er wirklich Höchstleistungen vollbringen kann.

Ich habe dieses Buch für jeden geschrieben, dem seine Leistungsfähigkeit am Herzen liegt, ganz gleich, ob er trainiert, um seine persönliche Bestleistung zu übertreffen oder seine Kräfte im Wettkampf mit anderen messen möchte.

Eine qualitativ hochwertige Ernährung bildet die Basis der Leistungspyramide. Für den Erfolg ist sie sogar noch wichtiger als die Trainingszeit, der Schlaf und alles andere, was Sie tun. Nährstoffreiche, unverfälschte Nahrungsmittel, die Energie und Substanz für das Training und die anschließende Regeneration liefern, sind der Schlüssel zum Aufbau einer soliden Grundlage.

Ich persönlich folge einem paläo-gerechten Ernährungsfahrplan mit cleveren, auf das Training ausgerichteten Modifikationen. Für einen leistungsorientierten Sportler ist das *wirklich* der beste Weg, um seine Performance auf eine noch solidere Basis zu stellen. Und es stimmt – wenn Sie sich auf diese Weise ernähren, *können* Sie schneller und stärker werden. Paläo-konforme Lebensmittel sind sehr nährstoffreich. Wer sich auf hochwertiges Eiweiß, Gemüse, Obst und gesunde Fette konzentriert, bekommt aus ernährungstechnischer Sicht eine ganze Menge Kalorien für sein Geld. Es gibt zahlreiche einleuchtende Gründe dafür, warum sich die Paläo-Ernährung gerade für Sportler anbietet.

Beim Training ist es ganz natürlich, dass akute Entzündungen auftreten, da Muskeln, Bänder und Gewebe auf mikroskopischer Ebene geschädigt werden. Während hierauf eine entsprechende Entzündungsreaktion des Körpers erfolgen muss, ist die durch Getreide, Zucker, einige Milchprodukte und andere entzündungsfördernde Nahrungsmittel hervorgerufene Entzündung weder notwendig noch förderlich. Indem Sie mehr entzündungshemmend wirkende Nahrungsmittel in Ihre Kost integrieren und gleichzeitig die entzündungsfördernden Produkte reduzieren, geben Sie Ihrem Körper die Möglichkeit, mehr Ressourcen in den Erholungsprozess zu stecken.

An dieser Stelle muss betont werden, dass es in Bezug auf die Ernährung einen Unterschied macht, ob man in erster Linie seine Leistung steigern oder optisch gut aussehen möchte. Obwohl es wichtig ist, eine gesunde Körperzusammensetzung beizubehalten, müssen Sie zuallererst einmal essen, um Ihr Training zu unterstützen. Wer sich ständig zu wenig Energie zuführt oder aus ästhetischen Gründen zu wenig von dem einen oder anderen Makronährstoff zu sich nimmt, dabei aber hochintensiv trainiert oder eine Ausdauersportart ausübt, wird irgendwann Leistungseinbrüche verzeichnen und, noch schlimmer, seinen Hormonhaushalt durcheinanderbringen.

Wenn man die Paläo-Ernährung an die Erfordernisse des Leistungssports anpasst, bedeutet dies, dass man ausreichend Kohlenhydrate zu sich nimmt, um das Training und die anschließende Regeneration zu unterstützen. Bei der Auswahl der Kohlenhydratquellen sollte man den Schwerpunkt auf unverfälschte, nährstoffreiche Nahrungsmittel wie stärkehaltige Gemüsesorten und Früchte legen. Wenn man sie gut verträgt, kann man auch stärkehaltige Lebensmittel wie Kartoffeln, Tapioka und sogar weißen Reis ausprobieren: Dabei handelt es sich um hervorragende Kohlenhydratquellen für die Energiezufuhr nach dem Workout, und dies ganz ohne die mit kohlenhydratreichen Getreiden und Hülsenfrüchten verbundenen Nachteile. Sind Sie allerdings noch dabei, Ihren Blutzucker unter Kontrolle zu bringen, und/oder wollen Sie in nennenswertem Ausmaß Fett abbauen, rate ich Ihnen von Kartoffeln und weißem Reis ab.

Einige stärkehaltige Produkte wie weißer Reis und Tapioka haben einen relativ geringen Nährwert, gleichzeitig jedoch einen hohen Gehalt an Glukose, der für die Versorgung der Muskeln nach dem Training wichtig ist. Deshalb sollten sie möglichst nach dem Workout verzehrt werden. Generell sollten Sie nach der Trainingseinheit reichlich Kohlenhydrate zu sich nehmen, doch ist es auch in Ordnung, sie über den Tag verteilt aufzunehmen.

Was die Versorgung mit Eiweiß angeht, so müssen leistungsorientierte Paläo-Anhänger täglich so viel Protein verzehren, dass die Muskelregeneration gewährleistet ist – ganz zu schweigen von den unzähligen anderen Aufgaben, die dieses Makromolekül in unserem Körper wahrnimmt. Die nährstoffreichsten Eiweißquellen sind tierisches Muskelfleisch, Innereien, Meeresfrüchte und Eier. Sie sollten Teil jeder Mahlzeit und der Snacks vor und nach dem Workout sein.

Exzellente Fettquellen für den täglichen Verzehr sind gesunde Fette aus kalt gepressten Pflanzenölen wie Oliven- und Kokosöl, daneben hochwertige tierische Fette wie Butterschmalz, Ghee, Schmalz und Talg sowie fettreiche Lebensmittel wie Nüsse, Kokosprodukte, Eigelbe und Oliven. Fette sind nicht nur Energielieferanten, sie sind auch integrale Bestandteile von Zellmembranen, bilden hormonelle Vorstufen und helfen bei der Absorption fettlöslicher Vitamine.

Dieses Buch ist anders konzipiert als andere Kochbücher, die Sie vielleicht gelesen haben. Es beginnt mit jeweils einem Kapitel für Snacks, die man in begrenzter Menge vor bzw. nach dem Workout verzehren sollte. Dann folgen Rezepte für eiweiß- und kohlenhydratreiche Hauptgerichte und Beilagen. Zur Abrundung finden Sie Kapitel über nährstoffreiches Gemüse, Soßen, Gewürze und gesunde Leckereien. Stellen Sie die Rezepte aus den unterschiedlichen Kategorien ganz nach Wunsch zu individuellen Mahlzeiten zusammen oder lassen Sie sich durch die Rezeptkombinationen nach Maß (Seite 15) zu 50 verschiedenen Variationen inspirieren. Dies wird Ihnen dabei helfen, Mahlzeiten zu planen und Sie dazu anregen, neue nahrhafte Gerichte auszuprobieren.

Ganz gleich, welche Sportart Sie betreiben oder welche persönlichen Ziele Sie haben: Die Rezepte in der *Paläo-Ernährung für sportliche Höchstleistungen* werden Ihnen dabei helfen, sich besser zu ernähren, härter zu trainieren, stärker zu werden und sich Vorteile im Wettkampf zu verschaffen.

—Stephanie Gaudreau

DER WORKOUT-RHYTHMUS BESTIMMT DIE ERNÄHRUNGSSTRATEGIE

DER FRÜHE VOGEL

Er trainiert gewöhnlich vor der Arbeit. Als geborener Frühaufsteher lebt er nach dem Motto »aufstehen und loslegen«. Wer früh morgens trainiert, sieht sich im Gegensatz zum Rest des Tages mit einer einzigartigen Herausforderung konfrontiert, da dem Workout eine Zeit der Nahrungskarenz vorausgeht: Zwischen dem Abendessen und dem Aufwachen werden dem Körper keinerlei Kalorien zugeführt. Wer früh aufsteht und sehr bald danach trainiert, hat kaum Zeit, etwas in den Magen zu bekommen.

Sie haben zwei Optionen: Die erste besteht darin, vollkommen nüchtern zu trainieren. Aus meiner persönlichen Praxis und aufgrund der Erfahrungen zahlreicher Menschen, mit denen ich gearbeitet habe, stellt dies für viele Sportler nicht die beste Wahl dar. Die Kraftentwicklung ist hierbei im Allgemeinen nicht optimal, doch wird ein vollständig vom Glykogen abhängiges Hochintensitäts- oder Konditionstraining nicht allzu sehr darunter leiden.

Alternativ können Sie fast nüchtern mit nur ein wenig Nahrung im Magen trainieren. Ich empfehle an dieser Stelle keine komplette Mahlzeit, insbesondere dann nicht, wenn das Workout sehr bald nach dem Aufwachen erfolgt. Definitiv keine gute Idee ist es, den Nachtschlaf zu verkürzen und noch eher aufzustehen, nur um vor dem Training eine komplette Mahlzeit zu sich zu nehmen.

Für die meisten Frühaufsteher ist es am besten, vor dem Workout nur ein wenig Eiweiß und Fett zu verzehren.

SO KÖNNTE DER PERFEKTE TAG AUSSEHEN:

VOR DEM FRÜHSTÜCK NÜCHTERN TRAINIEREN
1. Aufwachen
2. Nichts essen
3. Trainieren
4. Auftanken nach dem Workout
5. Frühstück
6. Mittagessen
7. Abendessen
8. Schlafen

(Fortsetzung)

VOR DEM FRÜHSTÜCK FAST NÜCHTERN TRAINIEREN
1. Aufwachen
2. Snack vor dem Workout
3. Trainieren
4. Auftanken nach dem Workout
5. Frühstück
6. Mittagessen
7. Abendessen
8. Schlafen

NACH DEM FRÜHSTÜCK AM SPÄTEREN VORMITTAG TRAINIEREN
1. Aufwachen
2. Frühstück
3. Trainieren
4. Auftanken nach dem Workout
5. Mittagessen
6. Abendessen
7. Schlafen

MITTAGS IN BESTFORM

Wenn Sie gern um die Mittagszeit herum trainieren, haben Sie vor dem Workout ausreichend Zeit, um das Frühstück zu verdauen. Liegen zwischen dem Frühstück und der Trainingssession mehrere Stunden, sagen wir fünf oder sechs, könnte es hilfreich sein, den knurrenden Magen durch einen kleinen Snack vor dem Workout zu beschwichtigen. Der Nachteil beim mittäglichen Training besteht häufig darin, dass dafür die Mittagspause verwendet wird. Es ist jedoch wichtig, nach dem Workout Energie aufzutanken und so viele Nährstoffe wie möglich aufzunehmen.

Wer nach dem Training wirklich keine Zeit hat und so schnell wie möglich an den Schreibtisch und in seinen Arbeitsalltag zurückkehren muss, kann das Auftanken nach dem Workout mit dem Mittagessen verbinden und einfach eine größere Portion davon zu sich nehmen. Wenn dieses Szenario auf Sie zutrifft, sollte Ihr Mittagessen nicht zu viel Fett enthalten, damit sich Ihr Magen schneller entleert und die Verdauung beschleunigt wird. Alternativ können Sie den Snack zum Energieauftanken auch ins Fitnessstudio mitnehmen und unmittelbar nach dem Training essen. Danach gönnen Sie sich ein normales Mittagessen.

MITTAGS TRAINIEREN (OHNE MITTAGSPAUSE)
1. Aufwachen
2. Frühstück
3. Snack vor dem Workout
4. Trainieren
5. Auftanken nach dem Workout + Mittagessen
6. Abendessen
7. Schlafen

MITTAGS TRAINIEREN (MIT MITTAGSPAUSE)
1. Aufwachen
2. Frühstück
3. Trainieren
4. Auftanken nach dem Workout
5. Mittagessen
6. Abendessen
7. Schlafen

JE SPÄTER, DESTO BESSER

Die Abendfraktion trainiert im Allgemeinen nach der Arbeit. Sind seit dem Mittagessen bereits mehrere Stunden vergangen, möchten Sie Ihren Magen vor dem Workout vielleicht mit einem Snack besänftigen. Ob Sie darauf Lust haben oder nicht, ist individuell ganz verschieden. Wenn ich zu Mittag gegessen habe und um 15.30 Uhr trainiere, brauche ich vor dem Workout fast nie einen zusätzlichen Snack.

Haben Sie nach dem Training keine Gelegenheit, nach Hause zu gehen und innerhalb von 30 Minuten nach dem Workout etwas zu essen, nehmen Sie den Snack zum Auftanken einfach mit ins Fitnessstudio. Auch kann man in seinem gemütlichen Zuhause nur allzu leicht abgelenkt werden, denn wenn man erst einmal in der Tür steht, stürmen alle Anforderungen des täglichen Lebens auf einen ein.

Wenn Sie sehr spät am Abend ins Fitnessstudio gehen, kombinieren Sie am besten den Snack nach dem Workout mit dem Abendessen und greifen herzhaft zu.

AM FRÜHEN NACHMITTAG TRAINIEREN
1. Aufwachen
2. Frühstück
3. Mittagessen
4. Training
5. Auftanken nach dem Workout
6. Abendessen
7. Schlafen

AM SPÄTEN NACHMITTAG ODER ABENDS TRAINIEREN
1. Aufwachen
2. Frühstück
3. Mittagessen
4. Snack vor dem Workout
5. Training
6. Auftanken nach dem Workout + Abendessen
7. Schlafen

REZEPTKOMBINATIONEN NACH MAß

Bei der Mahlzeitenplanung ist es hilfreich zu wissen, welche Hauptgerichte zu welchen Beilagen, Soßen und Gewürzen passen. Um einen längerfristigen Speiseplan aufzustellen, tragen Sie einfach einige der hier vorgeschlagenen Kombinationen in Ihren Wochenkalender ein.

KARTOFFEL-LAUCH-SPINAT-FRITILLA (Seite 66) SCHWEINEFLEISCH MIT SÜßKARTOFFEL-HASCHEE (Seite 94) GERÄUCHERTE CHIPOTLE-MAYO (Seite 209)	MINI-PIZZA-BURGER (Seite 35) ZUCCHINI-NUDELN MIT RUCOLA, SPECK UND KIRSCHTOMATEN (Seite 177)
GEFÜLLTE EIER NACH TEX-MEX-ART (Seite 73) GERÄUCHERTE CHIPOTLE-MAYO (Seite 209) SAUTIERTER SPINAT	TÜRKISCHER VEGGIE-HACKBRATEN (Seite 36) GEBACKENE YUCA-CHIPS (Seite 118) GRÜNER SALAT
BLAUBEER-FRIKADELLEN AUS SCHWEINEHACK (Seite 58) HART GEKOCHTE EIER SCHWEINEFLEISCH MIT SÜßKARTOFFEL-HASCHEE (Seite 94)	KAKAO-MANDEL-KOCHBANANEN-PFANNKUCHEN (Seite 54) BLAUBEER-FRIKADELLEN AUS SCHWEINEHACK (Seite 58) SAUTIERTER SPINAT
CEVICHE MIT SHRIMPS UND JAKOBSMUSCHELN (Seite 77) SÜßKARTOFFEL GRÜNER SALAT	50/50 HACKBÄLLCHEN MIT BROMBEER-BALSAMICO-GLASUR (Seite 40) GEBACKENER SPAGHETTIKÜRBIS MANGOLD-SALAT MIT GERÖSTETEN WALNÜSSEN (Seite 169)
IN PROSCIUTTO GEWICKELTER LACHS MIT HONIG-ZITRONEN-GLASUR (Seite 110) ZIMT-MÖHREN AUS DEM OFEN (Seite 121) GRÜNER SALAT	EIERSPEISE MIT RÄUCHERLACHS (Seite 32) GERÖSTETE POBLANO-SOßE (Seite 215)
MUSUBI-SUSHI-RÖLLCHEN (Seite 62) ERDBEER-KOKOS-GRÜNKOHL-SALAT (Seite 166) AVOCADOSCHEIBEN	APFEL-FENCHEL-HÜHNCHEN AUS DEM LANGSAM-KOCHER (Seite 78) IN ENTENFETT GERÖSTETE KARTOFFELN MIT SCHWARZEM KNOBLAUCH (Seite 131) ZITRONEN-ROSMARIN-SALZ ZUM ABRUNDEN (Seite 201)
CURRY-HÜHNER-SALAT (Seite 74) HASSELBACK-SÜßKARTOFFELN MIT KRÄUTER-GHEE (Seite 139)	BISON-BUTTERNUSS-PFANNE (Seite 65) SPIEGELEIER
FRÜHSTÜCKSWÜRSTCHEN MIT INNENLEBEN: SCHOTTISCHE EIER (Seite 31) SAUTIERTE PAPRIKASCHOTEN UND ZWIEBELN AVOCADOSCHEIBEN	EINFACHE FRIKADELLEN (Seite 39) CREMIGE OLIVENÖL-MAYO (Seite 206) GEBACKENE YUCA-CHIPS (Seite 118)

EINFÜHRUNG 15

ZARTES FLANKENSTEAK NACH ASIA-ART MARINIERT (Seite 70)	SCHWEINEFLEISCH MIT SÜßKARTOFFEL-HASCHEE (Seite 94)
CHINESISCHER FÜNF-GEWÜRZE-KABOCHA-KÜRBIS (Seite 140)	SPIEGELEIER
	AVOCADO-TOMATILLO-SALSA (Seite 205)

MIT KAFFEE PANIERTER SCHMORBRATEN AUS DEM LANGSAMKOCHER (Seite 81)	HANDFESTES FÜR HARTE JUNGS (Seite 97)
MÖHREN-PASTINAKEN-PUFFER (Seite 150)	PIKANTER BLUMENKOHL-REIS (Seite 174)
GRÜNER SALAT	WUNDERSOßE (Seite 210)

PIKANTER SALAT MIT MANGO UND THUNFISCH (Seite 82)	KOREANISCHES BIBIMBAP (Seite 98)
SRIRACHA-SOßE MIT PFIFF (Seite 216)	PIKANTER BLUMENKOHL-REIS (Seite 174)
GRÜNER SALAT	SRIRACHA-SOßE MIT PFIFF (Seite 216)
SPRITZIGES ZITRONEN-DRESSING (Seite 211)	

	EINFACHE FRIKADELLEN (Seite 39)
	GEBRATENER SÜßKARTOFFEL-SALAT (Seite 132)

SALSICCIA TRIFFT AUBERGINE (Seite 93)	ZITRONEN-ARTISCHOCKEN-HÜHNCHEN (Seite 101)
ZUCCHINI-NUDELN MIT RUCOLA, SPECK UND KIRSCHTOMATEN (Seite 177)	IN ENTENFETT GERÖSTETE KARTOFFELN MIT SCHWARZEM KNOBLAUCH (Seite 131)
	SAUTIERTES ZUCCHINI- UND SOMMERKÜRBIS-GEMÜSE

WOHLTUENDE CREMIGE BROKKOLI-SUPPE (Seite 178)	GRIECHISCHER BURGER-SALAT (Seite 102)
APFEL-FENCHEL-HÜHNCHEN AUS DEM LANGSAM-KOCHER (Seite 78)	KRÄUTER-OLIVEN (Seite 157)
	MINZE-BASILIKUM-PARANUSS-PESTO (Seite 202)

GESCHMORTE QUERRIPPE OHNE KNOCHEN (Seite 90)	KNOBLAUCH-ZITRONEN-SHRIMPS MIT BLUMENKOHL-GRÜTZE (Seite 105)
IN KOKOSMILCH GESCHMORTE SÜßKARTOFFELN (Seite 128)	GERÖSTETER BROKKOLI
SAUTIERTER GRÜNKOHL	

MIT LARB GEFÜLLTE SALATBLÄTTER (Seite 85)	GESCHWÄRZTE FISCH-TACOS MIT MANGO-KRAUTSALAT (Seite 106)
LOTUS-CHIPS MIT CURRY (Seite 122)	SCHWÄRZENDES WÜRZPULVER (Seite 198)
	FÜNF-MINUTEN-TORTILLAS (Seite 125)
	GERÖSTETE POBLANO-SOßE (Seite 215)

CHICKEN WINGS MIT HONIG, KNOBLAUCH UND ZITRONE (Seite 86)	STEAK AUS DER PFANNE MIT CHAMPIGNON-SCHALOTTEN-SOßE (Seite 109)
GELBE-BETE-FENCHEL-SALAT MIT GERÖSTETEN HASELNÜSSEN (Seite 135)	PIKANTE PILZ-TAPIOKA (Seite 148)
	GEBACKENE FLASCHENTOMATEN MIT PANCETTA (Seite 165)

HÜHNER-SPARGEL-SALAT (Seite 89)
PIKANTER BLUMENKOHL-REIS (Seite 174)

IN PROSCIUTTO GEWICKELTER LACHS MIT HONIG-ZITRONEN-GLASUR (Seite 110)	GEGRILLTES STEAK
PIKANTE PILZ-TAPIOKA (Seite 148)	DOPPELT GEBACKENE GEFÜLLTE SÜßKARTOFFELN (Seite 144)
SAUTIERTE ZUCCHINI	SAUTIERTER GRÜNKOHL

LAMMHAXE MIT WURZELGEMÜSE AUS DEM LANGSAMKOCHER (Seite 113)	MIT KAFFEE PANIERTER SCHMORBRATEN AUS DEM LANGSAMKOCHER (Seite 81)
GRÜNER SALAT	CREMIG GESCHMORTE KOCHBANANEN (Seite 147)
SPRITZIGES ZITRONEN-DRESSING (Seite 211)	GESCHMORTER KOHL

WÜRZIGE SCHWEINELENDE MIT GERÖSTETER PFLAUMEN-SOßE (Seite 114)	GEBRATENES HÜHNCHEN
IN APFELWEIN GESCHMORTER KOHL MIT APFEL UND ZWIEBEL (Seite 161)	KRÄUTER-OLIVEN (Seite 157)
ZIMT-MÖHREN AUS DEM OFEN (Seite 121)	GEDÄMPFTER GRÜNKOHL

KÜCHLEIN AUS KOCHBANANEN (Seite 126)	GEGRILLTES HÜHNCHEN
POCHIERTE EIER	SOMMERSALAT MIT SALZ-UND-PFEFFER-SHRIMPS (Seite 154)
MINZE-BASILIKUM-PARANUSS-PESTO (Seite 202)	SPRITZIGES ZITRONEN-DRESSING (Seite 211)

SCHWEINEFLEISCH MIT SÜßKARTOFFEL-HASCHEE (Seite 94)	KNACKIGER KRAUTSALAT MIT HÜHNCHEN (Seite 158)
FÜNF-MINUTEN-TORTILLAS (Seite 125)	FRISCHE WASSERMELONE
CREMIGES MANGO-JALAPEÑO-DRESSING (Seite 212)	
TAJÍN-SALAT (Seite 170)	

	SCHWEINEFLEISCH MIT SÜßKARTOFFEL-HASCHEE (Seite 94)
	ERDBEER-KOKOS-GRÜNKOHL-SALAT (Seite 166)

GADO-GADO MIT WÜRZIGER SATAY-SAUCE (Seite 173)	GEBACKENER LACHS
PIKANTER BLUMENKOHL-REIS (Seite 174)	MANGOLD-SALAT MIT GERÖSTETEN WALNÜSSEN (Seite 169)

GEGRILLTES HÜHNCHEN	GEBRATENES LAMM
GEBACKENE ROTE BETE MIT ORANGEN UND MINZE (Seite 143)	KARAMELLISIERTER ROSENKOHL MIT SONNEN-GETROCKNETEN TOMATEN UND PINIENKERNEN (Seite 162)
AVOCADOSCHEIBEN	SAUTIERTER SPINAT

IN DER PFANNE GEBRATENER LACHS
IM OFEN GERÖSTETER TOPINAMBUR (Seite 127)
SAUTIERTER MANGOLD

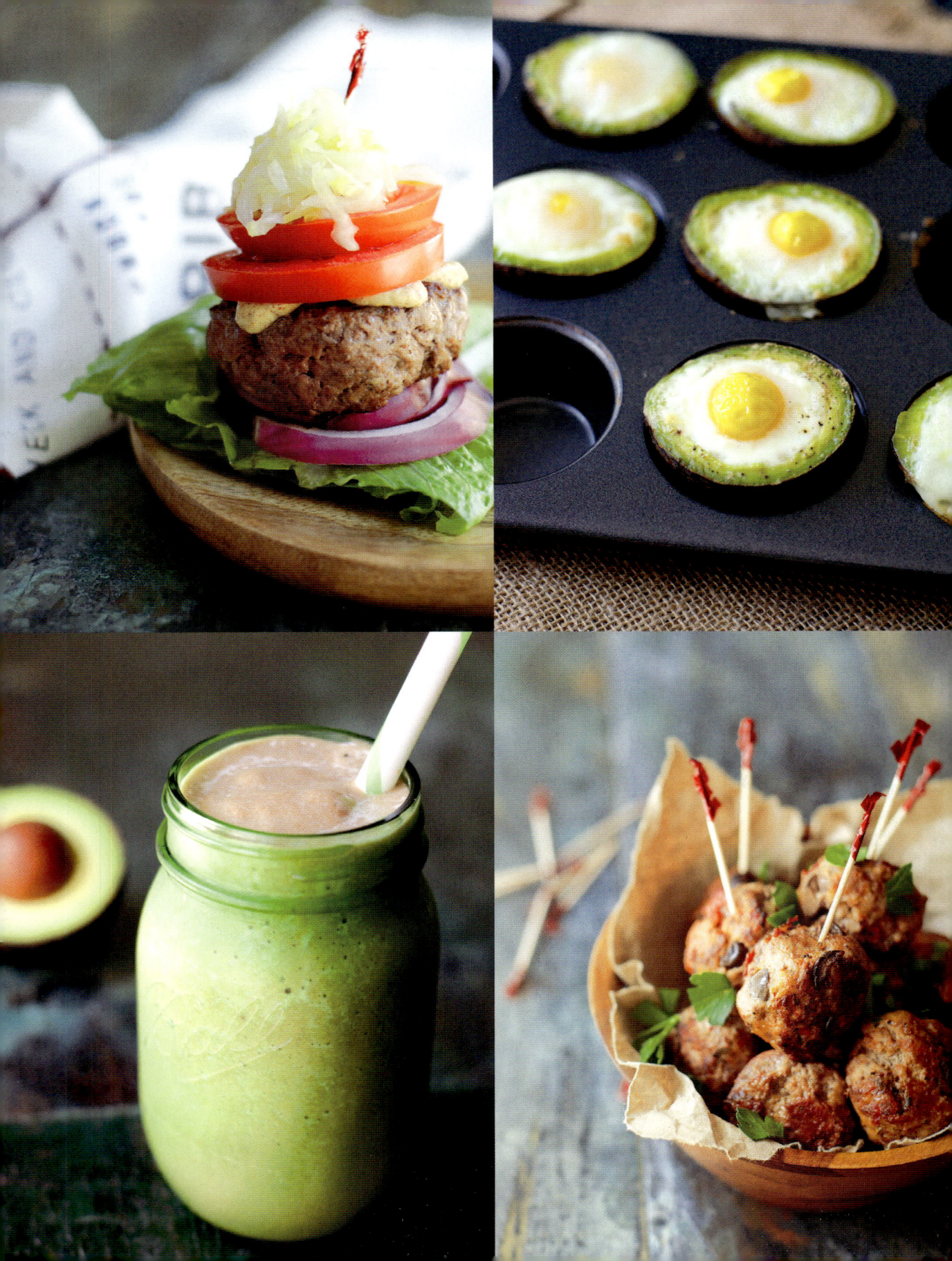

KAPITEL EINS

SNACKS VOR DEM WORKOUT

Bei vielen Sportlern herrscht Unsicherheit darüber, wie sie sich vor dem Training am besten mit Energie versorgen sollten – und in der Tat stiftet das Thema Sportlerernährung sehr häufig Verwirrung. Generell verhält es sich so, dass Sie keinen besonderen Snack vor dem Workout brauchen, wenn Sie ein paar Stunden vor dem Training eine Mahlzeit zu sich genommen haben, es sei denn, Sie möchten ausdrücklich Muskelmasse zulegen oder Ihre tägliche Kalorienaufnahme erhöhen.

Haben Sie sich in der Zeit zwischen den Trainingseinheiten entsprechend vernünftig ernährt, sind die Glykogenspeicher bei den meisten Leuten vor dem nächsten Workout wieder aufgefüllt, sodass es nicht notwendig ist, kurz vorher noch zusätzliche Kohlenhydrate aufzunehmen. Andererseits sind Eiweiß und Fett vor dem Training durchaus wirksam. Die Proteine stellen die für die Muskeleiweißsynthese benötigten Aminosäuren bereit und Fett liefert Energie, ohne den Blutzuckerspiegel zu verändern.

Die in diesem Kapitel vorgestellten Snacks vor dem Workout enthalten in erster Linie Eiweiß und Fett und nur sehr wenige oder gar keine Kohlenhydrate. Wenn Sie vor dem Workout Nahrung zu sich nehmen, sollten Sie dies 15 bis 90 Minuten vor dem Training tun – je nachdem, wie Sie es am besten vertragen.

Der Einfachheit halber sind die Maßeinheiten sämtlicher Rezeptzutaten in Tassen sowie Ess- bzw. Teelöffeln angegeben. Eine Tasse entspricht 240 ml. Und nun: Viel Spaß beim Nachkochen!

BUTTER-KAFFEE MIT POWERKICK
EIWEIß- UND FETTSCHUB VOR DEM WORKOUT

Butter-Kaffee ist ein ganz heißes Thema – das ist ernst gemeint und definitiv kein Wortspiel. Dabei handelt es sich um Kaffee, der (a) durch zwei Arten von Proteinen, (b) im Kokosöl enthaltene, schnell abbaubare mittelkettige Triglyzeride (MCTs) sowie (c) gesundes gesättigtes Fett aus der Butter grasgefütterter Tiere angereichert ist. Bringt man diese Zusätze mit der Fähigkeit des Koffeins zusammen, die physische Leistungsfähigkeit zu steigern, erhält man ein leckeres, cremiges und nährstoffreiches Getränk, das einen vor dem morgendlichen Workout garantiert nicht belastet.

ERGIBT 1 PORTION

1 Tasse heißer, frisch aufgebrühter Kaffee

1 EL Proteinpulver

1 EL hochwertige Gelatine von grasgefütterten Tieren

1 TL Butter von grasgefütterten Tieren oder 1 Eigelb aus Freilandhaltung

1 TL Kokosöl

1 TL Maca-Pulver, optional

Alle Zutaten in einen Mixer geben und auf hoher Stufe so lange verrühren, bis eine appetitlich-cremige Konsistenz entstanden ist.

Möchten Sie Ihren Koffeinkonsum begrenzen, nehmen Sie entkoffeinierten Kaffee.

GESAMTE MAKRONÄHRSTOFFE (IN GRAMM PRO PORTION)	
EIWEIß	9 g
FETT	8 g
GESAMTKOHLENHYDRATE	24 g
NETTOKOHLENHYDRATE	19 g

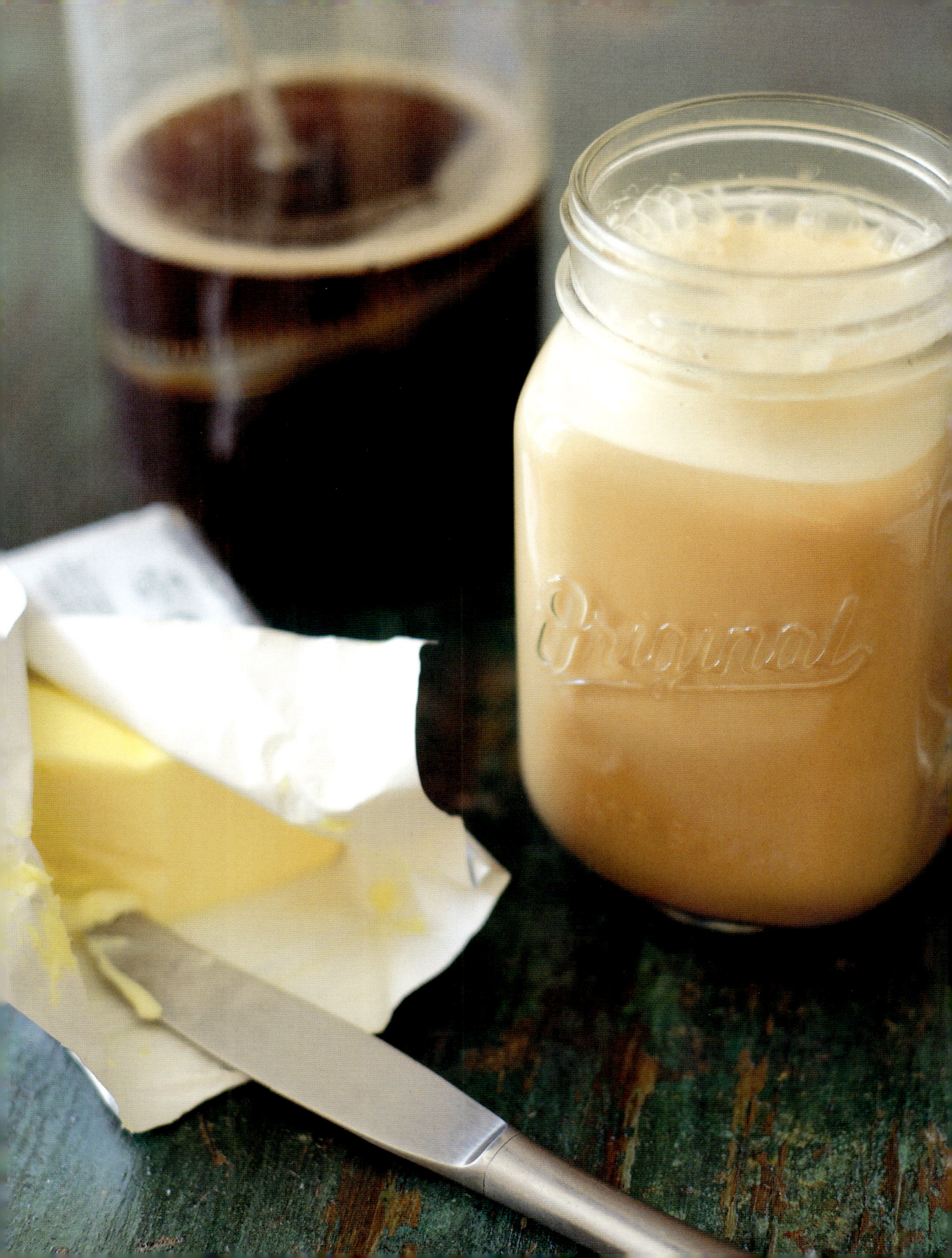

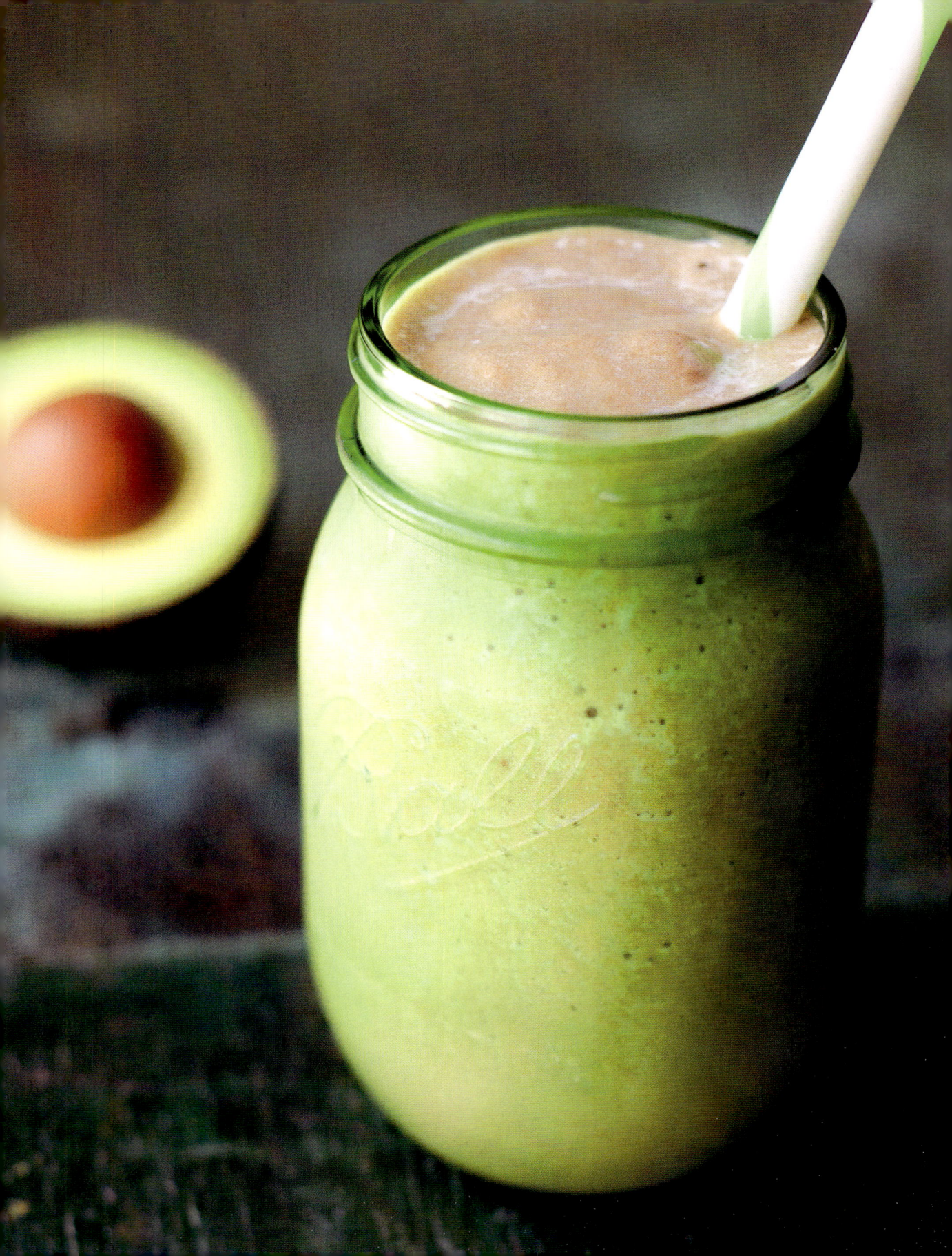

EIN KRAFTPROTZ VON EINEM SHAKE

MILDER SHAKE MIT VERSTECKTER PFLANZENPOWER

Falls mein Magen vor dem Workout knurrt, bin ich auf der sicheren Seite, wenn ich diesen Shake zum Training mitnehme. Durch die Avocado wird er super cremig, und das ganz ohne die typischen Zutaten wie Kokos- oder Mandelmilch, die man vom Geschmack her auch gar nicht vermisst. Das Maca-Pulver stammt aus einer peruanischen Wurzel mit adaptogenen Eigenschaften, d. h., es hilft dem Körper, sich in Stresssituationen anzupassen. Mit anderen Worten – dieser nussige Shake gilt als Supernahrungsmittel und kann dabei helfen, die Stresshormone in der Balance zu halten.

ERGIBT 1 PORTION

6 Eiswürfel
1 Tasse Wasser
1/2 Avocado (ca. 70 g)
5 EL Proteinpulver oder 2 Eier aus Freilandhaltung
1 EL Kakaopulver
1 TL Maca-Pulver

Alle Zutaten in einen Mixer geben und auf hoher Stufe so lange verrühren, bis eine appetitlich-cremige Konsistenz entstanden ist.

GESAMTE MAKRONÄHRSTOFFE (IN GRAMM PRO PORTION)

EIWEISS	16 g
FETT	12 g
GESAMTKOHLENHYDRATE	20 g
NETTOKOHLENHYDRATE	8 g

MOKKA-PROTEIN-SHAKE

PERFEKT VOR DEM TRAINING – EIN SCHOKOLADIGER KAFFEEGENUSS

Versuchen Sie es einmal mit diesem coolen Drink, der Ihnen einen Eiweißschub beschert – übrigens eine meiner Lieblingsmethoden, um kalten Kaffee zu verwerten. Die Kokosmilch macht ihn cremig und das zugefügte Kollagen tut Ihren Gelenken ausgesprochen gut.

ERGIBT 1 PORTION

6 Eiswürfel
3/4 Tasse Wasser
1/4 Tasse kalter Kaffee
1/4 Tasse vollfette Kokosmilch
5 EL Proteinpulver oder 2 Eier aus Freilandhaltung
1 EL Kollagen
1 EL Kakaopulver

Alle Zutaten in einen Mixer geben und auf hoher Stufe so lange verrühren, bis alles gut vermischt und aufgeschäumt ist.

GESAMTE MAKRONÄHRSTOFFE (IN GRAMM PRO PORTION)

EIWEISS	17 g
FETT	18 g
GESAMTKOHLENHYDRATE	17 g
NETTOKOHLENHYDRATE	5 g

SNACKS VOR DEM WORKOUT

KÜRBIS-PUDDING ALS SUPERFOOD

WOHLIGE AROMEN MIT NÄHRSTOFFKICK

Kürbiskuchen zählt zu jenen genialen Gerichten, die eigentlich jeder mag – deshalb habe ich die vertrauten Aromen aufgenommen, die Kruste weggelassen und dem Nährstoffprofil durch den Zusatz von Proteinen, MCT-Öl, Maca-Pulver und Chiasamen auf die Sprünge geholfen. Die Mischung dickt nach kurzer Zeit von selbst an, da die Chiasamen die Feuchtigkeit auf natürliche Weise binden. Der Pudding kann ein bis zwei Tage vor dem Verzehr zubereitet werden und steht dann für einen kleinen Energieschub vor dem Workout bereit. Kürbis ist besonders reich an Betacarotin, einem Antioxidans, das ihm die typische orange Farbe verleiht.

ERGIBT 4 PORTIONEN

- 1 Dose (425 g) Kürbis-Püree
- 1/2 Tasse Kokos- oder Mandelmilch
- 5 EL Proteinpulver
- 1 EL Ahornsirup
- 1 EL Kokosöl oder MCT-Öl
- 1 EL Kollagen
- 2 TL Maca-Pulver
- 1 TL Zimt
- 1/4 TL gemahlener Ingwer
- 1/4 TL gemahlener Muskat
- 2 EL Chiasamen

Alle Zutaten mit Ausnahme der Chiasamen in eine große Schüssel geben und mit dem Schneebesen so lange schlagen, bis alles gut miteinander vermischt ist. Dann die Chiasamen langsam zugeben und die Mischung weiter schlagen, damit die Samen nicht zusammenklumpen.

Den Pudding etwa eine Stunde lang kühl stellen, bis die Samen ein wenig weicher geworden sind und der Pudding abgebunden hat.

GESAMTE MAKRONÄHRSTOFFE (IN GRAMM PRO PORTION)	
EIWEISS	8 g
FETT	16 g
GESAMTKOHLENHYDRATE	26 g
NETTOKOHLENHYDRATE	20 g

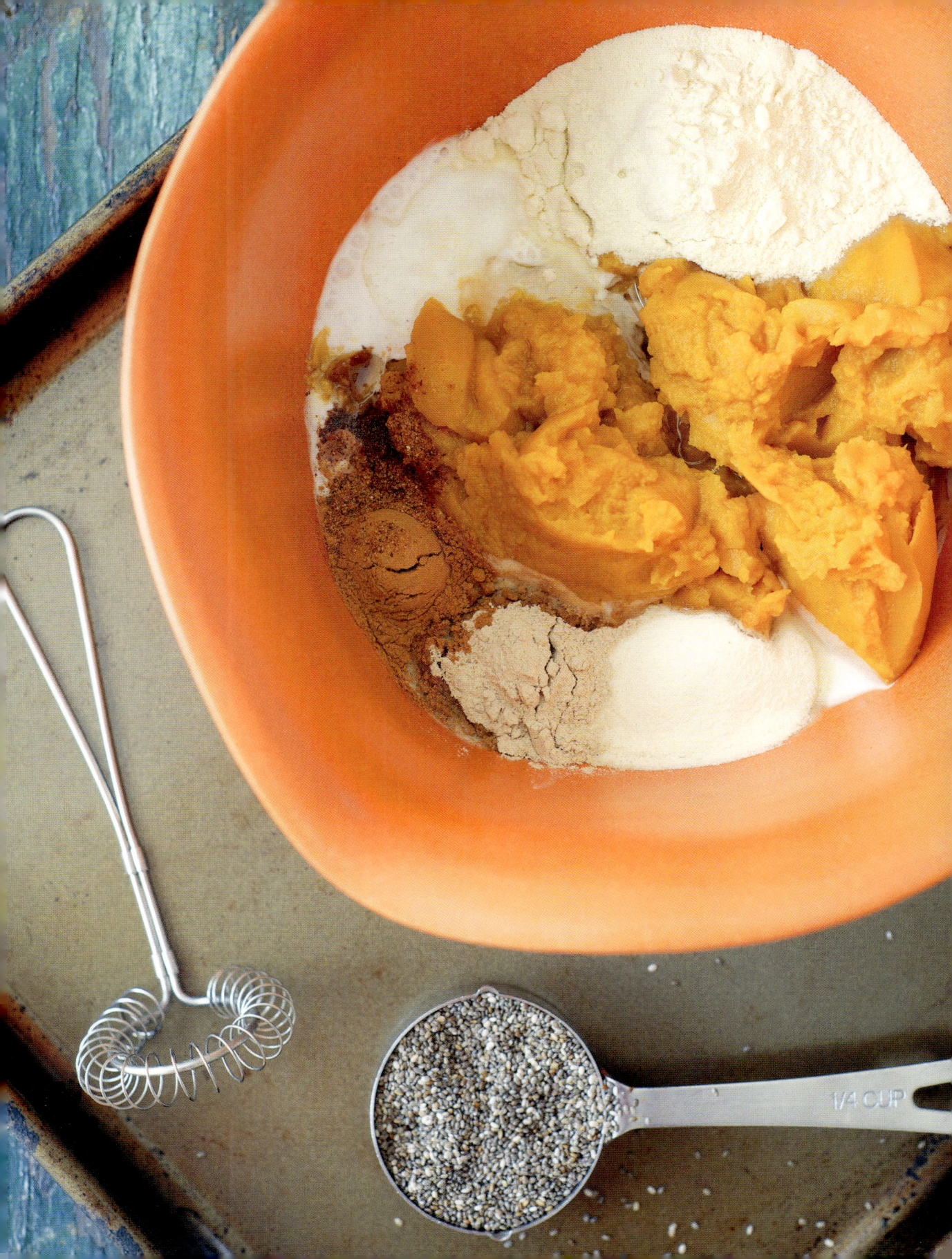

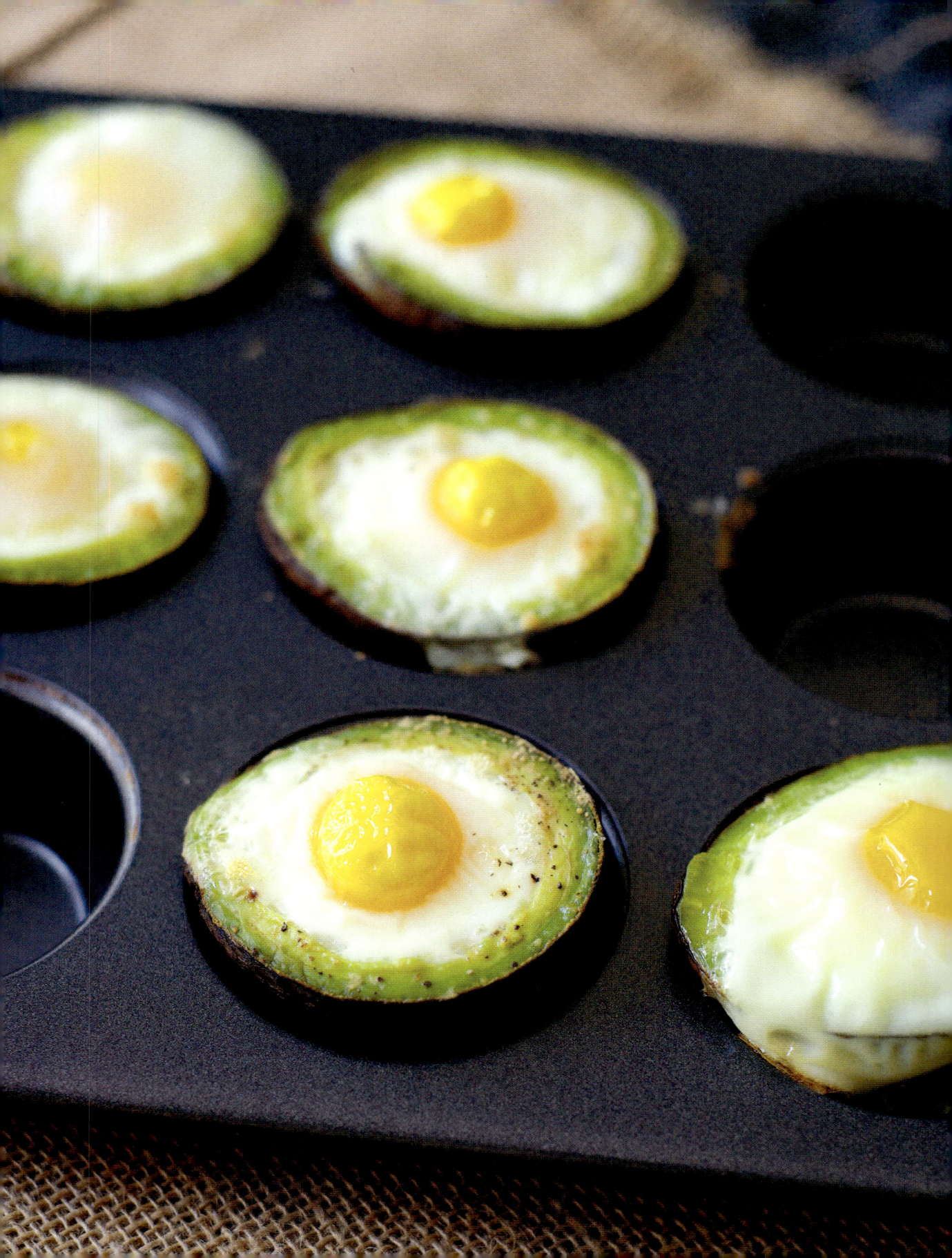

AVOCADOS MIT EIERKERN
DER VERMUTLICH PERFEKTE SNACK

Sie sind so einfach herzustellen, dass es schon fast kriminell ist. Halbieren und entkernen Sie eine Avocado und kratzen Sie ein wenig Fruchtfleisch heraus. Schlagen Sie dann einfach ein Ei in die Vertiefung und backen Sie die Avocado im Ofen. Der Snack erinnert mich an die Spiegeleier auf Toast, die wir als Kinder gegessen haben – nur dass hier kein Brot vorkommt. Ich mag die Avocados mit Eierkern am liebsten kalt. Sie ergeben einen perfekten und mundgerechten, mit gesunden Fetten gespickten Snack.

ERGIBT 6 PORTIONEN

- 3 Avocados à ca. 140 g, halbiert und entkernt
- 1 TL Knoblauchpulver
- 1/2 TL Meersalz
- 1/4 TL schwarzer Pfeffer
- 6 mittelgroße Eier

Ofen auf 180 °C vorheizen und ein Muffinblech bereitlegen.

Aus jeder Avocadohälfte etwa ein Drittel des Fruchtfleisches entfernen, um ein bisschen mehr Platz für das Ei zu gewinnen. Die Avocadohälften mit Knoblauchpulver, Salz und Pfeffer bestreuen und so auf das Muffinblech platzieren, dass jede Hälfte stabil über einem Loch zu liegen kommt. Nun in jede Hälfte vorsichtig ein aufgeschlagenes Ei gleiten lassen.

12 bis 15 Minuten im Ofen backen, bis das Eiweiß fest geworden ist. Ich empfehle, den Snack abgekühlt zu genießen.

GESAMTE MAKRONÄHRSTOFFE (IN GRAMM PRO PORTION)	
EIWEISS	7 g
FETT	13 g
GESAMTKOHLENHYDRATE	5 g
NETTOKOHLENHYDRATE	4 g

SÜSS-WÜRZIGES DÖRRFLEISCH AUS DEM OFEN

EIN KLASSISCHER LIEBLINGSSNACK AUS DEM EIGENEN OFEN

Dörrfleisch zählt mit Abstand zu meinen Lieblingssnacks, aber es ist in der Tat schwierig, dafür eine gute Bezugsquelle zu finden, wenn man nicht online bestellen möchte. Doch wenn Sie ein Steak in wirklich sehr dünne Scheiben schneiden, diese marinieren und dann ein paar Stunden im Ofen dörren, können Sie ganz leicht Ihren eigenen proteinreichen Imbiss herstellen. Die Kombination von süßem Ananassaft, salziger Coconut-Aminos-Soße und der Würze der roten Paprikaflocken wird Sie dazu bringen, immer wieder darauf zurückzukommen. Zudem ist die Ananas reich an Bromelain, einer Enzymkombination, die wegen ihrer entzündungshemmenden Eigenschaften bekannt ist.

ERGIBT 16 PORTIONEN

680 g Steak nach London-Broil-Art oder anderes mageres Steakfleisch

2 Tassen Ananassaft

4 EL Coconut-Aminos-Soße

1 EL Meersalz

2 TL rote Paprikaflocken

Um das Steak leichter schneiden zu können, empfiehlt es sich, das Fleisch fast vollständig durchzufrieren. Dann das Steak mit einem sehr scharfen Messer quer zur Faser und leicht diagonal in breite, aber hauchdünne Streifen schneiden. Deren Dicke sollte ungefähr 1,5 mm betragen.

Für die Marinade Ananassaft, Coconut-Aminos-Soße, Salz und rote Paprikaflocken in eine mittelgroße Schüssel oder einen großen Plastikbeutel mit Zippverschluss geben. Alles so lange miteinander vermischen, bis sich das Salz aufgelöst hat, dann die Fleischstreifen zufügen. Um ein optimales Ergebnis zu erzielen, das Steakfleisch 12 bis 24 Stunden marinieren.

Als Nächstes wird das Fleisch gedörrt. Dafür den Ofen auf 95 °C vorheizen und zwei Backbleche mit Alufolie auslegen. Zusätzlich braucht man zwei Backroste aus Metall, die auf die Bleche gelegt werden. Nun die Marinade abgießen und entsorgen. Die Steakstreifen in nur einer einzigen Lage auf den Rosten verteilen und darauf achten, dass sich die Streifen nicht überlappen. Rund 2 Stunden lang dörren, bis das Fleisch sehr trocken ist. Stellen Sie sicher, dass das Dörrfleisch völlig frei von Feuchtigkeit ist. Sie können es gut abgedeckt bis zu einer Woche im Kühlschrank aufheben.

Das getrocknete Rindfleisch lässt sich auch mithilfe eines Dörrapparates herstellen. Folgen Sie dabei den Anweisungen des Herstellers.

GESAMTE MAKRONÄHRSTOFFE (IN GRAMM PRO PORTION)	
EIWEISS	12 g
FETT	3 g
GESAMTKOHLENHYDRATE	5 g
NETTOKOHLENHYDRATE	5 g

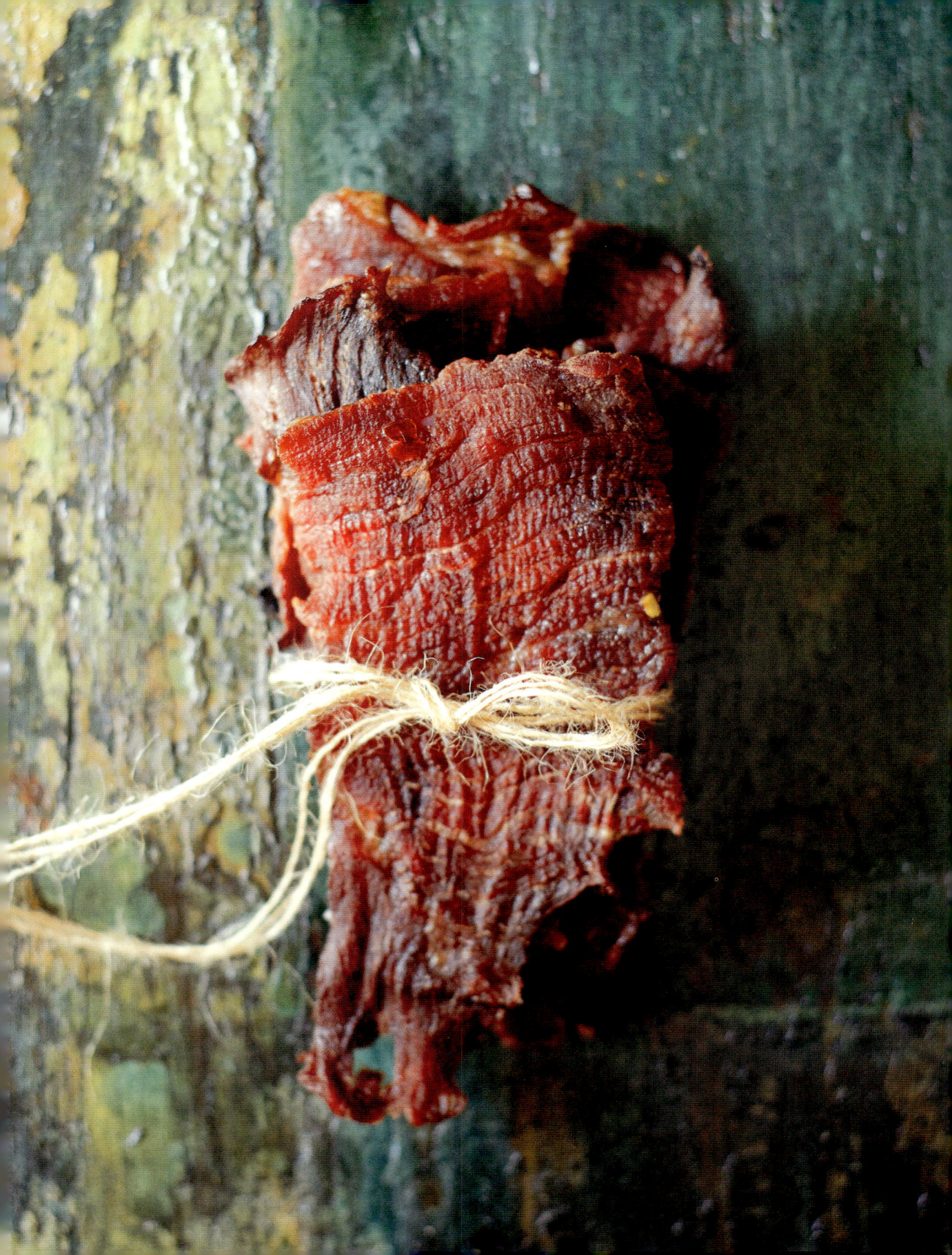

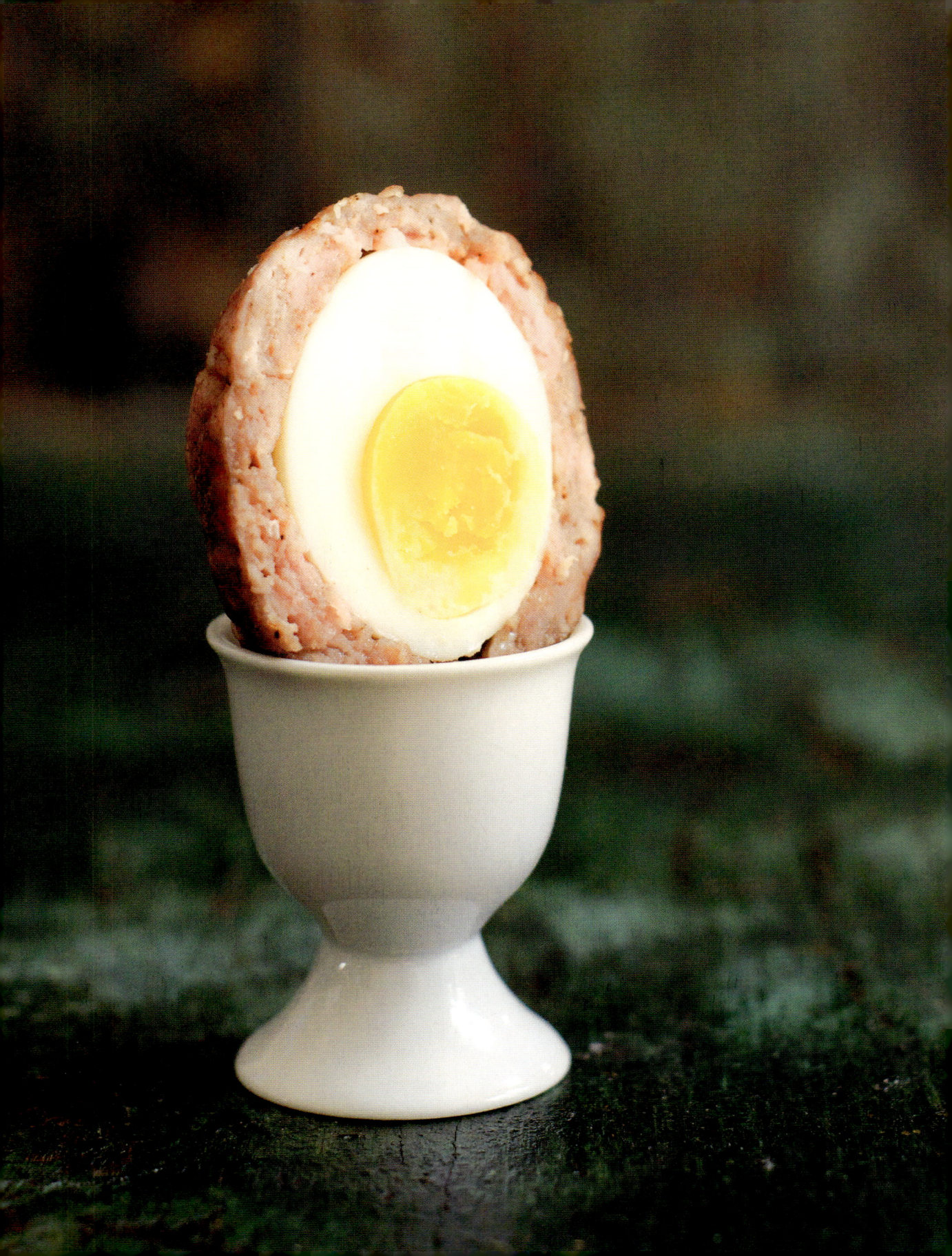

FRÜHSTÜCKSWÜRSTCHEN MIT INNENLEBEN: SCHOTTISCHE EIER

HART GEKOCHTE EIER IM HACKFLEISCHMANTEL

Fast auf der ganzen Welt werden Schottische Eier als Pub-Snack angeboten – in der Friteuse zubereitet und mit knuspriger Kruste. Dies ist natürlich alles andere als gesund, doch mit ein paar kleinen Veränderungen mausert sich dieser Imbiss zu einem hervorragenden Snack vor dem Workout. Wenn Sie keine Schweineschwarte (auch als Chicharrón bezeichnet) auftreiben können, die ausschließlich aus Schweinefett bzw. -haut und Salz besteht, lassen Sie diese Zutat einfach weg. Die Schottischen Eier haben auch so genug Geschmack.

ERGIBT 6 PORTIONEN

- 6 mittelgroße Eier
- 450 g Schweinehack
- 3/4 TL Zimt
- 3/4 TL gemahlener Ingwer
- 3/4 TL Piment
- 1/2 TL schwarzer Pfeffer
- 1/8 TL gemahlener Muskat
- 1/8 TL gemahlene Nelken
- 1/2 EL Meersalz
- 1 EL roher Honig, optional
- 2 Tassen (ca. 35 g) zerkleinerte Schweineschwarte, optional

Zunächst die Eier hart kochen. Am besten funktioniert das über heißem Wasserdampf, da sich dann die Schale ganz leicht lösen lässt. Dazu einen mittelgroßen Topf auf die Herdplatte stellen und einen Garbehälter einsetzen. Nun den Topf 2,5 cm hoch mit Wasser füllen, den Deckel auflegen und das Wasser zum Kochen bringen. Sobald es kocht, die Eier aus dem Kühlschrank nehmen und in den Garbehälter legen. Vorsicht: Verbrühen Sie sich nicht am Wasserdampf! Deckel wieder auflegen und die Eier 10 Minuten lang kochen. Währenddessen eine mittelgroße Schüssel mit Wasser und mehreren Eiswürfeln füllen. Sobald der Küchenwecker klingelt, die Kochplatte ausschalten und die Eier ins Eiswasser geben. Vor dem Pellen vollständig abkühlen lassen.

Ofen auf 180 °C vorheizen und ein Backblech mit Alufolie oder Backpapier auslegen.

Schweinehack, Gewürze, Salz und ggf. Honig in eine große Schüssel geben. Etwa 15 Sekunden lang alle Zutaten miteinander vermischen – aber nicht länger, sonst wird das Fleisch zäh.

Nun werden die Schottischen Eier geformt: Für jedes Ei ca. 5 EL gewürzten Hackfleischteig in die Hand nehmen, durchkneten und daraus eine runde Platte formen – so ähnlich, als ob Sie einen Burger herstellen wollten. Das gepellte Ei in die Mitte der Hackfleischplatte setzen und den Rand behutsam nach oben drücken, bis das Ei vollständig umschlossen ist. Dabei den Fleischteig mit den Händen glätten. Das Schottische Ei nun ggf. in der zerkleinerten Schweineschwarte wälzen. Die Eier anschließend auf das Backblech setzen und 15 bis 20 Minuten lang backen, bis der Hackfleischmantel vollständig durchgegart ist.

Das Gericht lässt sich auch mit Rinder- statt Schweinehack zubereiten.

GESAMTE MAKRONÄHRSTOFFE (IN GRAMM PRO PORTION)	
EIWEIß	23 g
FETT	23 g
GESAMTKOHLENHYDRATE	4 g
NETTOKOHLENHYDRATE	4 g

EIERSPEISE MIT RÄUCHERLACHS
PROTEINE MIT RÄUCHERLACHSAROMA ZUM MITNEHMEN

Ihr Gehalt an Proteinen und gesunden Fetten macht Eier zu einem Nahrungsmittel, das man wunderbar vor dem Workout zu sich nehmen kann. Eier sind reich an essenziellen Nährstoffen wie Vitamin D, Cholin und Folat und stellen eine relativ preiswerte Möglichkeit dar, um Ihre Kost mit Proteinen anzureichern. Diesem Rezept habe ich Zucchini und Frühlingszwiebeln als gesundes Gemüse zugefügt. Schneiden Sie diese Eierspeise in Rechtecke und nehmen Sie diese einfach mit, wenn Sie unterwegs sind!

ERGIBT 6 PORTIONEN

- 1 TL + 1 EL Kokosöl
- 2 mittelgroße Zucchini (ca. 450 g), fein gestiftelt
- 3 Frühlingszwiebeln (ca. 60 g), weiße und hellgrüne Teile dünn geschnitten verwenden
- 1 TL Meersalz
- 1/2 TL schwarzer Pfeffer
- 8 große Eier, verschlagen
- 1 TL getrockneter Dill
- 120 g Räucherlachs, zerpflückt

Ofen auf 180 °C vorheizen und eine 20 x 20 cm große Backform mit 1 TL Kokosöl ausfetten.

Nun die Zucchini und die Frühlingszwiebel andünsten. Dazu eine große Bratpfanne auf mittlerer Stufe erwärmen und 1 EL Kokosöl hineingeben. Zucchini, Frühlingszwiebeln, Salz und Pfeffer zufügen. Unter Rühren so lange garen lassen, bis das Gemüse zusammenfällt und leicht gebräunt ist. Etwa 6 bis 8 Minuten lang köcheln, bis die Feuchtigkeit verdunstet ist, dann abkühlen lassen.

Unterdessen in einer großen Schüssel die Eier mit dem Dill verschlagen und anschließend den zerpflückten Räucherlachs untermischen. Sobald die Zucchini und die Frühlingszwiebeln abgekühlt sind, das Gemüse zu den Eiern geben und alles so lange verrühren, bis sich die Zutaten gut miteinander verbunden haben. Die Mischung in die Backform füllen und 30 bis 35 Minuten backen, bis sich die Mitte gesetzt hat und nicht mehr flüssig ist.

GESAMTE MAKRONÄHRSTOFFE (IN GRAMM PRO PORTION)	
EIWEISS	13 g
FETT	11 g
GESAMTKOHLENHYDRATE	3 g
NETTOKOHLENHYDRATE	2 g

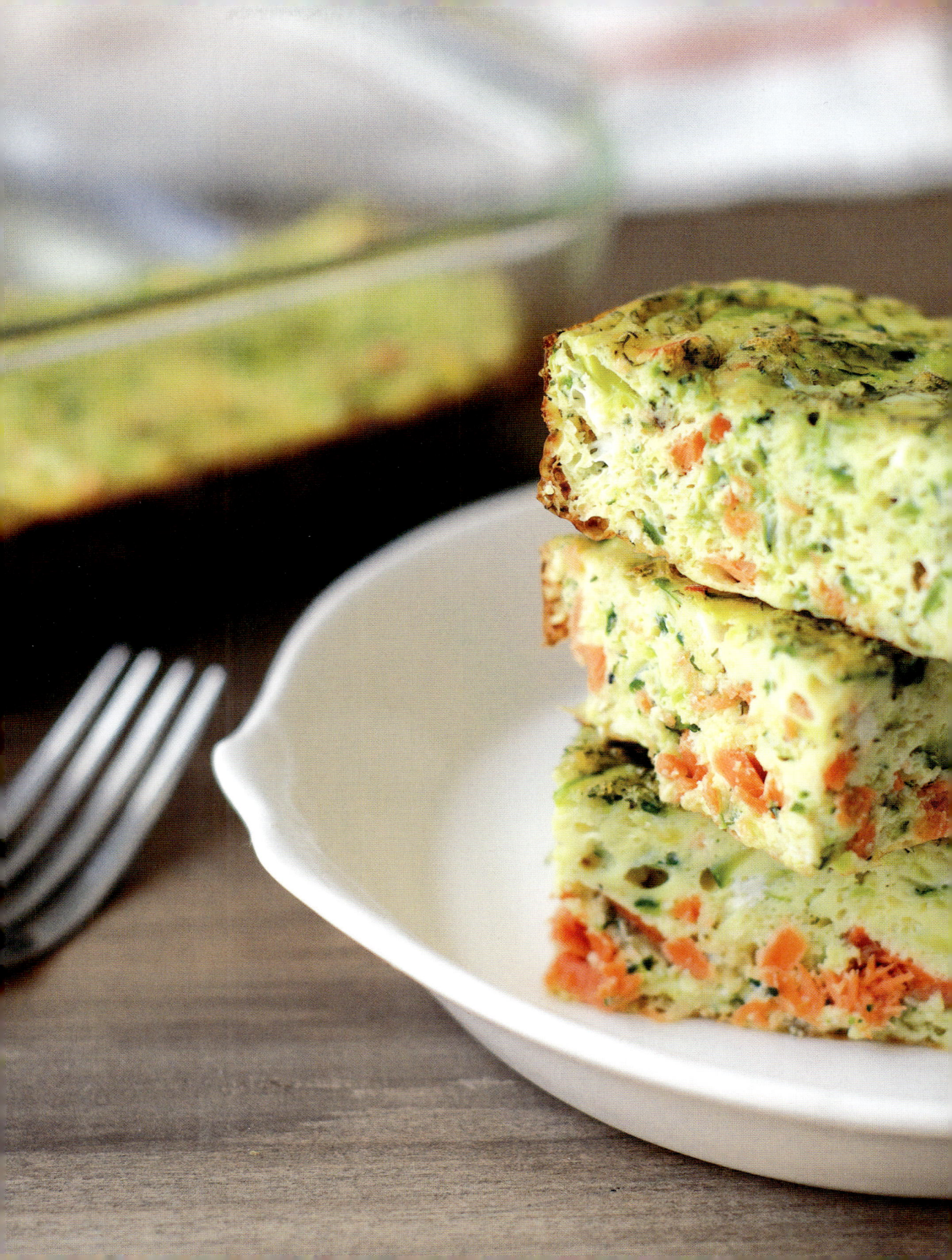

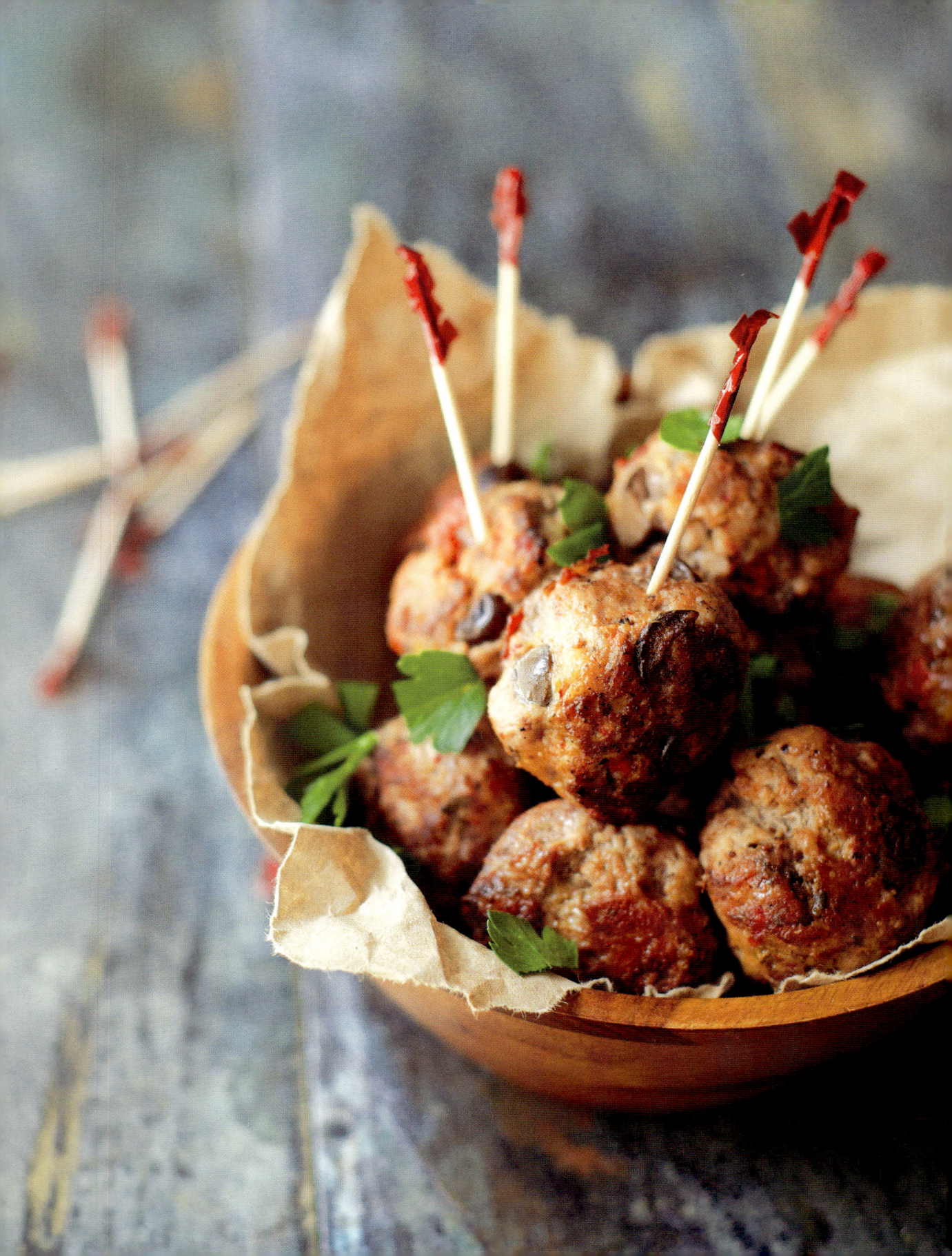

MINI-PIZZA-BURGER

GENAUSO LECKER WIE IMMER – ABER OHNE GLUTEN UND MILCH

Inspiriert von meiner früheren Begeisterung für Pizza wollte ich ein Rezept entwickeln, das den eiweißreichen Fleischbällchen ein intensives, an die gute alte Pizza erinnerndes Aroma schenkt. Das Wurstbrät sorgt für zusätzlichen Geschmack und das Rinderhack verhindert, dass die Bällchen zu mächtig werden. Lassen Sie Ihrer Kreativität freien Lauf und passen Sie die Geschmacksnoten mithilfe Ihrer Lieblingsgarnituren individuell an.

ERGIBT 4 PORTIONEN

- 230 g Rinderhack
- 230 g Bratwurstbrät
- 20 schwarze Oliven (ca. 30 g), zerkleinert
- 1/2 geröstete rote Paprikaschote (ca. 50 g), zerkleinert
- 2 TL getrockneter Oregano
- 1/2 TL Meersalz
- 1/4 TL schwarzer Pfeffer
- 1 EL Kokosöl
- 2 EL frisch gehackte Petersilie zum Garnieren
- Tomatensoße zum Dippen, optional

Ofen auf 180 °C vorheizen und ein großes Backblech mit Alufolie oder Backpapier auslegen.

Alle Zutaten bis auf das Kokosöl, die Petersilie und die Tomatensoße in einer großen Schüssel miteinander vermischen, doch nicht zu lange, damit die Hackfleischbällchen nicht zäh werden. Um die Würzintensität zu prüfen, in diesem Stadium ein wenig Fleischmasse abnehmen, in der Pfanne braten und kosten. Wird mehr Salz oder Pfeffer benötigt, sollten die Gewürze jetzt ergänzt werden. Aus dem Fleischteig Hackbällchen formen (pro Bällchen 1 EL Fleischteig) und auf einen Teller legen.

Eine große Bratpfanne auf mittlerer bis hoher Stufe erhitzen und 1 EL Kokosöl hineingeben. Eine Lage Fleischbällchen in die Pfanne legen – nicht zu viele, da sie sonst nicht gleichmäßig bräunen. Auf jeder Seite (gewöhnlich sind es vier) etwa 2 Minuten lang braten, sodass sich eine appetitliche braune Kruste bildet. Anschließend auf das Backblech legen und den Vorgang mit den restlichen Fleischbällchen wiederholen.

Nun die Mini-Burger etwa 15 Minuten im Ofen backen, bis sie komplett durchgegart sind. Mit frischer gehackter Petersilie bestreuen und mit einem Dip aus zuvor zubereiteter Tomatensoße servieren.

Wenn Sie kein Bratwurstbrät ohne massenhaft künstliche Zutaten auftreiben können, nehmen Sie stattdessen einfach 230 g frisches Schweinemett.

GESAMTE MAKRONÄHRSTOFFE (IN GRAMM PRO PORTION)

EIWEISS	16 g
FETT	44 g
GESAMTKOHLENHYDRATE	2 g
NETTOKOHLENHYDRATE	1 g

SNACKS VOR DEM WORKOUT

TÜRKISCHER VEGGIE-HACKBRATEN

LECKERER HACKBRATEN MIT VERSTECKTEM GEMÜSE

Als Kind versuchte ich alles, um keinen Hackbraten essen zu müssen, den ich als schwer und langweilig empfand. Ich habe keine Mühe gescheut, um für Sie eine leichtere Variante zu entwickeln, die mehr Geschmack und Nährwert als der Klassiker aus reinem Hackfleisch bietet. Wenn Sie nach einem kleinen Imbiss suchen, der reich an magerem Protein ist, könnte das genau das Richtige für Sie sein. Bereiten Sie den Veggie-Hackbraten an Ihrem wöchentlichen Kochtag zu und genießen Sie es, einfach ein Stück davon einzupacken und mitzunehmen – so haben Sie vor dem Workout einen eiweißreichen Snack zur Hand.

ERGIBT 8 PORTIONEN

- 1 TL + 1 EL Kokosöl
- 1 kleine Zucchini (ca. 170 g), geraspelt
- 1 große Möhre (ca. 85 g), geraspelt
- 1 große Stange Sellerie (ca. 60 g), fein zerkleinert
- 1/2 mittelgroße Zwiebel (ca. 140 g), fein gewürfelt
- 2 Knoblauchzehen, fein zerkleinert
- 1 TL gemahlener Salbei
- 1/2 TL Meersalz
- 1/4 TL schwarzer Pfeffer
- 570 g Putenhack
- 2 TL Dijon-Senf
- 1/2 TL Fischsoße

Ofen auf 190 °C vorheizen und eine 20 x 20 cm große Backform mit 1 TL Kokosöl ausfetten.

Eine große Bratpfanne auf mittlerer bis hoher Stufe erhitzen, dann das restliche Kokosöl in die Pfanne geben. Zucchini, Möhre, Sellerie, Zwiebel, Knoblauch, Salbei, Salz und Pfeffer zufügen und unter Rühren etwa 5 bis 7 Minuten garen, bis das Gemüse weich wird. Vor dem nächsten Schritt abkühlen lassen.

Nun Putenhack, Dijon-Senf und Fischsoße in eine große Schüssel geben und das gekochte Gemüse zufügen. Alle Zutaten so lange vermischen, bis sie sich miteinander verbunden haben – aber nicht länger. Um die Würzintensität zu prüfen, in diesem Stadium ein wenig Fleischmasse abnehmen, in der Pfanne braten und kosten. Wird mehr Salz oder Pfeffer benötigt, sollten die Gewürze jetzt ergänzt werden. Die Mischung vorsichtig in die Backform füllen und etwa 20 Minuten lang backen, bis alles komplett durchgegart ist.

Die Fischsoße lässt sich zwar nicht abschmecken, trägt jedoch zu einem Hauch von pikantem Umami-Geschmack bei.

GESAMTE MAKRONÄHRSTOFFE (IN GRAMM PRO PORTION)

EIWEISS	13 g
FETT	8 g
GESAMTKOHLENHYDRATE	4 g
NETTOKOHLENHYDRATE	3 g

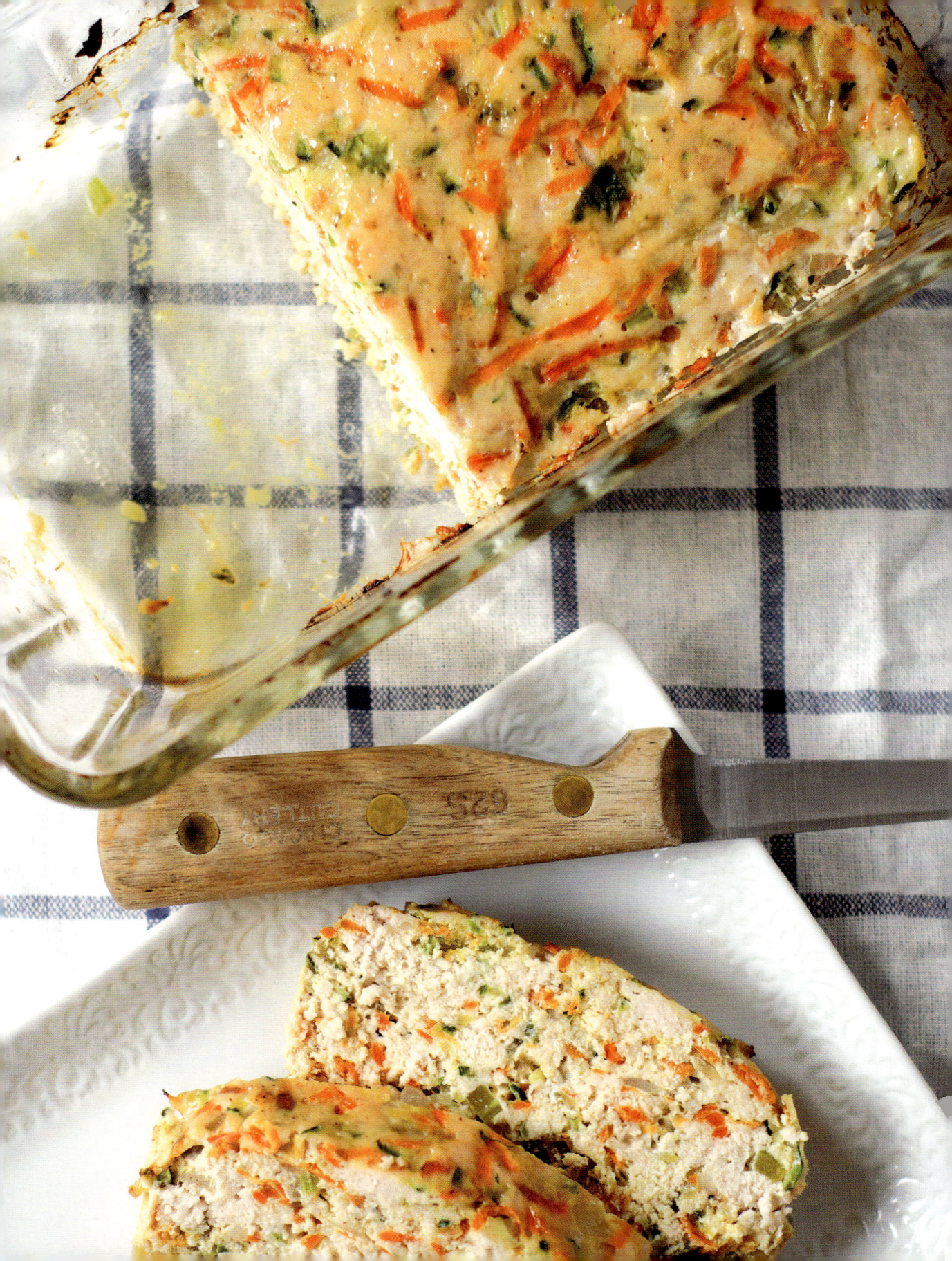

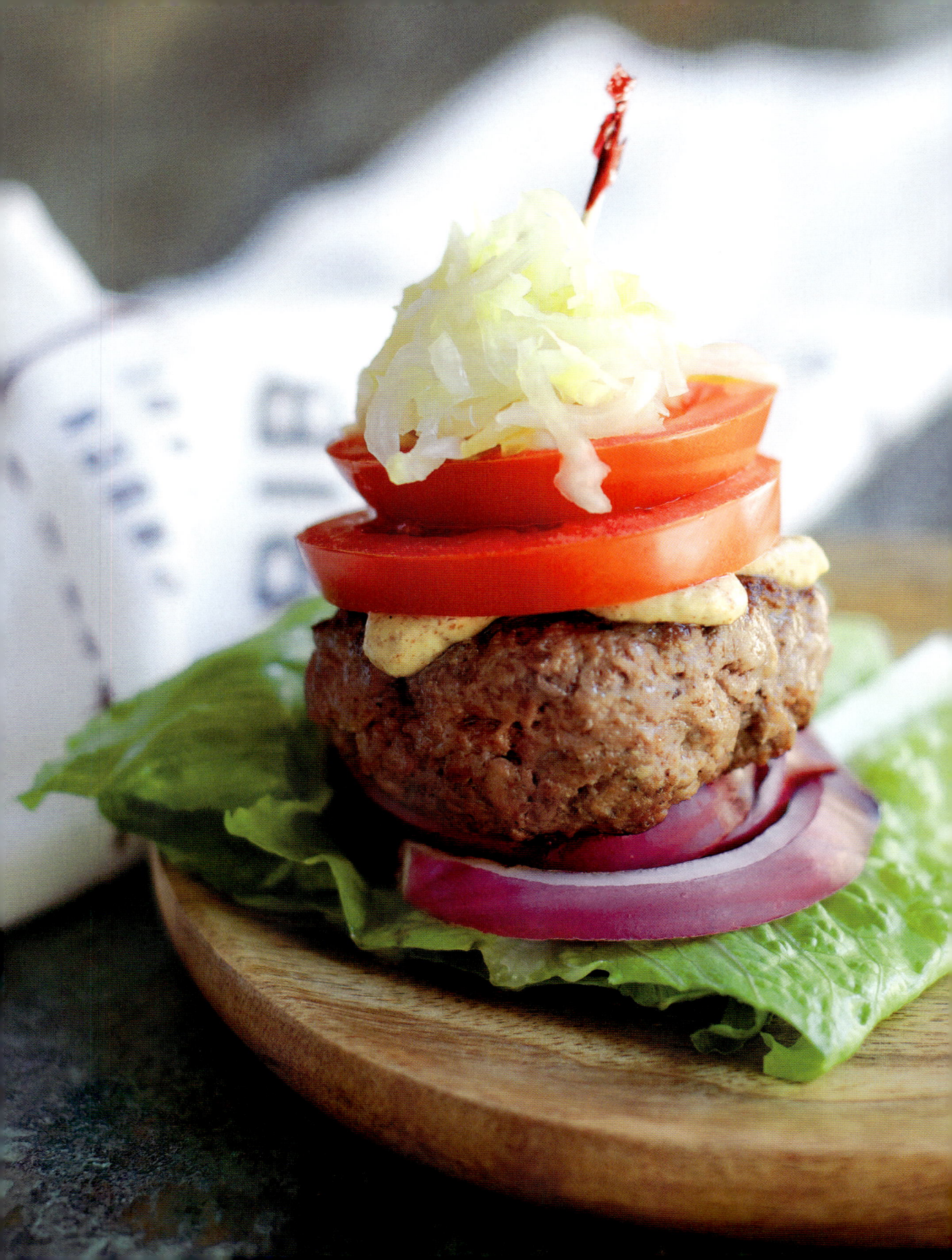

EINFACHE FRIKADELLEN
DAS GRUNDREZEPT FÜR ALLE IHRE BURGER-KREATIONEN

In einem Kochbuch gehört ein Rezept für den perfekten Burger einfach dazu, und dies ist mein Beitrag. Die Anregungen dafür stammen von zweien meiner Vorbilder in Sachen Paläo-Ernährung: von Melissa Joulwan (von The Clothes Make the Girl) und Michelle Tam (von Nom Nom Paleo). Seit Melissas Buch *Well Fed 2* herauskam, bin ich ein Fan ihrer Methode, Burger zart zu machen – die ist nämlich bombensicher. Damit wird das Fleisch zart und bekommt eine wirklich leckere Kruste. Was den Umami-Geschmack angeht, habe ich Anleihen bei Michelle aufgenommen: Sie werden feststellen, dass getrocknete und gemahlene Shiitake-Pilze immer wieder als Geschmacksverstärker in diesem Kochbuch auftauchen.

ERGIBT 4 PORTIONEN

- 680 g Rinderhack
- 1 EL Wasser
- 1/4 TL Weinstein
- 1/8 TL Backpulver
- 2 EL gemahlene, getrocknete Shiitake-Pilze
- 1 TL Zwiebelpulver
- 3/4 TL Meersalz
- 1/2 TL schwarzer Pfeffer
- 1 EL Kokosöl

Rinderhack in eine große Schüssel legen. In einer kleinen Schüssel Wasser, Weinstein und Backpulver mischen. Auf das Hack geben und alles 5 Minuten durchziehen lassen. Dann die restlichen Gewürze zufügen und den Fleischteig mit den Händen durchkneten, bis sich alles gut vermischt hat – nicht länger. Um die Würzintensität zu prüfen, in diesem Stadium ein wenig Fleischmasse abnehmen, in der Pfanne braten und kosten. Wird mehr Salz oder Pfeffer benötigt, sollten die Gewürze jetzt ergänzt werden. Das Hack zu 8 Frikadellen formen. Eine jeweils in die Oberfläche gedrückte Delle sorgt dafür, dass die Frikadellen beim Braten flach bleiben.

Eine große Bratpfanne auf mittlerer bis hoher Stufe erhitzen und das Kokosöl zufügen. Die Burger auf jeder Seite jeweils rund 4 Minuten braten.

Mit Gemüse und Gewürzen Ihrer Wahl anrichten. Ein wenig Sauerkraut auf den Frikadellen kommt immer super an!

GESAMTE MAKRONÄHRSTOFFE (IN GRAMM PRO PORTION)	
EIWEISS	29 g
FETT	49 g
GESAMTKOHLENHYDRATE	2 g
NETTOKOHLENHYDRATE	2 g

50/50 HACKBÄLLCHEN MIT BROMBEER-BALSAMICO-GLASUR

HACK UND SPECK AUFS BESTE VEREINT

Dort, wo ich herkomme, gibt es ein bekanntes Restaurant, in dem man Frikadellen zur Hälfte aus Speck und zur Hälfte aus Hackfleisch herstellt. Das hier vorgestellte Rezept spielt mit dieser saftigen Kombination, und über die würzige Brombeer-Glasur lässt sich auf ganz einfache Art jede Menge Geschmack zufügen. Servieren Sie die Hackbällchen mit ein wenig zusätzlicher Glasur auf dem Teller zum Dippen!

ERGIBT 4 PORTIONEN

- 450 g sehr mageres Rinderhack
- 1 EL Wasser
- 1/4 TL Weinstein
- 1/8 TL Backpulver
- 110 g Speck, fein zerkleinert
- 1/2 TL Meersalz
- 3/4 TL schwarzer Pfeffer
- 1 EL Röstzwiebeln
- 1 EL frischer Rosmarin, gehackt
- 1 TL frischer Thymian
- 1 EL Kokosöl
- 170 g Brombeeren
- 4 EL Balsamico

Ofen auf 180 °C vorheizen und ein Backblech mit Alufolie oder Backpapier auslegen.

Für die Zubereitung der Hackfleischbällchen das Rinderhack zunächst in eine große Schüssel geben. In einer kleinen Schüssel Wasser, Weinstein und Backpulver mischen, über das Rinderhack gießen und alles 5 Minuten lang durchziehen lassen. Unterdessen den Speck grob zerteilen, in eine Küchenmaschine geben und fein zerkleinern. Speck, Salz, Pfeffer, Röstzwiebeln, Rosmarin und Thymian zu dem Rinderhack geben. Alles mit den Händen gut durchmischen, bis sich die Zutaten verbunden haben – aber nicht zu lange. Um die Würzintensität zu prüfen, in diesem Stadium ein wenig Fleischmasse abnehmen, in der Pfanne braten und kosten. Wird mehr Salz oder Pfeffer benötigt, sollten die Gewürze jetzt ergänzt werden. Den Fleischteig zu 12 Bällchen formen.

Eine große Bratpfanne auf mittlerer bis hoher Stufe erhitzen und 1 EL Kokosöl hineingeben. Wenn das Öl so stark erhitzt ist, dass es zu schimmern beginnt, eine Lage Hackfleischbällchen in die Pfanne legen – nicht zu viele, da sie sonst nicht gleichmäßig bräunen. Auf jeder Seite (gewöhnlich sind es vier) etwa 2 Minuten lang braten, sodass sich eine appetitliche braune Kruste bildet. Anschließend auf das Backblech legen und den Vorgang mit den restlichen Fleischbällchen wiederholen. Die Bällchen etwa 15 bis 20 Minuten im Ofen backen, bis sie komplett durchgegart sind.

Während die Mini-Frikadellen im Ofen braten, die Glasur zubereiten. Dafür die Brombeeren mit dem Balsamico in einen kleinen Topf geben. Alles zum Kochen bringen, dabei die Beeren mit der Rückseite eines Löffels zerdrücken, um den Saft herauszupressen. Hitze zurücknehmen und alles 10 bis 15 Minuten lang leise simmern lassen, bis die Flüssigkeit zur Hälfte eingekocht ist. Um die Kerne zu entfernen, die Glasur durch ein feines Sieb streichen. Sobald die Fleischbällchen aus dem Ofen kommen, die Glasur mit einem Löffel darauf verteilen. Ein wenig Glasur zurückbehalten, um die Hackfleischbissen darin einzutunken.

Sie können den Speck auch weglassen, doch sollte das Hackfleisch dann mehr Fett enthalten, damit die Hackfleischbällchen nicht zu trocken werden.

GESAMTE MAKRONÄHRSTOFFE (IN GRAMM PRO PORTION)	
EIWEIß	29 g
FETT	41 g
GESAMTKOHLENHYDRATE	8 g
NETTOKOHLENHYDRATE	5 g

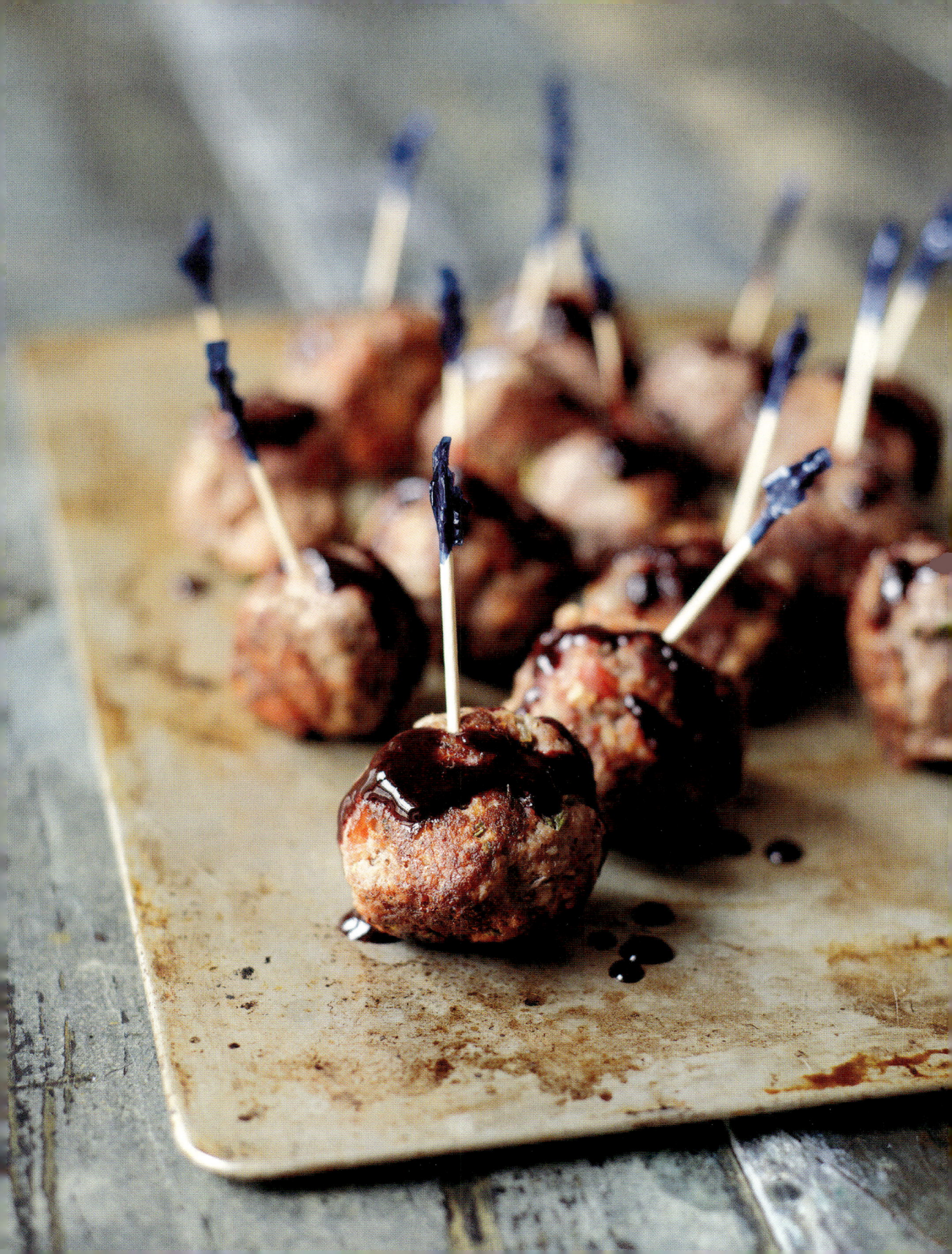

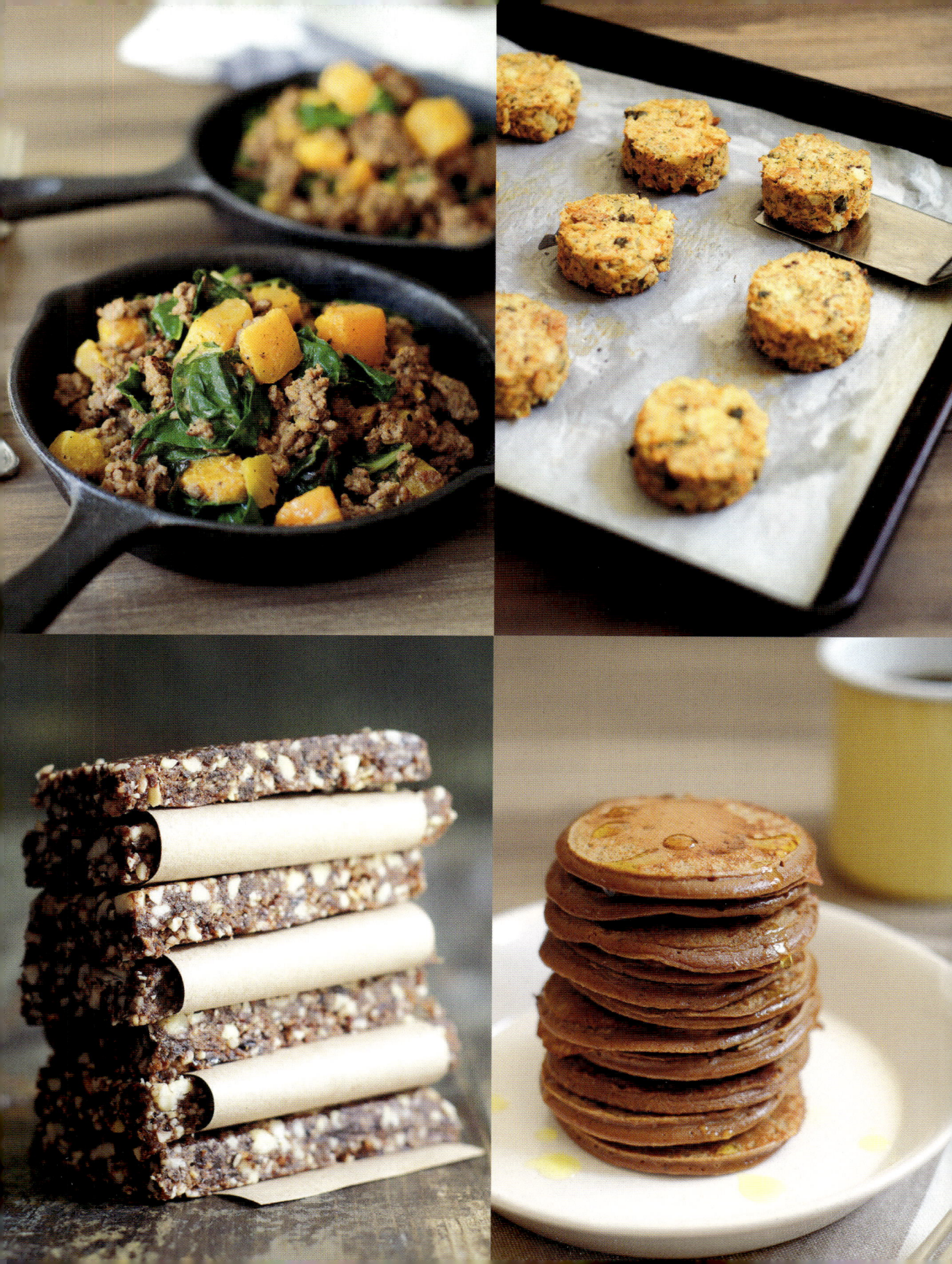

KAPITEL ZWEI

AUFTANKEN NACH DEM WORKOUT

Proteine und Kohlenhydrate. Wenn es um das Auftanken nach dem Workout geht, behalten Sie diese Kombination im Kopf. Oft betrachtet man den Snack nach dem Training als optionale Belohnung, doch wenn man wirklich hart trainiert, ist er obligatorisch und erbringt gleich doppelten Nutzen. Erstens stellen Proteine eine Quelle für Aminosäuren dar, die zum Muskelaufbau benötigt werden und Ihnen dadurch helfen, sich nach dem Training zu regenerieren. Zweitens füllen Kohlenhydrate die Glykogenspeicher auf, die Sie beim Hochintensitätstraining und bei kürzerem Ausdauertraining mit Energie versorgen. Da Ihr Körper unmittelbar nach dem Training besonders insulinsensitiv ist, werden die dann aufgenommenen Kohlenhydrate rasch in die Zellen befördert. Was die Kohlenhydrate angeht, sind jedoch nicht alle Spielarten gleichermaßen günstig.

Geben Sie, wann immer möglich, stärkereichen Kohlenhydraten den Vorzug, etwa nährstoffreichem Wurzelgemüse und Kartoffen, oder greifen Sie zu anderen Stärkequellen wie Tapioka oder weißem Reis. Diese Art von Stärke wird zu Glukose abgebaut, die das Muskelglykogen auffüllt und Sie fit für die nächste Trainingseinheit macht. Im Gegensatz dazu enthalten Früchte Fruktose, eine Zuckerart, die bevorzugt das Leberglykogen anstelle des Muskelglykogens ergänzt. Natürlich sind Früchte besser als gar nichts, doch wenn Sie sich in der Mehrzahl der Fälle für die Aufnahme stärkereicher Kohlenhydrate entscheiden, regenerieren sich Ihre Muskeln am wirkungsvollsten.

Die in diesem Kapitel vorgestellten Rezepte zum Auftanken nach dem Workout konzentrieren sich ganz auf Eiweiß und Kohlenhydrate und enthalten nur sehr wenig oder gar kein Fett. Nimmt man größere Mengen Fett zu sich, verlangsamt sich die Entleerung des Magens, wodurch die Verdauung nach dem Training verzögert wird – und dies in einer Situation, in der Sie definitiv keine Zeit zu verschenken haben. Grundsätzlich sollten Sie so rasch wie möglich nach dem Training essen, optimal sind 15 bis 30 Minuten danach. Denken Sie daran: Je kürzer die Zeit bis zur nächsten Trainingssession ist, desto wichtiger ist es, sofort nach dem Workout Energie aufzutanken.

GRÜNER GEMÜSESAFT ALS KICK FÜRS IMMUNSYSTEM

INTEGRIEREN SIE MEHR GESUNDES GEMÜSE IN IHREN TAGESABLAUF

Ein intakter Darm ist einer der Schlüssel, um gesund zu bleiben. Der grüne Saft steht fast täglich auf meinem Speisezettel und ich bringe ihn gemischt und unpassiert auf den Tisch. Ich mag die breiige Konsistenz und finde es wichtig, mit dem Gemüse und den Früchten auch die Ballaststoffe aufzunehmen. Falls Sie eine samtigere Konsistenz bevorzugen, geben Sie den Saft nach dem Mixen in eine Saftpresse oder durch ein Sieb. Kombucha enthält Probiotika, die dazu beitragen, eine gesunde Darmflora aufrechtzuerhalten. Ingwer, Kurkuma und Knoblauch sind wegen ihrer entzündungshemmenden bzw. antibakteriellen Eigenschaften bekannt. Obwohl ich eine engagierte Verfechterin des gründlichen Kauens bin, kann ein grüner Saftdrink pro Tag gerade gestressten Menschen dabei helfen, genügend Vitamine und Mineralstoffe aufzunehmen – auch wenn sie die eine oder andere Mahlzeit ausfallen lassen. Am besten trinkt man den Saft zu einem eiweißreichen Gericht nach dem Workout, etwa zu den Einfachen Frikadellen (Seite 39).

ERGIBT 2 PORTIONEN

- 1½ Tassen Wasser
- 1/2 Tasse Kombucha
- 75 g Spinat
- 1 Möhre (ca. 75 g), ohne Blattansatz und zerkleinert
- 1/2 mittelgroßer roter Apfel (ca. 100 g), entkernt und zerkleinert
- 2,5 cm langes Stück Ingwer, geschält und in dünne Scheibchen geschnitten
- 2,5 cm langes Stück Kurkuma, geschält
- 1/2 Knoblauchzehe

Alle Zutaten in einen leistungsstarken Mixer geben und etwa 15 Sekunden durchmixen, bis eine samtig-glatte Konsistenz erreicht ist. Mit Eis servieren.

Möchten Sie die Zusammensetzung der Spurenelemente variieren, ersetzen Sie den Spinat durch Grünkohl.

GESAMTE MAKRONÄHRSTOFFE (IN GRAMM PRO PORTION)

EIWEISS	2 g
FETT	1 g
GESAMTKOHLENHYDRATE	16 g
NETTOKOHLENHYDRATE	12 g

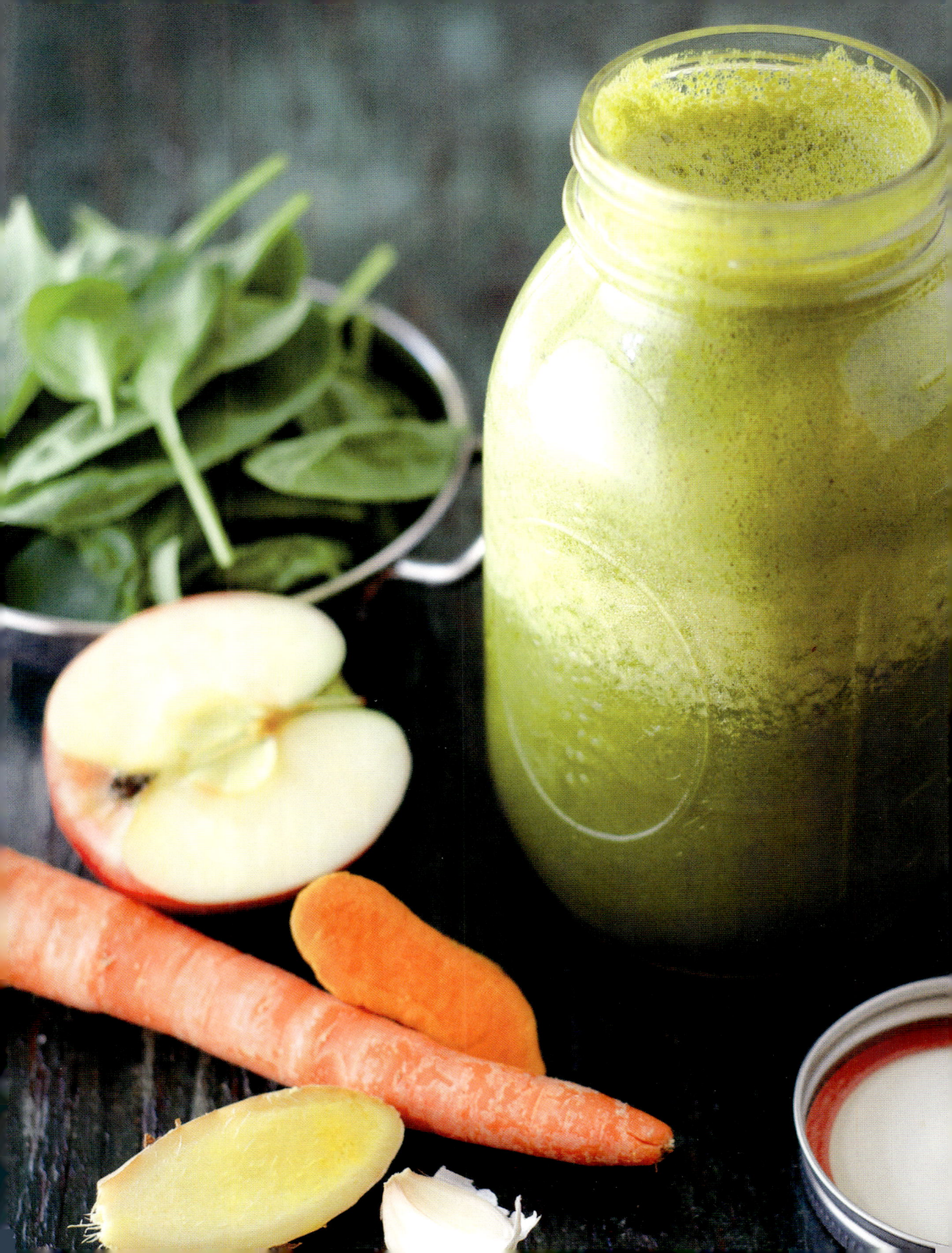

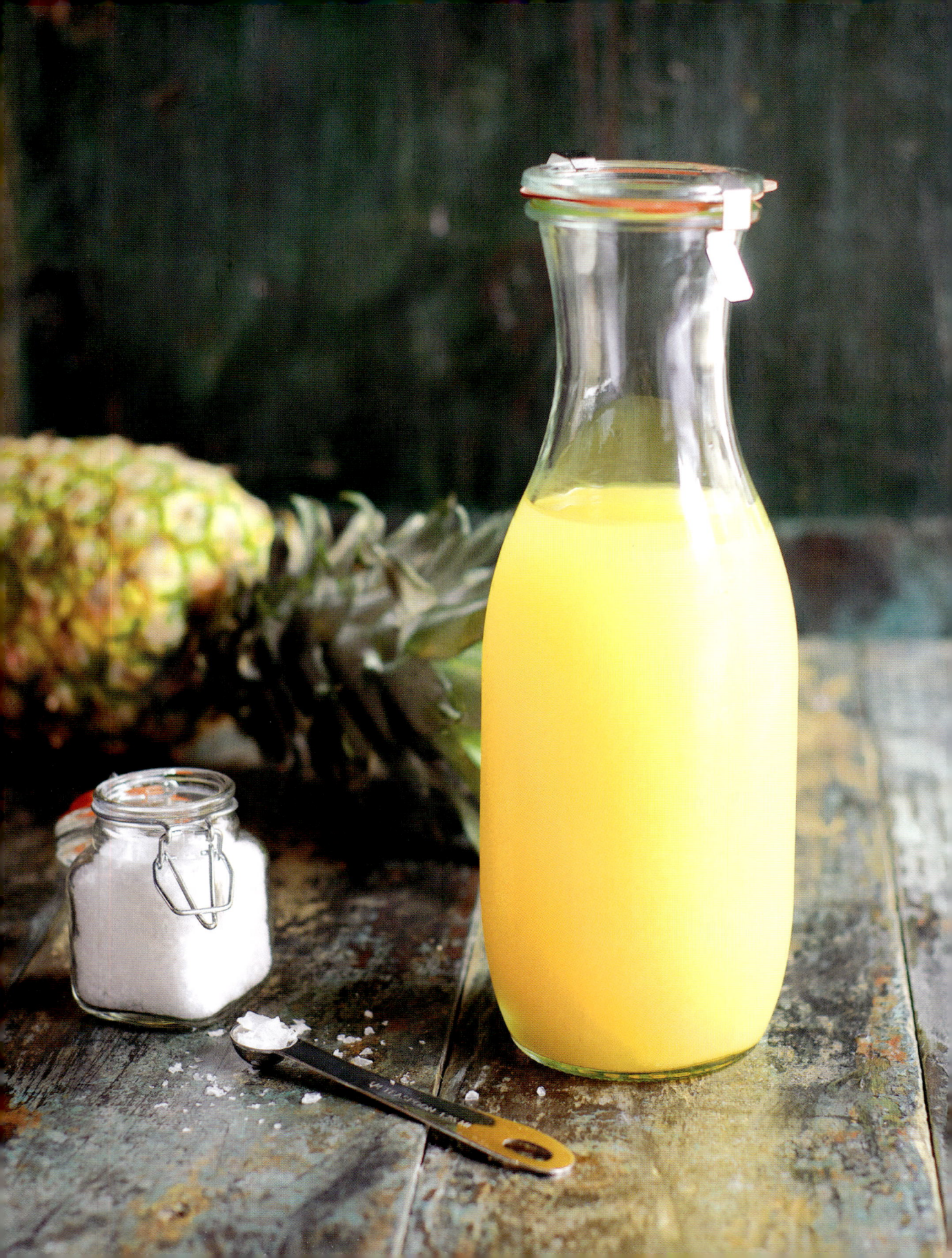

ELEKTROLYT-GETRÄNK MIT KOKOSWASSER

PERFEKT ZUR REHYDRIERUNG NACH EINEM SCHWEIßTREIBENDEN TRAINING

Kokoswasser ist der Liebling unter den paläo-konformen Rehydrationsgetränken, da es eine natürliche Elektrolytquelle darstellt. Ein gravierender Nachteil ist jedoch sein relativ geringer Gehalt an Natrium, einem essenziellen Elektrolyt, das für eine gesunde Muskel- und Nervenfunktion gebraucht wird. Deshalb habe ich das Kokoswasser hier mit Meersalz (wegen des Natriums) und Ananassaft (als gute Quelle für fruchtbasierte Glukose) ergänzt.

ERGIBT 4 PORTIONEN

2 Tassen ungesüßtes Kokoswasser
1 Tasse ungesüßter Ananassaft
1/4 TL Meersalz

Alle Zutaten in einem Glaskrug vermischen und bis zu 3 Tage lang im Kühlschrank aufheben.

GESAMTE MAKRONÄHRSTOFFE (IN GRAMM PRO PORTION)

EIWEIß	1 g
FETT	SPUREN
GESAMTKOHLENHYDRATE	13 g
NETTOKOHLENHYDRATE	13 g

ANANAS-ORANGEN-EIS

PERFEKT NACH DEM TRAINING AN HEIßEN SOMMERTAGEN: EIN EIS AM STIEL, DAS ELEKTROLYTE LIEFERT

Haben Sie gerade eine sommerliche Trainingssession hinter sich? Dieses Eis am Stiel ist ein cleverer und witziger Weg, um den Flüssigkeitshaushalt wieder ins Lot zu bringen. Das zugefügte Salz verbessert die Elektrolytzusammensetzung des Kokoswassers und der Ananassaft enthält mehr Glukose als die meisten anderen Früchte.

ERGIBT 8 BIS 10 PORTIONEN

Abgeriebene Schale von 1 Orange
1 große Orange (ca. 200 g), ohne Schale und Fruchthaut
2 Tassen ungesüßter Ananassaft
2 Tassen ungesüßtes Kokoswasser
1/4 TL Meersalz

Alle Zutaten in einen Hochgeschwindigkeitsmixer geben und etwa 15 Sekunden durcharbeiten, bis eine samtig-glatte Konsistenz erreicht ist. In Eis-am-Stiel-Formen gießen und mindestens 2 bis 3 Stunden lang durchfrieren lassen.

GESAMTE MAKRONÄHRSTOFFE (IN GRAMM PRO PORTION)

EIWEIß	1 g
FETT	SPUREN
GESAMTKOHLENHYDRATE	10 g
NETTOKOHLENHYDRATE	10 g

KIRSCH-VANILLE-SHAKE

NACH DEM TRAINING EIN GEFROSTETER SHAKE IN KLASSISCHER GESCHMACKSRICHTUNG

Shakes eignen sich perfekt zur Energieversorgung vor und nach dem Workout, da man sie einfach konsumieren kann. Meiden Sie jedoch Shakes, die fast vollständig aus Kokosmilch oder Nussmilch bestehen, da hierdurch sehr viel Fett ins Spiel kommt. In Bezug auf die Verdauung verlangsamt eine große Menge an Fett die Entleerung des Magens, verzögert den Verdauungsprozess und den für die Regeneration notwendigen Transport der Nährstoffe zu den Muskeln. Generell sollten Sie beim Auftanken nach dem Workout wenig Fett zu sich nehmen – es sei denn, die nächste Trainingssession findet erst in ein paar Tagen statt.

ERGIBT 1 PORTION

- 1 Tasse Wasser
- 3 Eiswürfel
- 1/2 Tasse (ca. 120 g) gefrorene Kirschen
- 5 EL Vanille-Proteinpulver,
- 1/4 Vanilleschote oder 2 Eier aus Freilandhaltung

Alle Zutaten in einen Mixer geben und etwa 30 Sekunden auf hoher Stufe durchmixen, bis eine appetitlich-cremige Konsistenz erreicht ist.

Anstelle von Vanille-Proteinpulver können Sie auch Schokoladen-Proteinpulver verwenden.

GESAMTE MAKRONÄHRSTOFFE (IN GRAMM PRO PORTION)	
EIWEISS	13 g
FETT	10 g
GESAMTKOHLENHYDRATE	9 g
NETTOKOHLENHYDRATE	9 g

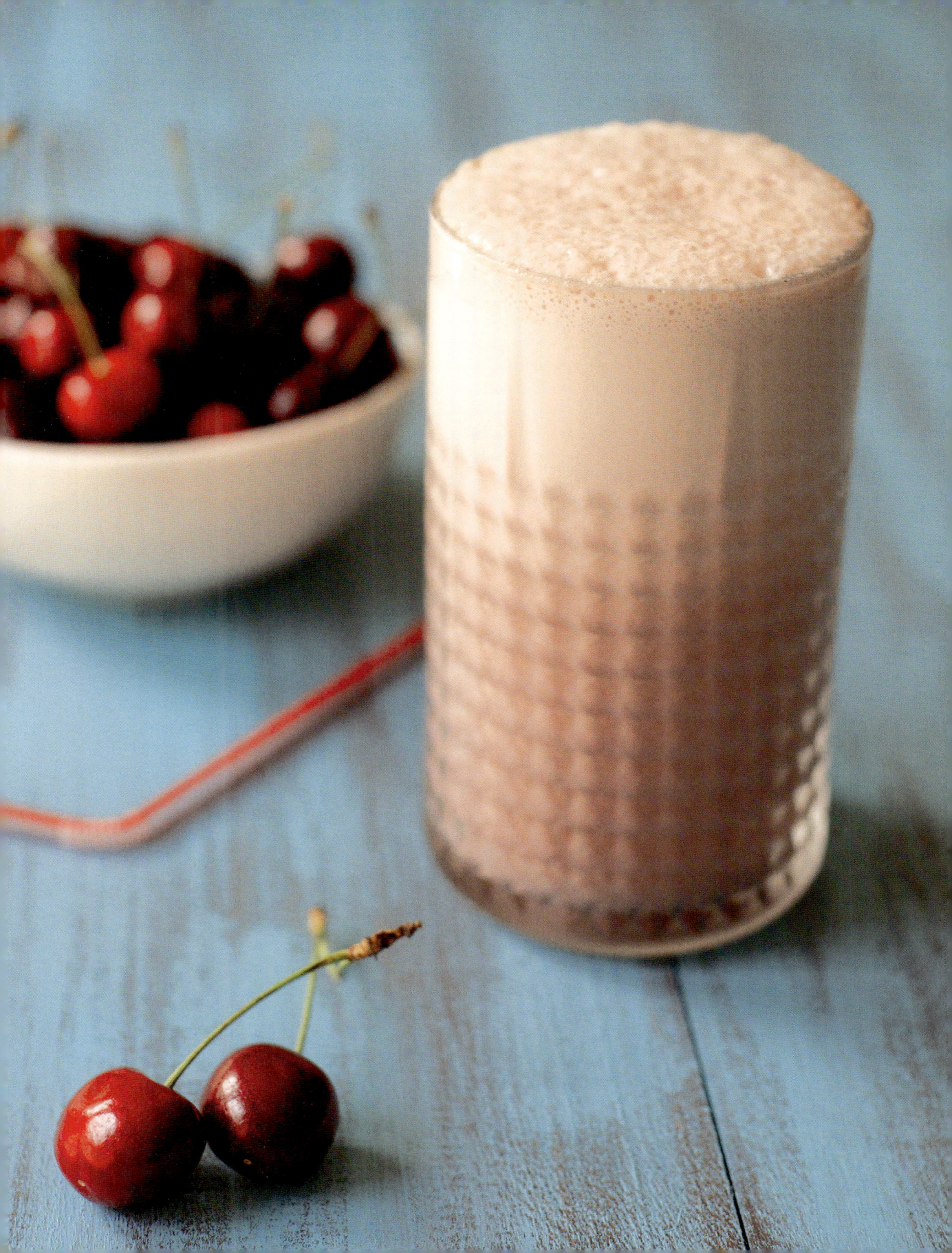

TROPISCHER TARO-SHAKE

CREMIG, MIT DEM GESCHMACK DER TROPEN

Die Idee für einen Taro-Shake schoss mir bei einem Urlaub auf Kauai (Hawaii) durch den Kopf. Das kohlenhydratreiche Rhizom der Taropflanze kommt häufig in der polynesischen und hawaiianischen Küche zum Einsatz. Gibt man Taro-Püree in einen gefrosteten Shake, der zur Regeneration nach dem Training bestimmt ist, bekommt er eine cremige Konsistenz – und zwar ohne den Zusatz von Fett, was die Verdauung verlangsamen würde. Stellen Sie einfach eine größere Menge Taro-Püree her und frieren Sie es in einer Eiswürfelschale ein: So können Sie jeden beliebigen Shake ganz einfach mit Kohlenhydraten anreichern. Der in Asia-Läden erhältliche Taro ist relativ preisgünstig.

ERGIBT 1 PORTION

Etwa 2 Würfel gefrorenes Taro-Püree (Seite 149)

120 g gefrorene Mango

80 g gefrorene Ananas

1/2 Tasse Wasser

5 EL Proteinpulver oder 2 Eier aus Freilandhaltung

Alle Zutaten in einen Mixer geben und etwa 30 Sekunden auf hoher Stufe durchmixen, bis eine appetitlich-cremige Konsistenz erreicht ist.

Experimentieren Sie mit anderen gefrorenen Früchten, etwa Erdbeeren oder Bananen.

GESAMTE MAKRONÄHRSTOFFE (IN GRAMM PRO PORTION)

EIWEISS	15 g
FETT	4 g
GESAMTKOHLENHYDRATE	67 g
NETTOKOHLENHYDRATE	49 g

BANANEN-KAKAO-PROTEIN-SNACKS

FÜR DEN ENERGIESCHUB NACH DEM TRAINING KOHLENHYDRATE UND PROTEINE VORBEREITEN UND EINFRIEREN

Mittlerweile haben verschiedene Hersteller den Bedarf nach handlich verpackten Energiebarren erkannt, die man gut ins Studio mitnehmen und nach dem Workout schnell verzehren kann. Einige Menschen geben dafür willig Geld aus, für andere kommt dies nicht infrage. Wenn Sie der Do-it-yourself-Fraktion angehören, können Sie wirklich leckere Kohlenhydrat- und Proteinsnacks ganz einfach selbst herstellen, tiefgefroren aufheben und bei Bedarf rasch auftauen.

ERGIBT 5 PORTIONEN

4 reife Bananen (insgesamt ca. 680 g), geschält und zerkleinert

5 EL Proteinpulver

4 EL Kakaopulver

2 EL Kokos- oder Mandelmilch

Alle Zutaten in einen Mixer oder eine Küchenmaschine geben und etwa 15 Sekunden durchrühren, bis eine glatte, samtige Konsistenz erreicht ist.

Frieren Sie die Masse in kleinen Plastikbeuteln mit Zippverschluss ein – praktisch zum Mitnehmen und nach dem Workout ein perfekter Kohlenhydratsnack.

GESAMTE MAKRONÄHRSTOFFE (IN GRAMM PRO PORTION)	
EIWEISS	9 g
FETT	4 g
GESAMTKOHLENHYDRATE	30 g
NETTOKOHLENHYDRATE	21 g

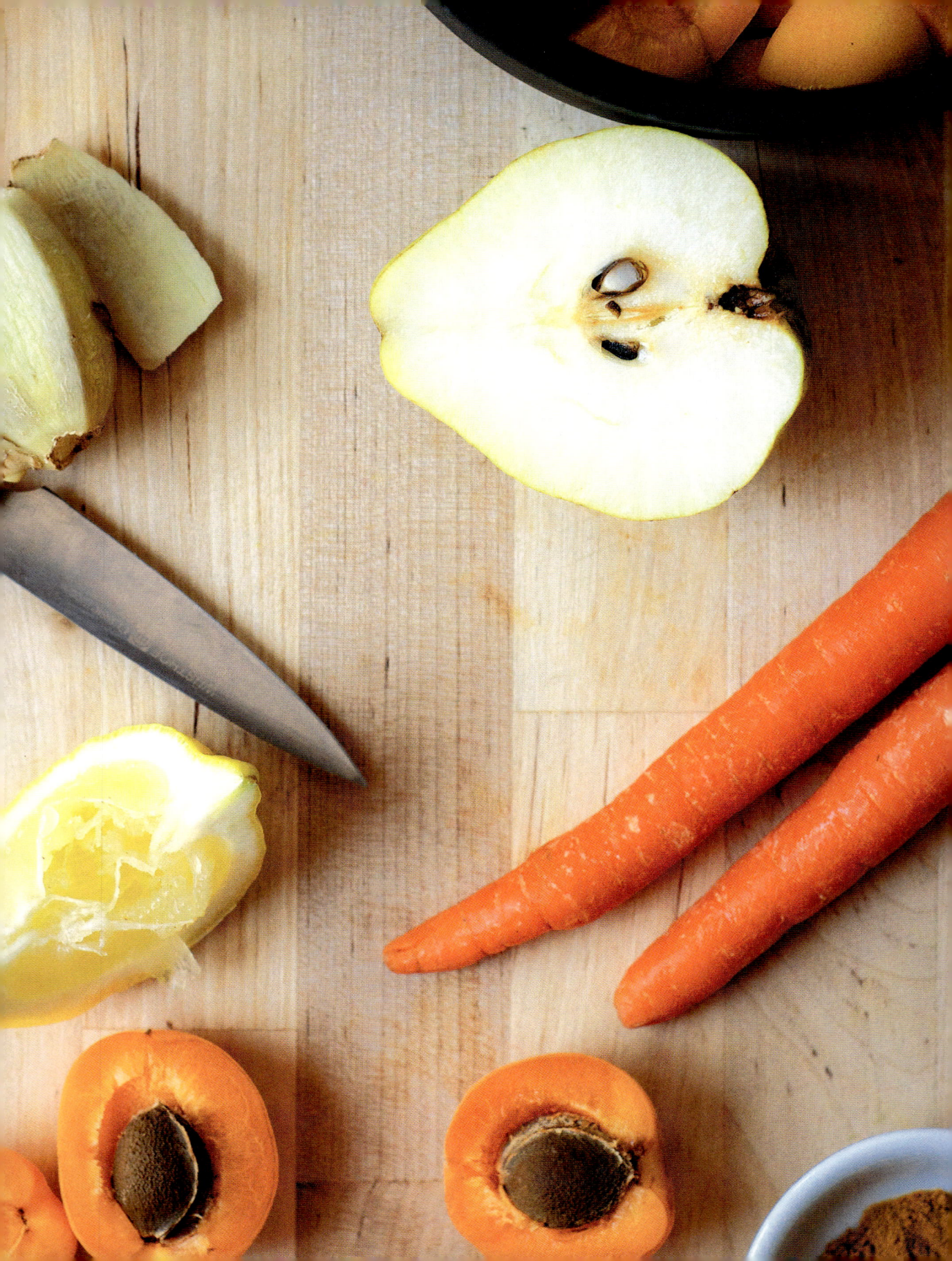

APRIKOSEN-MÖHREN-INGWER-PÜREE

EINE LECKERE KOHLENHYDRATQUELLE AUF FRUCHTBASIS BRINGT NACH DEM WORKOUT DIE ENERGIE ZURÜCK

Obst stellt für die Kohlenhydratzufuhr nach dem Workout nicht meine erste Wahl dar, da Früchte weniger Glukose enthalten als stärkehaltigere Quellen. Manchmal ist es aber wohltuend, darauf zurückzukommen und Abwechslung in die tägliche Ernährung zu bringen. Dieses Püree nimmt Anleihen bei der überaus beliebten Baby-Fertignahrung auf, die es in verschiedenen Obst- und Gemüsekombinationen gibt. Wenn Sie es selbst herstellen, sparen Sie zudem Geld. Ich habe Ingwer und Kurkuma zugefügt, um den entzündungshemmenden Eigenschaften Beine zu machen! Um nach dem Workout eine komplette Mahlzeit zu bekommen, kombinieren Sie dieses Püree mit einer Eiweißquelle wie den Einfachen Frikadellen (Seite 39).

ERGIBT 8 PORTIONEN

- 14 Aprikosen (ca. 680 g), halbiert und entsteint
- 6 Möhren (ca. 450 g), ohne Blattansätze und zerkleinert
- 2 Birnen (ca. 340 g), entkernt und klein geschnitten
- 2,5 cm langes Stück Ingwer, geschält und in dünne Scheibchen geschnitten
- 1/2 Tasse Wasser
- 2 EL Zitronensaft
- 1 TL Zimt
- 1/2 TL gemahlene Kurkuma
- 1/8 TL Meersalz

Alle Zutaten in einen großen Topf mit Deckel geben. Zum Kochen bringen, dann die Hitze reduzieren und etwa 25 Minuten lang simmern lassen, bis das Obst weich geworden ist. Bei geöffnetem Deckel weitere 5 Minuten köcheln lassen, bis die Fruchtmischung angedickt ist. Abkühlen lassen und anschließend in einem Hochgeschwindigkeitsmixer oder einer Küchenmaschine etwa 15 Sekunden pürieren, bis eine glatte Konsistenz erreicht ist.

Frieren Sie die Masse in kleinen Plastikbeuteln mit Zippverschluss ein – praktisch zum Mitnehmen und nach dem Workout ein perfekter Kohlenhydratsnack.

GESAMTE MAKRONÄHRSTOFFE (IN GRAMM PRO PORTION)	
EIWEISS	2 g
FETT	1 g
GESAMTKOHLENHYDRATE	21 g
NETTOKOHLENHYDRATE	17 g

KAKAO-MANDEL-KOCHBANANEN-PFANNKUCHEN

KOCHBANANEN SIND DIE NEUEN SÜSSKARTOFFELN

Wenn Sie keine Süßkartoffeln mehr sehen können, ersetzen Sie sie einfach durch Kochbananen. Man kann sie kochen und noch grün (mehr Stärke) bzw. gereift (mehr Süße) essen. Nach dem Workout stellen sie eine hervorragende Quelle für Kohlenhydrate und Kalium dar. Sie eignen sich perfekt sowohl für pikante als auch süße Kreationen. In diesem Rezept für schnelle Pfannkuchen treten sie an die Stelle fruktosereicher Bananen.

ERGIBT 2 PORTIONEN

- 6-7 reife gelbe Kochbananen (ca. 680 g), geschält und grob zerkleinert
- 2 große Eier
- 3 EL Proteinpulver
- 2 EL Kakaopulver
- 1 EL Pfeilwurzmehl
- 1 EL Mandelbutter
- 1/2 TL Vanilleextrakt
- 1/4 TL Mandelextrakt, optional

Alle Zutaten in einen Hochgeschwindigkeitsmixer oder eine Küchenmaschine geben und so lange durcharbeiten, bis der Teig glatt ist.

Eine gusseiserne Pfanne auf mittlerer bis hoher Stufe erhitzen, dann auf niedrige Stufe schalten. Pro Pfannkuchen etwa 2 EL Teig in die Pfanne geben. Damit sich die Pfannkuchen nicht berühren, sollte der Teig in mehreren Durchgängen ausgebacken werden. Die Pfannkuchen 2 Minuten lang braten lassen, dann wenden und nochmals eine Minute garen. Aus der Pfanne nehmen und auf einem Kuchengitter abkühlen lassen.

GESAMTE MAKRONÄHRSTOFFE (IN GRAMM PRO PORTION)

EIWEISS	19 g
FETT	13 g
GESAMTKOHLENHYDRATE	40 g
NETTOKOHLENHYDRATE	19 g

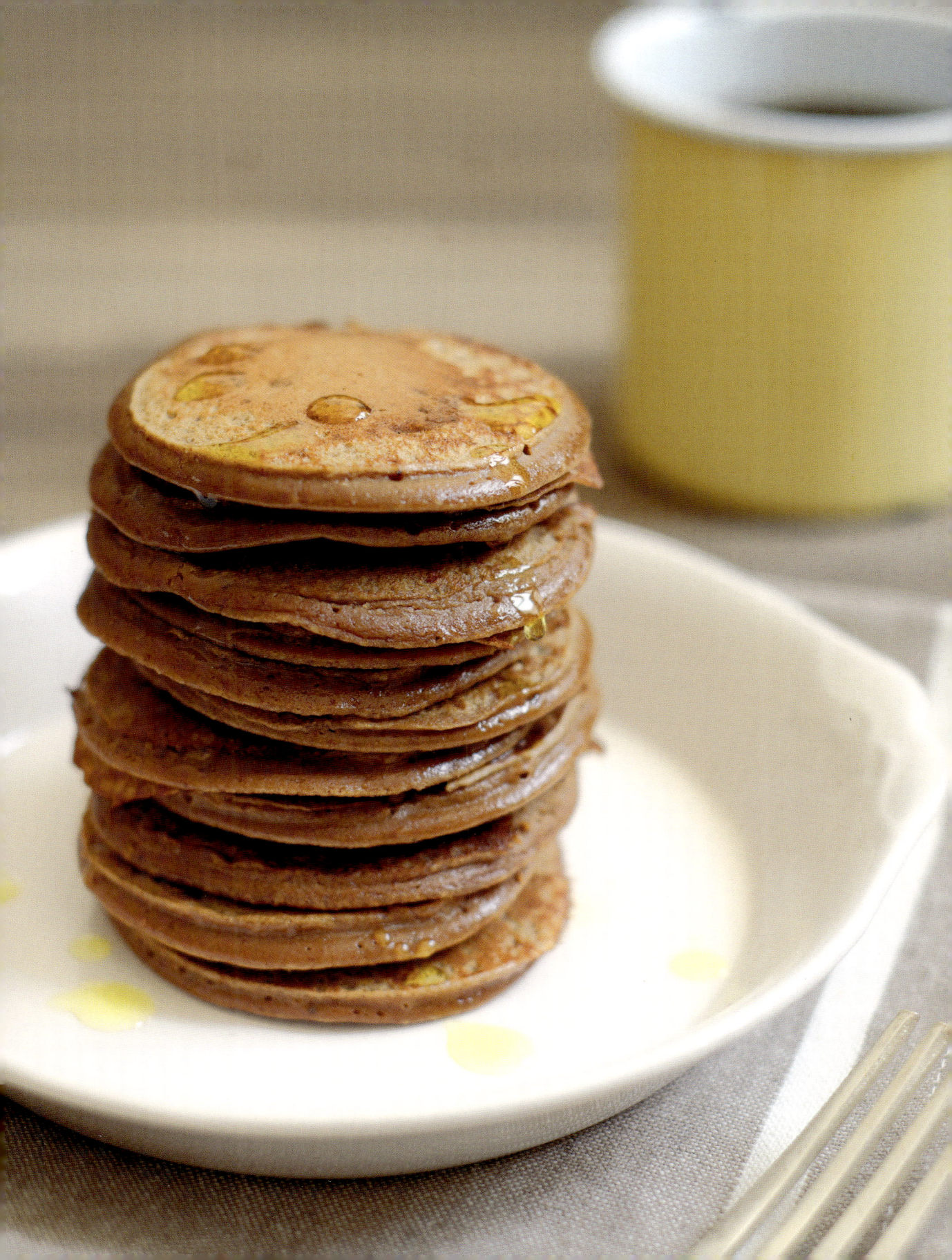

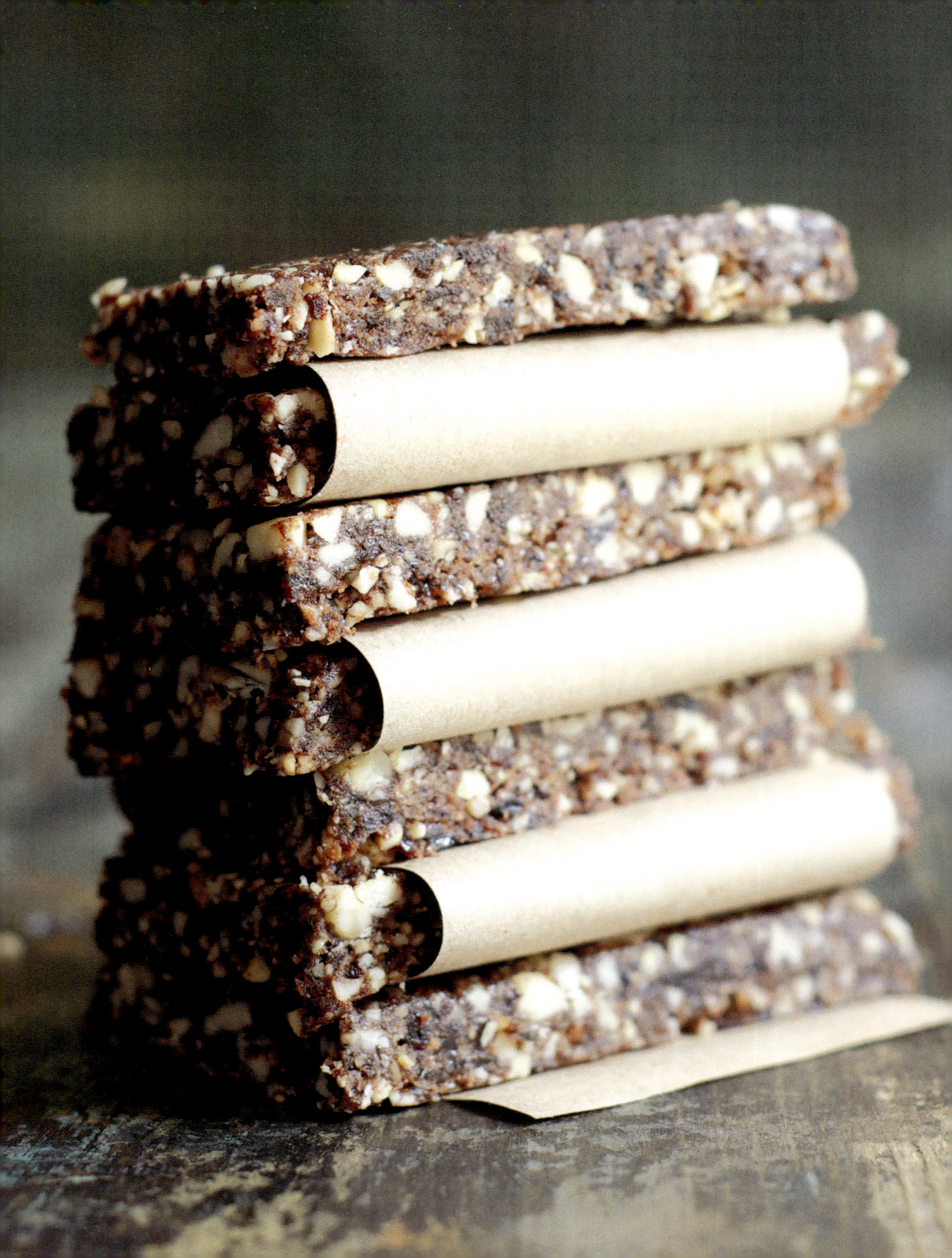

KIRSCH-CASHEW-PROTEINRIEGEL

EINE VARIANTE DER KLASSISCHEN FRUCHT-NUSS-RIEGEL

Dieses Rezept richtet sich an Menschen ohne Vorurteile, da ich den guten alten Frucht-Nuss-Riegel hier mithilfe von Grillenmehl zusätzlich mit Eiweiß angereichert habe. Warum Grillen? Sie stellen eine wirklich nachhaltige, geeignete Eiweißquelle dar, die gut schmeckt – so ähnlich wie geröstete Nüsse. Unter ernährungswissenschaftlichen Aspekten ist Grillenmehl sehr reich an Kalzium, B-Vitaminen und Eisen: der Gehalt liegt höher als in einer vergleichbaren Menge Rindfleisch.

ERGIBT 8 PORTIONEN

- 100 g gehackte ungeröstete Cashewkerne
- 2 EL Cashewkernmehl
- 1 EL Grillenmehl
- 1/4 TL Meersalz
- 6 große Medjool-Datteln (ca. 120 g), entsteint
- 90 g getrocknete Blaubeeren
- 100 g getrocknete Kirschen
- 1 TL Vanilleextrakt
- Kokosöl

Eine 20 x 20 cm große Glasform mit Frischhaltefolie oder Wachspapier auslegen und zur Seite stellen.

Gehackte Cashewkerne, Cashewkernmehl, Grillenmehl und Meersalz in einer Küchenmaschine zu groben Krümeln verarbeiten. Wenn dabei größere und kleinere Cashewstücke entstehen, ist das in Ordnung. Alles in eine mittelgroße Schüssel umfüllen.

Nun Datteln, Blaubeeren, Kirschen und Vanilleextrakt in die Küchenmaschine geben und so lange durcharbeiten, bis sich die Zutaten zu einer klebrigen Kugel verbunden haben. Die Fruchtmasse zur Nussmischung geben und alles mit den Händen gut durchkneten – das dauert seine Zeit! Damit der Teig nicht zu sehr klebt, die Hände zuvor mit ein paar Tropfen Kokosöl benetzen. Die Masse anschließend in die Glasform füllen und die Oberfläche glatt streichen. 30 Minuten lang durchfrieren lassen, dann auf ein Schneidebrett stürzen und mit einem scharfen Messer in Riegel schneiden. Um sie aufzuheben, die Proteinriegel in Plastikfolie wickeln.

Ich hebe die Riegel gern bis zu 1 Monat lang im Gefrierschrank auf.

GESAMTE MAKRONÄHRSTOFFE (IN GRAMM PRO PORTION)	
EIWEIß	16 g
FETT	7 g
GESAMTKOHLENHYDRATE	45 g
NETTOKOHLENHYDRATE	41 g

BLAUBEER-FRIKADELLEN AUS SCHWEINEHACK

SCHWEINEFLEISCH UND BLAUBEEREN ALS ÜBERRASCHEND LECKERE KOMBINATION

Die Idee für diese Frikadellen kam mir auf einem der Wochenmärkte, auf denen ich einkaufe. Dort stach mir der Duft von Würsten in die Nase, doch enthalten diese vorgefertigten Produkte oft Konservierungs- oder Füllstoffe. Ich machte mich daran, meine eigene Kreation zu entwickeln. Die Blaubeeren sorgen für ein wenig Süße, die gut zum Frühstück passt, und harmonieren perfekt mit Estragon und Fenchel. Ein weiterer Pluspunkt: Blaubeeren sind reich an Antioxidantien, die dazu beitragen, Zellschäden zu verhindern.

ERGIBT 4 PORTIONEN

- 450 g mageres Schweinehack
- 75 g gehackte Blaubeeren
- 1/2 EL getrockneter Estragon
- 1/2 TL Fenchelsamen
- 1/2 TL Meersalz
- 1/4 TL schwarzer Pfeffer
- 1 EL Kokosöl

Schweinehack, Blaubeeren, Estragon, Fenchelsamen, Salz und Pfeffer in eine große Schüssel geben. Vorsichtig mit den Händen so lange durcharbeiten, bis sich die Zutaten gut verbunden haben – nicht länger. Um die Würzintensität zu prüfen, in diesem Stadium ein wenig Fleischmasse abnehmen, in der Pfanne braten und kosten. Wird mehr Salz oder Pfeffer benötigt, sollten die Gewürze jetzt ergänzt werden. Aus dem Fleischteig 8 kleine Frikadellen formen.

Eine große Bratpfanne auf mittlerer bis hoher Stufe erhitzen und das Kokosöl darin erwärmen. Die Frikadellen auf jeder Seite 4 Minuten lang braten, bis sie vollständig durchgegart sind.

Haben frische Blaubeeren gerade keine Saison oder sind ausverkauft, greifen Sie zu Tiefkühlware. Einfach in gefrorenem Zustand grob hacken und untermischen.

GESAMTE MAKRONÄHRSTOFFE (IN GRAMM PRO PORTION)	
EIWEISS	19 g
FETT	28 g
GESAMTKOHLENHYDRATE	3 g
NETTOKOHLENHYDRATE	2 g

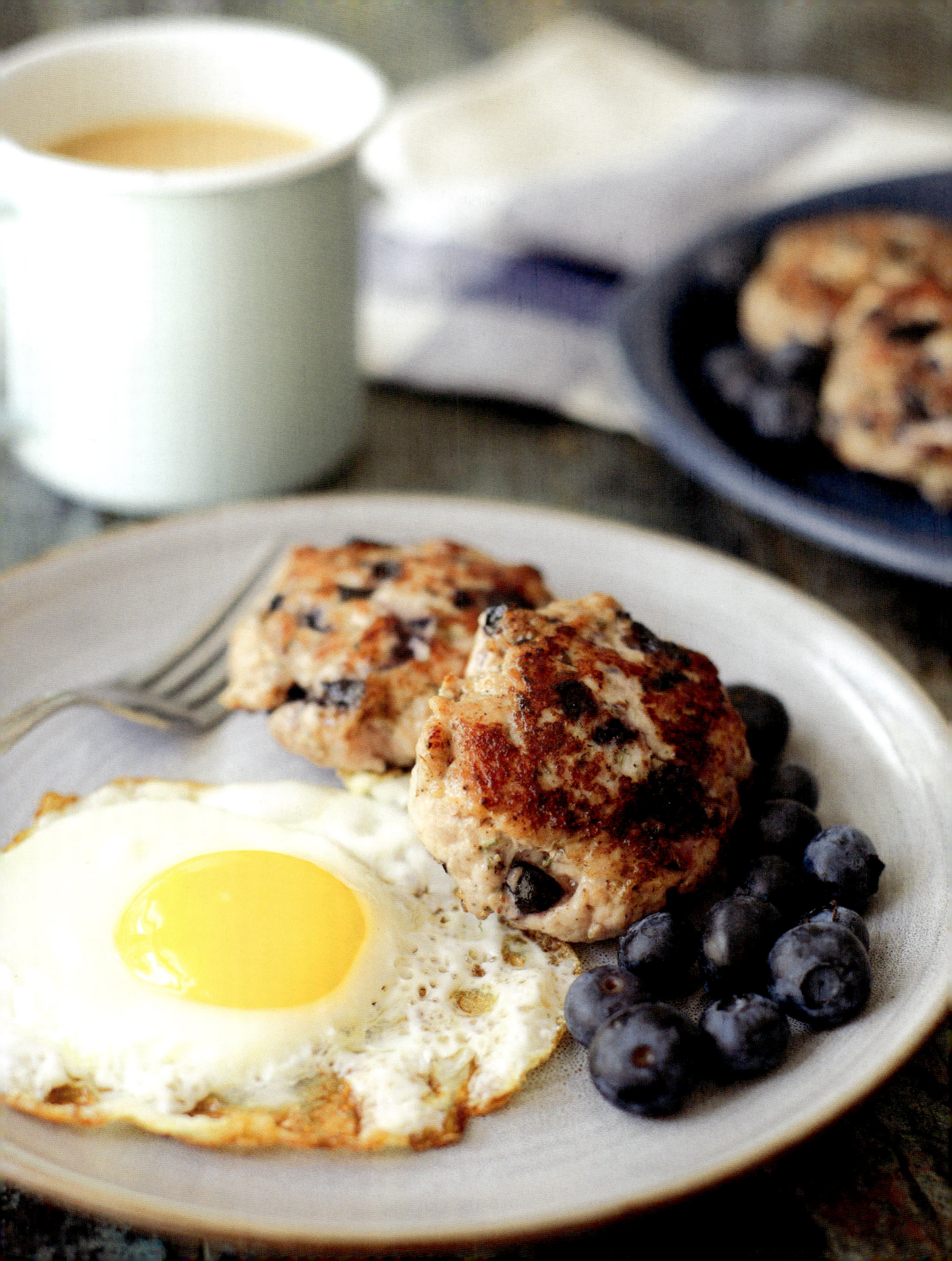

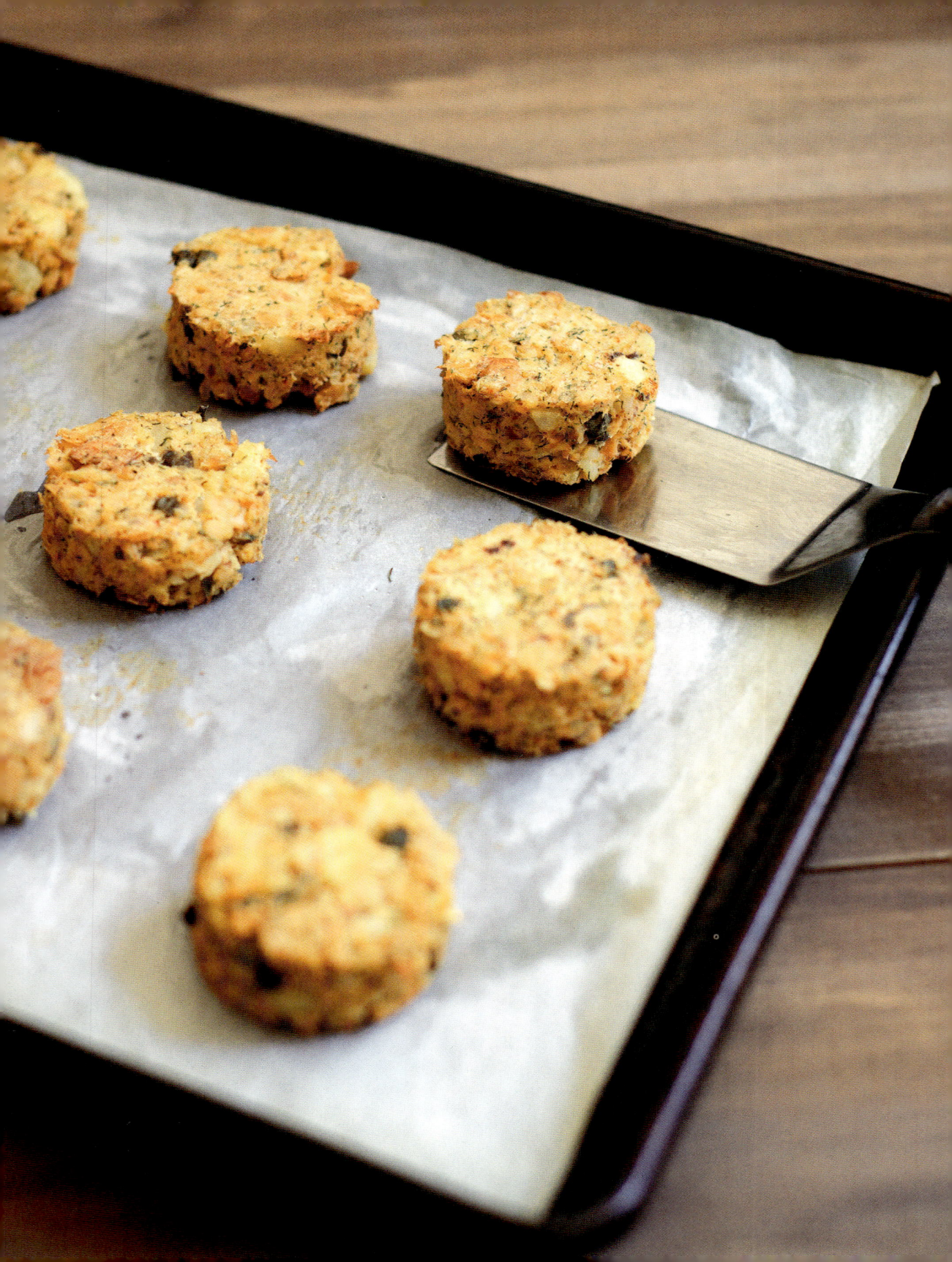

LACHS-KÜCHLEIN MIT KAPERN UND DILL

OMEGA-3-REICHER LACHS IST DER STAR DIESER GLUTENFREIEN KÜCHLEIN

Dies ist vermutlich der perfekte Imbiss nach dem Workout. Der darin enthaltene Wildlachs ist reich an entzündungshemmenden Omega-3-Fettsäuren und die Kartoffeln stellen eine ausgezeichnete Kohlenhydratquelle dar. Kartoffeln werden mitunter schlechtgeredet, doch sofern Sie Nachtschattengewächse vertragen und keine Probleme mit Ihrem Blutzucker haben, eignen sie sich hervorragend dazu, um nach dem Training die Glykogenvorräte aufzufüllen.

ERGIBT 9 KÜCHLEIN

3-4 rote Kartoffeln (ca. 230 g)
1 TL Kokosöl
170 g abgetropfter Wildlachs aus der Dose
1 großes Ei, verschlagen
2 EL gehackte Kapern
2 TL brauner Senf
1 EL getrockneter Dill
1 TL Chilisoße
1/4 TL schwarzer Pfeffer

Ofen auf 200 °C vorheizen und ein Backblech mit Folie oder Pergamentpapier auslegen. Die roten Kartoffeln etwa 40 Minuten auf dem Backblech rösten – sie müssen weich sein, wenn man mit einer Gabel hineinsticht. Abkühlen lassen, Schale entfernen und in einer großen Schüssel vorsichtig mit einer Gabel zerdrücken. Ein frisches Stück Backpapier – keine Alufolie, daran würden die Küchlein kleben bleiben – auf das Backblech legen und das Papier mit Kokosöl bestreichen (dafür am besten die Finger nehmen).

Die restlichen Zutaten zu den Kartoffeln geben und alles gut vermischen. Mit einer Tasse (oder Suppenkelle) Portionen von etwa 60 ml von der Masse abnehmen und auf das Backpapier setzen – so lange, bis der gesamte Teig verbraucht ist.

Die Lachs-Küchlein 10 Minuten lang bei 200 °C backen, dann mithilfe eines Pfannenhebers wenden. Nochmals 5 Minuten backen und auf einem Kuchenrost abkühlen lassen.

Nehmen Sie zur Abwechslung Süßkartoffeln statt roter Kartoffeln.

GESAMTE MAKRONÄHRSTOFFE (IN GRAMM PRO PORTION)	
EIWEIß	9 g
FETT	2 g
GESAMTKOHLENHYDRATE	5 g
NETTOKOHLENHYDRATE	5 g

MUSUBI-SUSHI-RÖLLCHEN

SOJA- UND GLUTENFREIER SNACK MIT DEM VOLLEN AROMA DIESER TRADITIONELLEN HAWAIIANISCHEN KÖSTLICHKEIT

Vor ein paar Jahren kostete ich Musubi zum ersten Mal. Im Grunde handelt es sich dabei um eine mit Sojasoße und Zuckerguss bestrichene Scheibe Frühstücksfleisch, die von weißem Reis umgeben und in ein Noriblatt (Algenhülle) gewickelt ist. Das Ganze schmeckt wirklich super, doch ich wollte eine Variante ohne Sojasoße und verarbeitetes Dosenfleisch herstellen – so entstand die Idee für diese Röllchen. Weißer Reis ist gerade nach dem Workout eine hervorragende Kohlenhydratquelle und das Noriblatt reich an Jod, einem essenziellen Nährstoff, der für eine gesunde Schilddrüsenfunktion benötigt wird.

ERGIBT 4 PORTIONEN

- 1 Tasse roher Sushi-Reis (ca. 180 g)
- 2 Tassen Hühnerbrühe
- 2 große entsteinte Medjool-Datteln (ca. 30 g)
- 1/4 Tasse kochendes Wasser
- 4 EL Coconut-Aminos-Soße
- 230 g gekochtes, in Stücke gezupftes Schweinefleisch
- 5 ungeröstete Noriblätter (Algenhüllen)
- 2 1/2 TL Furikake, Gomasio oder geröstete Sesamsamen
- 1/4 Tasse Wasser

Den Sushi-Reis in der Hühnerbrühe unter Berücksichtigung der auf der Packung angegebenen Garzeit kochen und auf die Seite stellen.

Die Datteln in ein hitzebeständiges Gefäß legen, mit kochendem Wasser übergießen und etwa 10 Minuten lang durchweichen lassen. Anschließend Datteln, Wasser und Coconut-Aminos-Soße in einer Küchenmaschine oder einem Mixer so lange verarbeiten, bis eine glatte Konsistenz entstanden ist. Die Masse in einen kleinen Topf umfüllen. Den Inhalt zum Kochen bringen, dann die Hitze reduzieren und alles etwa 5 Minuten lang leise simmern lassen, bis die Masse dick zu werden beginnt. Von der Kochstelle nehmen und das gekochte, in Stücke gezupfte Schweinefleisch unterheben, bis das Fleisch gleichmäßig benetzt ist. Zur Seite stellen.

Nun die Rollen formen. Die Noriblätter mit der glänzenden Seite nach unten auf ein Schneidebrett oder eine flache Oberfläche legen. Ein kleines Häufchen Reis auf das Noriblatt setzen und zu einer gleichmäßigen Schicht glätten, die das untere Drittel des Blattes komplett bedeckt. Auf den Reis ein wenig Schweinefleisch geben und ebenfalls so verteilen, dass eine gleichmäßige Lage entsteht. Mit 1/2 TL Furikake beträufeln.

Zeit, das Sushi aufzurollen: Dafür 1/4 Tasse Wasser in einer kleinen Schüssel bereitstellen. Am unteren Rand beginnen und das Noriblatt mit dem Reis und dem Schweinefleisch eng aufrollen. Ist das obere Ende nur noch 2,5 cm entfernt, einen Finger in die Wasserschüssel tauchen und den oberen Rand des Noriblattes befeuchten. Hierdurch klebt es besser und die Rolle fällt nicht auseinander. Dann fertig aufrollen und das Sushi beiseitestellen. Diese Schritte so lange wiederholen, bis alle Noriblätter, der gesamte Reis, das Schweinefleisch und die Gewürze verarbeitet sind.

Nach 10 Minuten die Rollen mit einem sehr scharfen Messer in jeweils 6 mundgerechte Stücke schneiden.

Es geht auch ohne Rolle: Ersetzen Sie dafür den weißen Reis durch Blumenkohl-Reis und servieren Sie das mit Schweinefleisch und Nori gekrönte Gericht in einer Schale.

GESAMTE MAKRONÄHRSTOFFE (IN GRAMM PRO PORTION)	
EIWEISS	17 g
FETT	11 g
GESAMTKOHLENHYDRATE	47 g
NETTOKOHLENHYDRATE	45 g

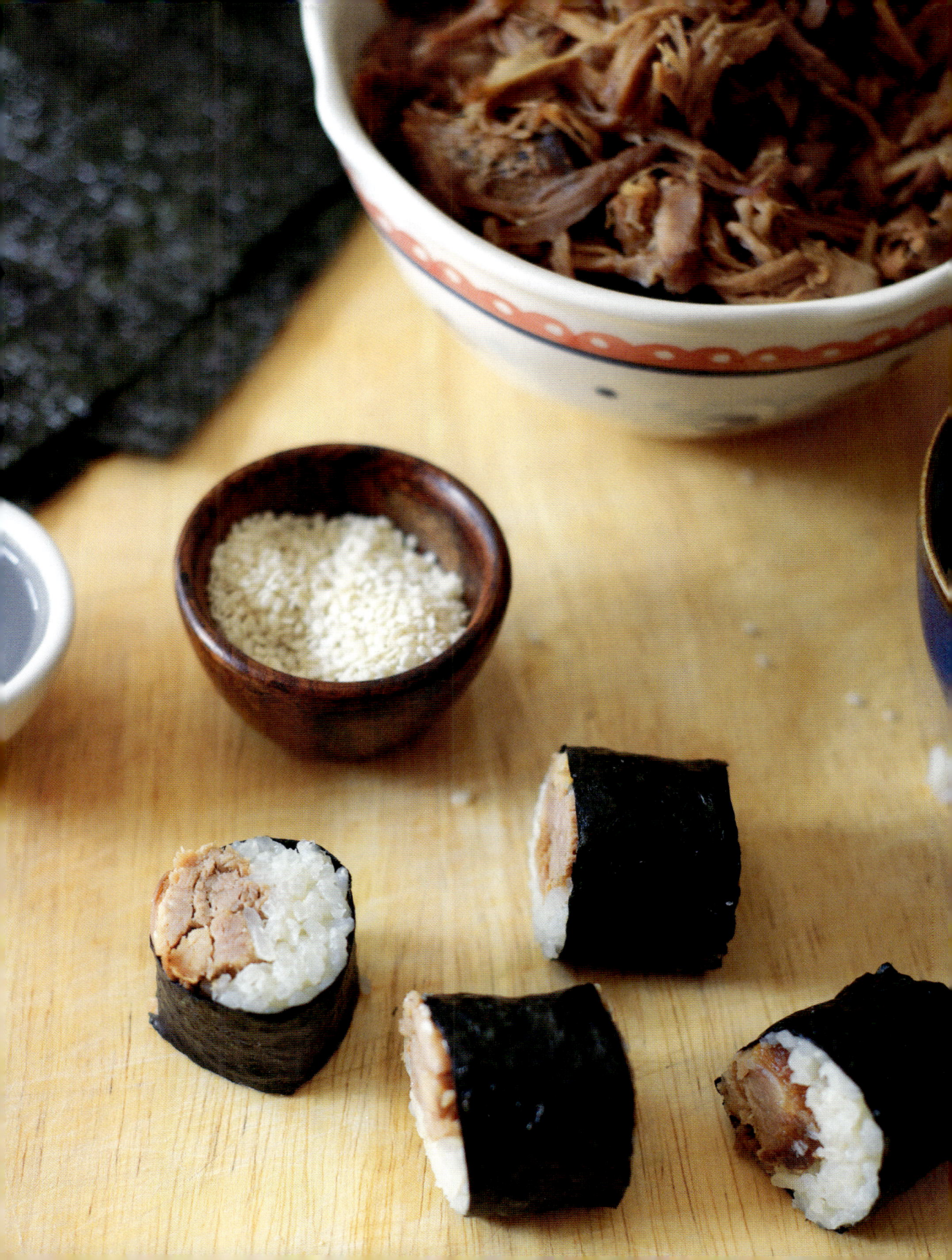

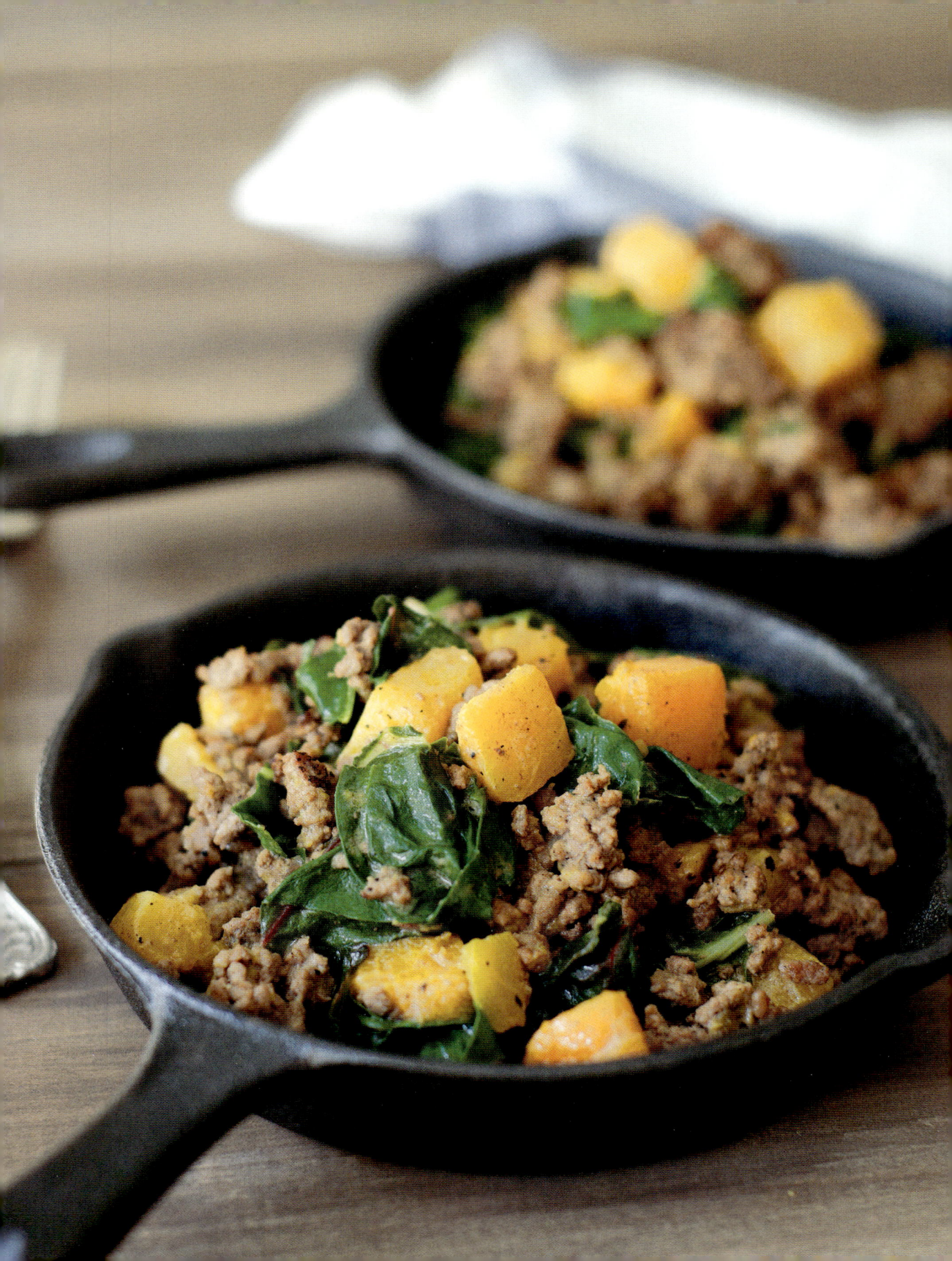

BISON-BUTTERNUSS-PFANNE
SUPER EINFACHES, SÄTTIGENDES PFANNENGERICHT

Das ist zweifellos eins der am einfachsten herzustellenden und leckersten Gerichte, die ich regelmäßig auf den Tisch bringe – und es macht definitiv satt. Betrachten Sie dieses Rezept wie eine Vorlage, die Sie Ihrem persönlichen Geschmack anpassen können, und halten Sie die Zutaten im Kühlschrank vorrätig. Variieren Sie nach Belieben: So können Sie etwa das Bisonhack durch andere Eiweißquellen ersetzen, den Kürbis durch Süßkartoffeln oder den Mangold durch Spinat oder Grünkohl. Bei diesem Rezept stehen Ihnen wirklich alle Möglichkeiten offen!

ERGIBT 4 PORTIONEN

- 1 EL Kokosöl
- 450 g Bisonhack
- 1/2 TL Meersalz
- 1/4 TL schwarzer Pfeffer
- 230 g gewürfelter gerösteter Butternusskürbis
- 1 mittelgroßer Bund Mangold (ca. 250 g), ohne Stiele und mit gehackten Blättern
- 1/4 Tasse vollfette Kokosmilch
- 1/4 TL Zimt
- 1/4 TL getrockneter Thymian

Eine große Bratpfanne auf mittlerer bis hoher Stufe erhitzen, dann 1 EL Kokosöl zufügen. Zerkrümeltes Bisonhack in die Pfanne geben und mit Salz und Pfeffer würzen. Das Hack mit einem Holzlöffel gleichmäßig zerkleinern und etwa 5 bis 7 Minuten bräunen lassen, dabei gelegentlich umrühren. Wenn es komplett durchgegart ist, Hitze auf mittlere bis niedrige Stufe zurücknehmen und Butternusskürbis, Mangold, Kokosmilch, Zimt und Thymian zufügen. Alles unter Rühren etwa 3 bis 5 Minuten köcheln lassen, bis sich die Zutaten verbunden haben und durcherhitzt sind.

Bereiten Sie an Ihrem wöchentlichen Kochtag davon die doppelte Menge zu!

GESAMTE MAKRONÄHRSTOFFE (IN GRAMM PRO PORTION)	
EIWEIß	25 g
FETT	9 g
GESAMTKOHLENHYDRATE	7 g
NETTOKOHLENHYDRATE	6 g

KARTOFFEL-LAUCH-SPINAT-FRITILLA

ITALIENISCHE FRITTATA TRIFFT SPANISCHE TORTILLA

Meiner Meinung nach sind Eier die perfekte Nahrung nach dem Workout – und durch die Zugabe von Kartoffeln wird die großzügig bemessene »Fritilla« noch besser. Sie lässt sich gut zum Training mitnehmen und gleich nach dem Workout verzehren – am besten mit den Fingern!

ERGIBT 6 PORTIONEN

1 große Stange Lauch (ca. 230 g), weiße und hellgrüne Teile gehackt verwenden

1/8 TL + 1/2 TL + 1/2 TL Meersalz

1 EL + 1 EL + 1 TL Ghee

340 g Spinat, ohne harte Stiele

6 rotbraune Russet-Kartoffeln (ca. 450 g), geschält und in 6 mm dicke Scheiben geschnitten

10 große Eier, verschlagen

1/4 TL schwarzer Pfeffer

1/4 TL Cayennepfeffer

Ofen auf 180 °C vorheizen.

Zunächst wird der Lauch angedünstet. Die weißen und hellgrünen Teile mit 1/8 TL Salz und 1 EL Ghee in einer großen gusseisernen Pfanne auf mittlerer bis hoher Stufe unter gelegentlichem Umrühren anbraten. Nach etwa 5 Minuten ist der Lauch leicht gebräunt und weich. Spinat zufügen und unter Rühren etwa 2 Minuten dünsten, bis er zusammenfällt, aber nicht matschig wird. Das Gemüse in einer mittelgroßen Schüssel beiseitestellen und abkühlen lassen.

In derselben Pfanne bei mittlerer Hitze einen weiteren Esslöffel Ghee schmelzen lassen und die Kartoffelscheiben sowie 1/2 TL Salz zugeben. Die Kartoffeln unter Rühren etwa 5 Minuten kochen, bis sie anfangen, sich zu bräunen. Aus der Pfanne nehmen und zum Abkühlen beiseitestellen.

In einer mittelgroßen Schüssel die Eier mit 1/2 TL Salz, schwarzem Pfeffer und Cayennepfeffer verschlagen.

Nun die Fritilla in derselben gusseisernen Pfanne zubereiten. Dazu 1 TL Ghee in die Pfanne geben und gut verteilen, damit nichts anhaften kann. Die Kartoffeln auf dem Pfannenboden verteilen und die Lauch-Spinat-Mischung darübergeben. Die verquirlten Eier in die Pfanne gießen und die Kartoffeln, den Lauch und den Spinat mit einem Küchenspatel ein wenig auflockern, sodass die Eiermasse sich bis zum Boden verteilen kann.

Die Pfanne etwa 40 bis 45 Minuten im Ofen lassen, bis sich die Mitte der Fritilla gesetzt hat und nicht mehr flüssig ist.

Möchten Sie auf Nachtschattengewächse verzichten, ersetzen Sie die Russet-Kartoffeln durch Süßkartoffeln.

GESAMTE MAKRONÄHRSTOFFE (IN GRAMM PRO PORTION)

EIWEISS	13 g
FETT	14 g
GESAMTKOHLENHYDRATE	18 g
NETTOKOHLENHYDRATE	16 g

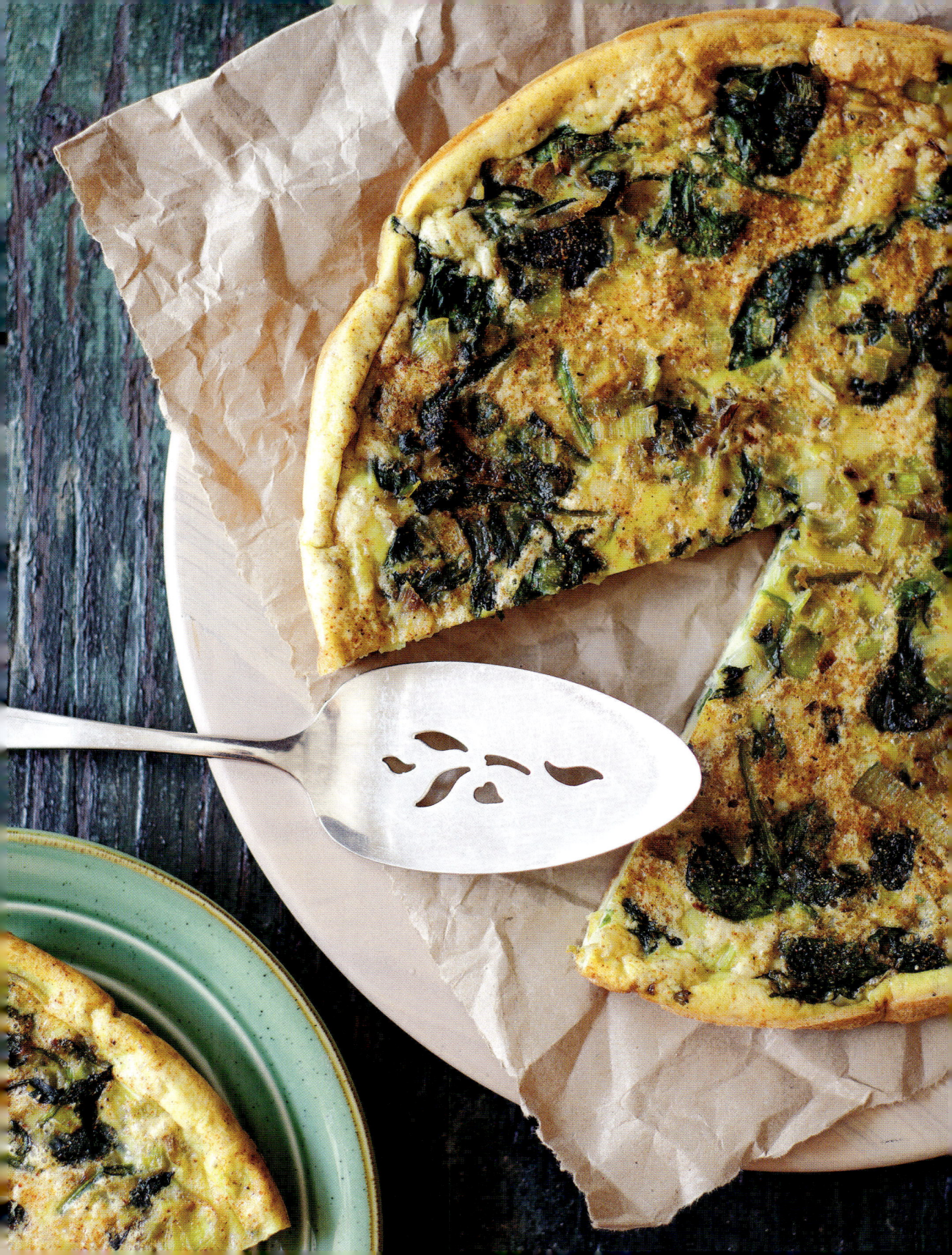

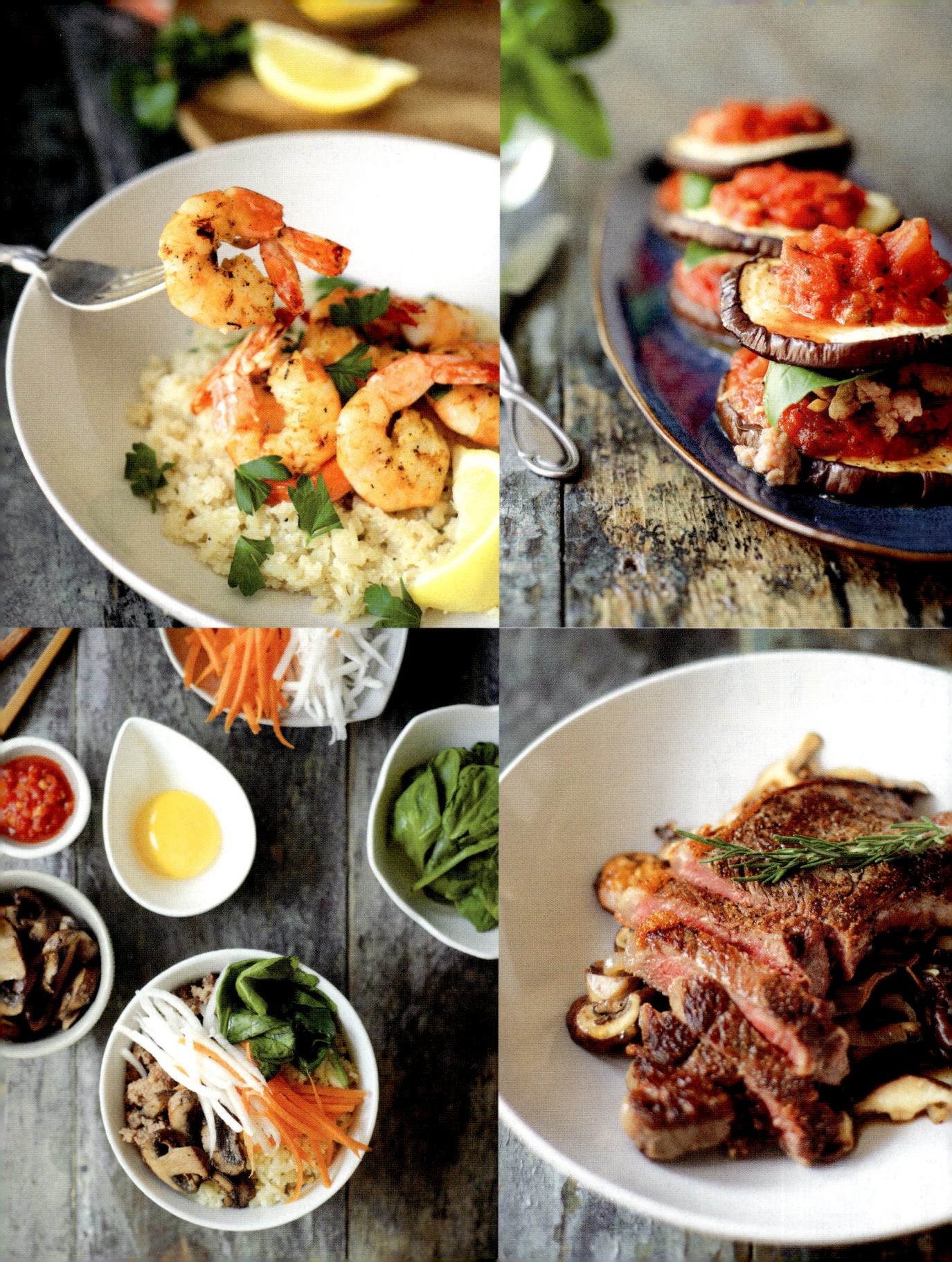

KAPITEL DREI

PROTEINREICHE MAHLZEITEN ZUM AUFBAU VON KRAFT UND STÄRKE

Will man es auf den Punkt bringen, ist Eiweiß einer der Stoffe, aus dem wir alle gemacht sind. Wenn Sie Ihren Körper fordern, ist es unbedingt notwendig, dass Ihre Kost ausreichend Proteine enthält.

Ganz einfach ausgedrückt bestehen Proteine aus Ketten von Aminosäuren. Der Körper zerlegt die Proteine und baut die Aminosäuren in unsere Zellmembranen, unser Muskel- und Bindegewebe sowie in unsere Enzyme und Hormone ein. Insbesondere während des Trainings werden unsere Körpergewebe unter Stress gesetzt und geschädigt. Um uns anschließend zu regenerieren und Zellschäden zu reparieren, müssen wir entsprechende Mengen von Nahrungsproteinen aufnehmen. Auf diese Art werden wir stärker.

Deshalb sollte Eiweiß in jeder ausgewogenen Mahlzeit sowie in den Snacks enthalten sein, die Sie vor und nach dem Training zu sich nehmen. Greifen Sie zu unterschiedlichsten eiweißreichen Produkten wie etwa Fleisch und Innereien, Meeresfrüchten und Eiern. Gönnen Sie sich die beste Qualität, die Sie sich leisten können. Falls Sie Proteinpulver verwenden, setzen Sie es nur als Ergänzung zu gesunden, unverfälschten Lebensmitteln ein.

ZARTES FLANKENSTEAK NACH ASIA-ART MARINIERT

SUPERZARTES RINDFLEISCH MIT DEM AROMA VON INGWER, KNOBLAUCH UND FRÜHLINGSZWIEBELN

Beim Flankensteak handelt es sich um ein ganz besonderes Stück aus dem Rinderlappen unterhalb des Filets. Wird es richtig zubereitet, ist es butterzart und zergeht auf der Zunge. Da es anderenfalls ein wenig zäh sein kann, verrate ich hier ein paar Tricks, um daraus eine Köstlichkeit zu machen: Marinieren Sie das Fleisch ein paar Stunden, um die Fasern weicher zu machen, braten Sie es bei wirklich starker Hitze an, damit sich die Poren schließen und es saftig bleibt, und schneiden Sie es quer zur Faser auf. Am besten legen Sie es am Abend zuvor ein oder am Morgen, bevor Sie zur Arbeit gehen. Wenn Sie nach Hause kommen, brauchen Sie es nur noch zu braten! Servieren Sie das Fleisch auf einem Bett aus gemischtem grünen Salat und ein wenig Avocado – dann haben Sie eine nahrhafte, komplette Mahlzeit.

ERGIBT 2 PORTIONEN

- 450 g Flankensteak
- 2 Knoblauchzehen, geschält und zerdrückt
- 2,5 cm langes Stück Ingwer, geschält und in dünne Scheiben geschnitten
- 3 Frühlingszwiebeln (ca. 60 g), weiße und hellgrüne Teile dünn geschnitten verwenden
- 4 EL Coconut-Aminos-Soße
- 2 EL Limettensaft
- 2 TL dunkles Sesamöl
- 1 TL Fischsoße
- 1 EL Kokosöl

Alle Zutaten mit Ausnahme des Kokosöls in einer mittelgroßen Schüssel oder in einem Plastikbeutel mit Zippverschluss miteinander vermischen. Bedeckt mindestens 2 und maximal 24 Stunden lang kühl stellen – je länger, desto besser. Anschließend das Fleisch aus der Marinade nehmen und trocken tupfen (Marinade entsorgen).

Eine Bratpfanne auf mittlerer bis hoher Stufe erhitzen und das Kokosöl hineingeben. Sobald es zu schimmern beginnt, das Flankensteak in die Pfanne legen und 3 Minuten scharf anbraten, bis sich eine goldene Kruste gebildet hat. Nun das Steak umdrehen und 3 Minuten von der anderen Seite braten. Die Hitze auf mittlere bis niedrige Stufe reduzieren und das Fleisch bis zu der von Ihnen bevorzugten Konsistenz weiter braten – mögen Sie es „medium", dauert dies etwa 4 Minuten.

Vor dem Aufschneiden mindestens 5 Minuten lang auf einem Schneidebrett ruhen lassen. Dann quer zur Faser in dünne Streifen schneiden – auf diese Weise wird es wirklich zarter.

Grillen Sie das Flankensteak, anstatt es in der Pfanne zu braten.

GESAMTE MAKRONÄHRSTOFFE (IN GRAMM PRO PORTION)	
EIWEISS	45 g
FETT	36 g
GESAMTKOHLENHYDRATE	12 g
NETTOKOHLENHYDRATE	11 g

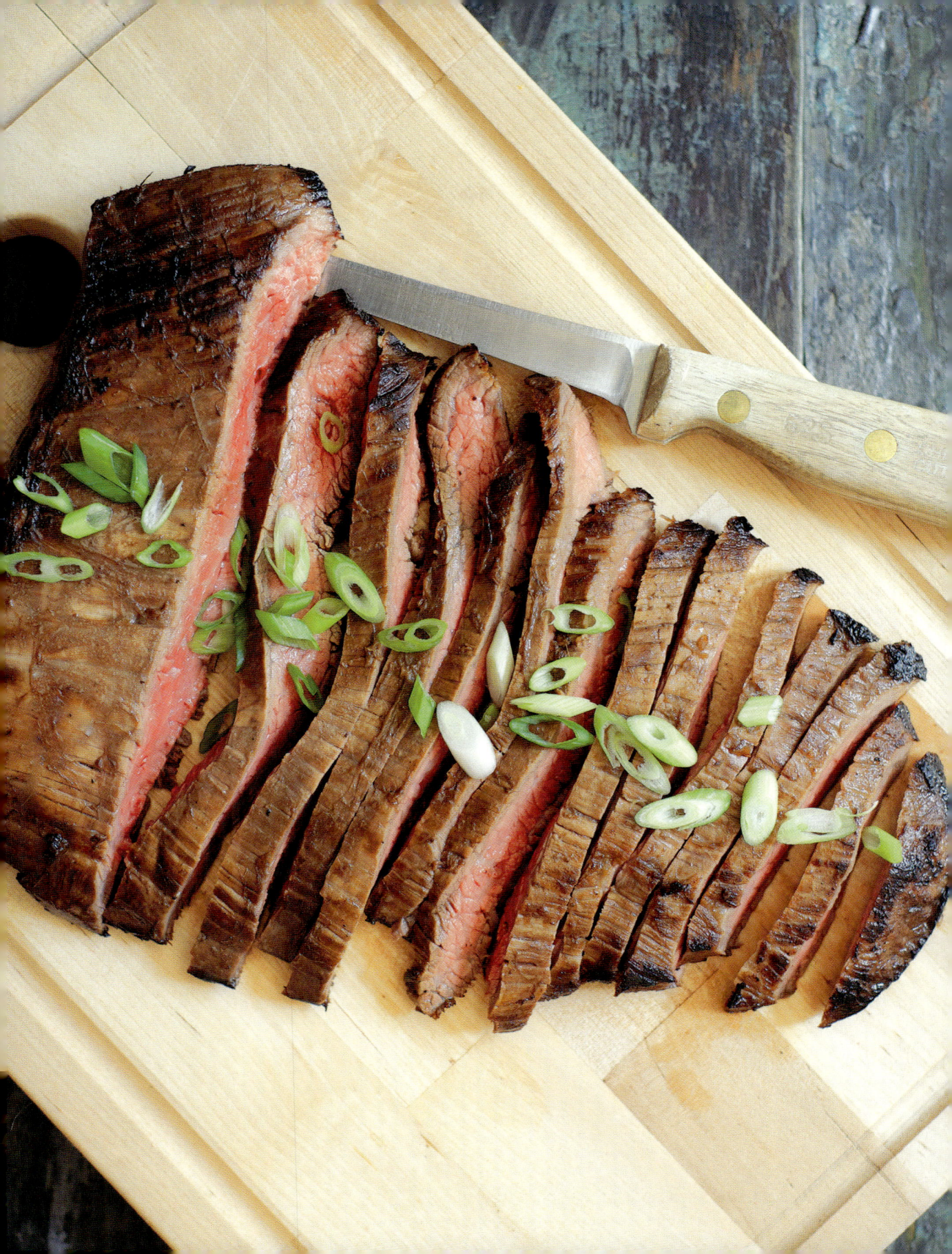

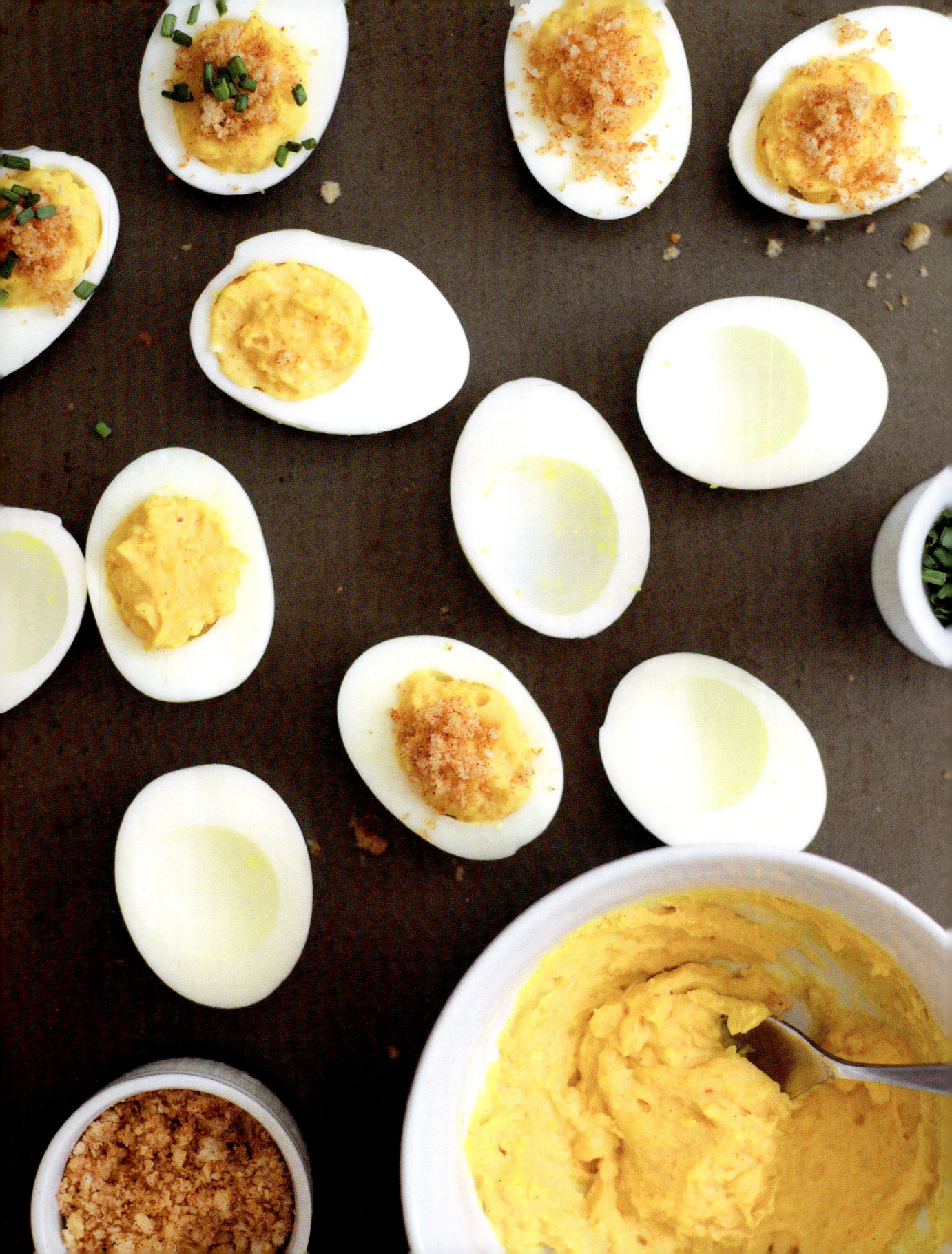

GEFÜLLTE EIER NACH TEX-MEX-ART

GERÄUCHERTE, WÜRZIGE CHIPOTLE-VARIANTE EINES KLASSIKERS

Als ich die PaleoFX in Austin besuchte, war ich völlig fasziniert von all den fantastischen Tex-Mex-Gerichten und Aromen, die ich in allen Restaurants auf der Speisekarte fand. Wieder zu Hause kreierte ich zu Ehren meines Trips diese Gefüllte-Eier-Variante. Eier stellen einen ausgezeichneten und preiswerten Weg dar, um Ihre Kost mit Eiweiß anzureichern. Kochen Sie an Ihrem wöchentlichen Kochtag einfach eine größere Menge Eier hart – dann haben Sie die ganze Woche lang etwas davon.

ERGIBT 3 PORTIONEN

- 6 große Eier
- 4 EL Cremige Olivenöl-Mayo (Seite 206)
- Schale von 1 Limette
- 1/2 TL + 1/2 TL gemahlener Chipotle-Pfeffer
- 1/8 TL Meersalz
- 10 g Schweineschwarte
- 1 TL gehackter Schnittlauch

Zunächst die Eier hart kochen. Am besten funktioniert das über heißem Wasserdampf, da sich dann die Schale ganz leicht lösen lässt. Dazu einen mittelgroßen Topf auf die Herdplatte stellen und einen Garbehälter einsetzen. Nun den Topf 2,5 cm hoch mit Wasser füllen, den Deckel auflegen und das Wasser zum Kochen bringen. Sobald es kocht, die Eier aus dem Kühlschrank nehmen und in den Garbehälter legen. Vorsicht: Verbrühen Sie sich nicht am Wasserdampf! Deckel wieder auflegen und die Eier 10 Minuten lang kochen. Währenddessen eine mittelgroße Schüssel mit Wasser und mehreren Eiswürfeln füllen. Sobald der Küchenwecker klingelt, die Kochplatte ausschalten und die Eier ins Eiswasser geben. Vor dem Pellen vollständig abkühlen lassen.

Während die Eier abkühlen, Olivenöl-Mayo, Limettenschale, 1/2 TL Chipotle-Pfeffer und Salz in eine mittelgroße Schüssel geben und alles gut miteinander vermischen. Die geschälten Eier längs halbieren. Die Eidotter vorsichtig entfernen, zum Mayo-Mix geben und alles so lange verrühren, bis eine samtig-glatte Konsistenz entstanden ist. Füllung mit einem Löffel vorsichtig auf die Eihälften setzen. Origineller ist es, die Füllung in eine Plastiktüte mit Zippverschluss zu geben, eine Ecke abzuschneiden und die Füllmasse auf die Eier zu spritzen.

Um die Garnitur vorzubereiten, die Schweineschwarte und den restlichen Chipotle-Pfeffer in einen Plastikbeutel mit Zippverschluss füllen und verschließen. Inhalt mit den Händen zerkrümeln und die gefüllten Eier mit Chipotle-Schweineschwarte und gehacktem Schnittlauch bestreuen.

GESAMTE MAKRONÄHRSTOFFE (IN GRAMM PRO PORTION)

EIWEIß	37 g
FETT	39 g
GESAMTKOHLENHYDRATE	3 g
NETTOKOHLENHYDRATE	3 g

CURRY-HÜHNER-SALAT

DER PERFEKTE KOMPLETTE LUNCH

In meiner Jugend gab es mittags oft Hühnersalat, wenn etwas Geflügelfleisch vom Vortag übrig war – damals eins meiner Lieblingsgerichte. Die Trauben, der Sellerie und die Mandeln geben dem Salat eine knackige Note und das Currypulver bringt ein wenig Schärfe ins Spiel. Hausgemachte Mayo ergänzt das im Hühnchen enthaltene Eiweiß um gesunde Fette und verhindert, dass der Salat trocken wird. Das hier vorgestellte Rezept ist für eine größere Menge berechnet – perfekt, um eine ganze Schar hungriger Mäuler satt zu bekommen oder um am nächsten Tag noch etwas übrig zu haben.

ERGIBT 8 PORTIONEN

680 g Hühnerbrust

1 TL + 1 TL Meersalz

1/2 TL schwarzer Pfeffer

2 Lorbeerblätter

2,5 cm langes Stück Ingwer, geschält und in dünne Scheiben geschnitten

1 Tasse rote Weintrauben (ca. 150 g), halbiert

3 Stängel Sellerie (ca. 170 g), diagonal geschnitten

3 Frühlingszwiebeln (ca. 60 g), weiße und hellgrüne Teile dünn geschnitten verwenden

30 g Mandelblättchen

1/2 EL scharfes Currypulver

4 EL Cremige Olivenöl-Mayo (Seite 206)

Zunächst das Hühnerfleisch garen. Dazu die Hühnerbrüste flach ausgebreitet in eine große Bratpfanne mit hohem Rand oder in einen Schmortopf legen. 1 TL Salz, Pfeffer, Lorbeerblätter und Ingwer zufügen. Nun so viel Wasser zugießen, dass die Hühnerbrust 2,5 cm hoch bedeckt ist. Deckel auflegen und Wasser zum Kochen bringen, dann die Hitze reduzieren. Hühnchen etwa 15 Minuten lang leise simmern lassen, bis das Fleisch komplett durchgegart ist, dann zum Abkühlen auf einen Teller legen. Ist das Hühnchen ausreichend abgekühlt, das Fleisch in kleine Würfel schneiden.

Hühnerfleischwürfel, Trauben, Sellerie, Frühlingszwiebeln, Mandelblättchen, Currypulver und restliches Salz in eine große Schüssel geben und alles gut durchmischen. Dann die Mayo zufügen und so lange verrühren, bis alle Zutaten damit überzogen sind.

Verwenden Sie für einen weniger würzigen Hühnersalat ein milderes Currypulver.

GESAMTE MAKRONÄHRSTOFFE (IN GRAMM PRO PORTION)

EIWEISS	16 g
FETT	15 g
GESAMTKOHLENHYDRATE	6 g
NETTOKOHLENHYDRATE	5 g

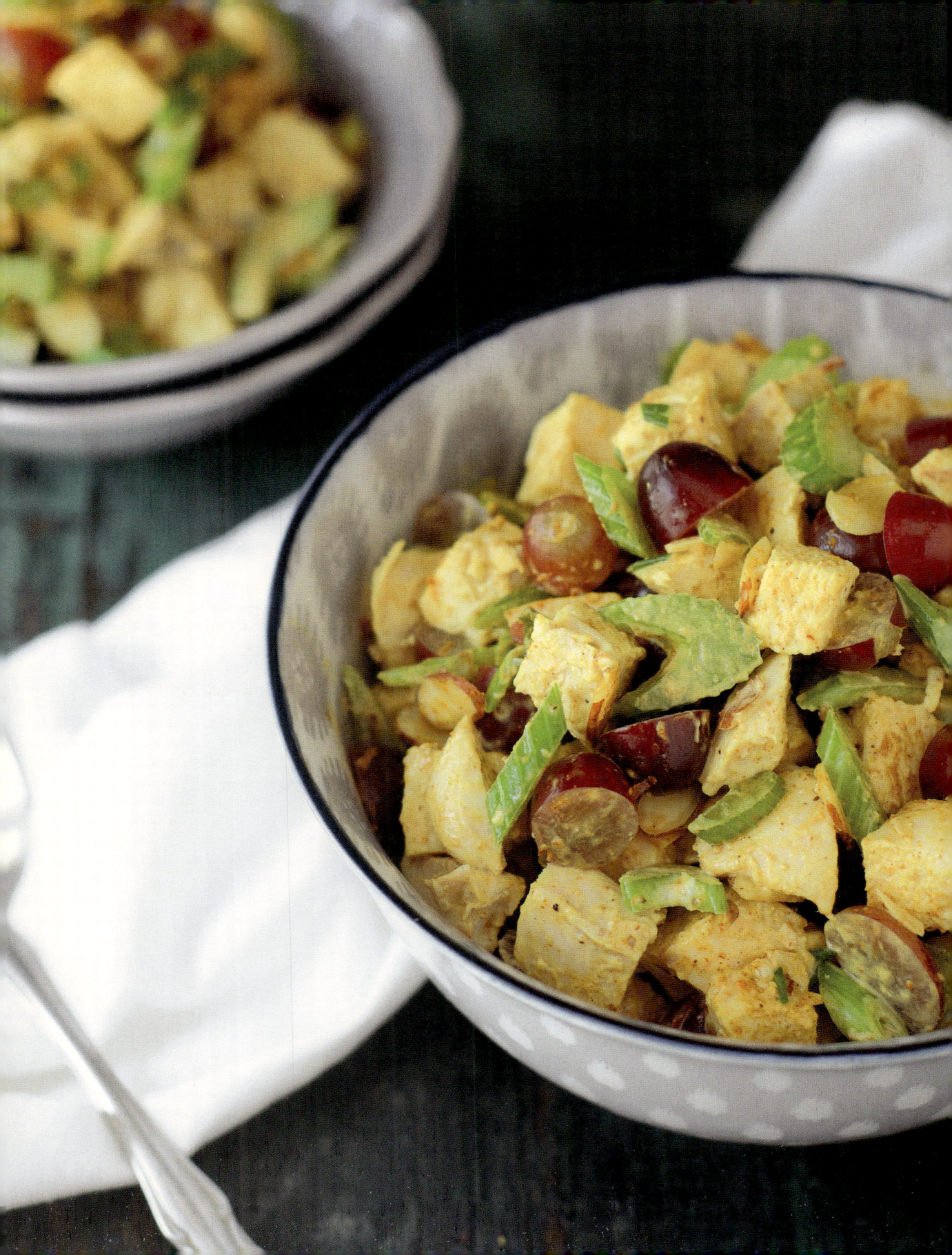

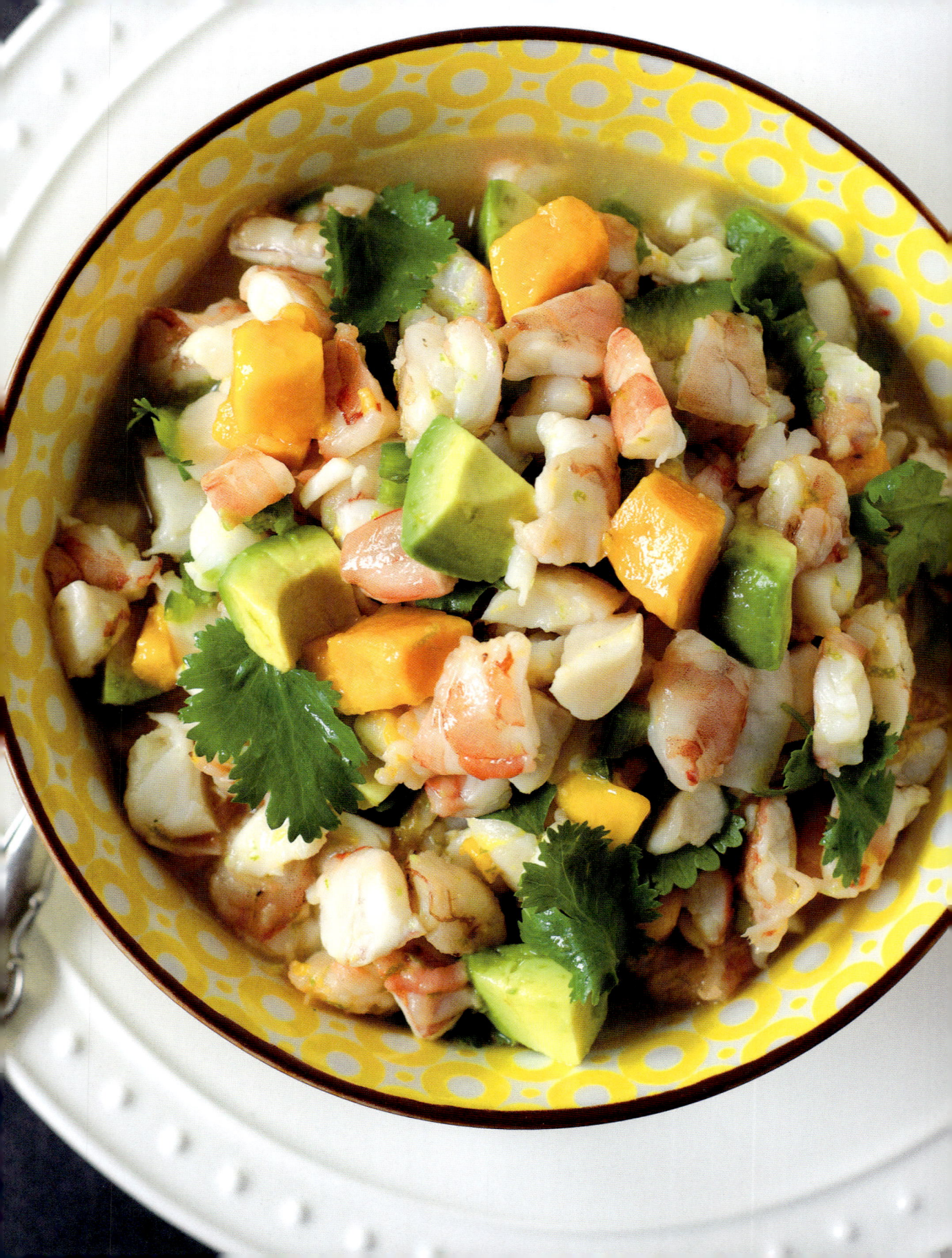

CEVICHE MIT SHRIMPS UND JAKOBSMUSCHELN

EIN ESSEN, DAS SICH QUASI VON SELBST KOCHT

In den Sommermonaten hat man manchmal keine Lust, den Herd anzuschalten. Wenn die Temperaturen zu klettern beginnen, stellt die Ceviche eins meiner eiweißreichen Lieblingsgerichte dar. Dieses Hauptgericht kommt ganz ohne Kochen aus, da die Säure der Zitrusfrüchte das Eiweiß quasi ohne Hitze »gart«. Von diesem Rezept gibt es vermutlich mehr Varianten, als Sie sich vorstellen können, aber diese hier mag ich am liebsten.

ERGIBT 4 PORTIONEN

- 450 g ungekochte Shrimps, ohne Schale und Darm
- 230 g rohe Jakobsmuscheln
- 1/2 Jalapeño, ohne Stiel und fein gehackt
- 1 mittelgroße Avocado (ca. 150 g), entsteint und gewürfelt
- 1 kleine Mango (ca. 120 g), gewürfelt
- Schale von 2 Limetten
- Saft von 4 Limetten
- Saft von 2 Zitronen
- Saft von 2 Orangen
- Saft von 1 Grapefruit
- 1/2 TL Meersalz
- Gehackter Koriander zum Garnieren, optional

Shrimps und Jakobsmuscheln in kleine Würfel schneiden. Alle Zutaten bis auf den Koriander in einer großen Schüssel gut miteinander vermengen. Zugedeckt im Kühlschrank mindestens 6 Stunden lang durchziehen lassen, bis die Shrimps und Jakobsmuscheln nicht länger transparent aussehen. Nach persönlichem Geschmack mit Koriander garnieren.

Shrimps oder Jakobsmuscheln durch weißen Fisch mit festem Fleisch ersetzen.

GESAMTE MAKRONÄHRSTOFFE (IN GRAMM PRO PORTION)	
EIWEIß	35 g
FETT	10 g
GESAMTKOHLENHYDRATE	38 g
NETTOKOHLENHYDRATE	32 g

APFEL-FENCHEL-HÜHNCHEN AUS DEM LANGSAMKOCHER

EINFACHER KANN MAN HÜHNCHEN NICHT ZUBEREITEN

Der Einsatz eines Langsamkochers ist eine der einfachsten Methoden, um das Beste aus der begrenzten Zeit zu machen, die Ihnen fürs Kochen zur Verfügung steht. Füllen Sie ihn einfach mit Eiweiß, Gemüse, Kräutern und Gewürzen – und überlassen Sie ihn sich selbst. Einfacher geht es nicht. In meiner Küche gehört das Hühnchen aus dem Langsamkocher zu den Standardgerichten. Es ist nicht nur lecker und leicht zuzubereiten, sondern gleichzeitig preiswert, da ganze Hühnchen in der Regel billiger sind als vorbereitete Hühnerteile.

ERGIBT 4 PORTIONEN

1/2 mittelgroße Fenchelknolle (ca. 110 g), in Scheiben geschnitten (Fenchelgrün zur Seite legen)

1 ganzes Huhn (ca. 1300–1800 g)

1 TL Meersalz

1/2 TL schwarzer Pfeffer

1/2 roter Apfel (ca. 100 g), in Scheiben geschnitten

Den Boden des Langsamkochers mit dem Fenchelgrün bedecken und das Hühnchen darauflegen. Die Bauchhöhle mit der Hälfte des Salzes und des Pfeffers ausreiben und mit Fenchel- und Apfelscheiben füllen. Bleibt etwas Apfel oder Fenchel übrig, die Scheiben um den Vogel herum legen. Restliches Salz und restlichen Pfeffer auf das Hühnchen streuen.

Das Gericht auf niedriger Stufe etwa 5 Stunden und auf hoher Stufe 3 Stunden lang garen.

Schieben Sie das fertig gegarte Hühnchen anschließend auf einem Backblech unter den Grill, damit die Haut knusprig wird.

GESAMTE MAKRONÄHRSTOFFE (IN GRAMM PRO PORTION)

EIWEISS	43 g
FETT	35 g
GESAMTKOHLENHYDRATE	4 g
NETTOKOHLENHYDRATE	3 g

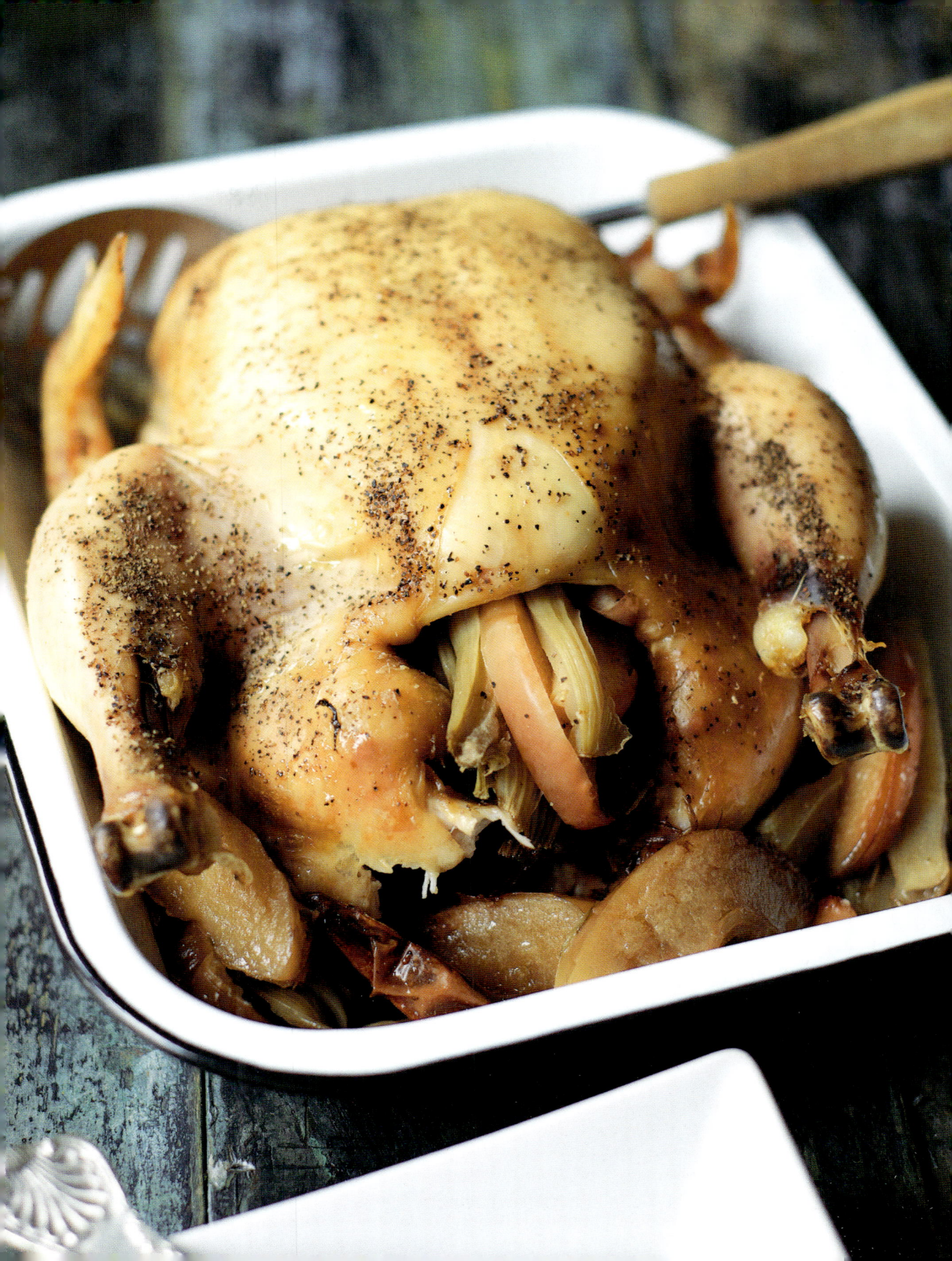

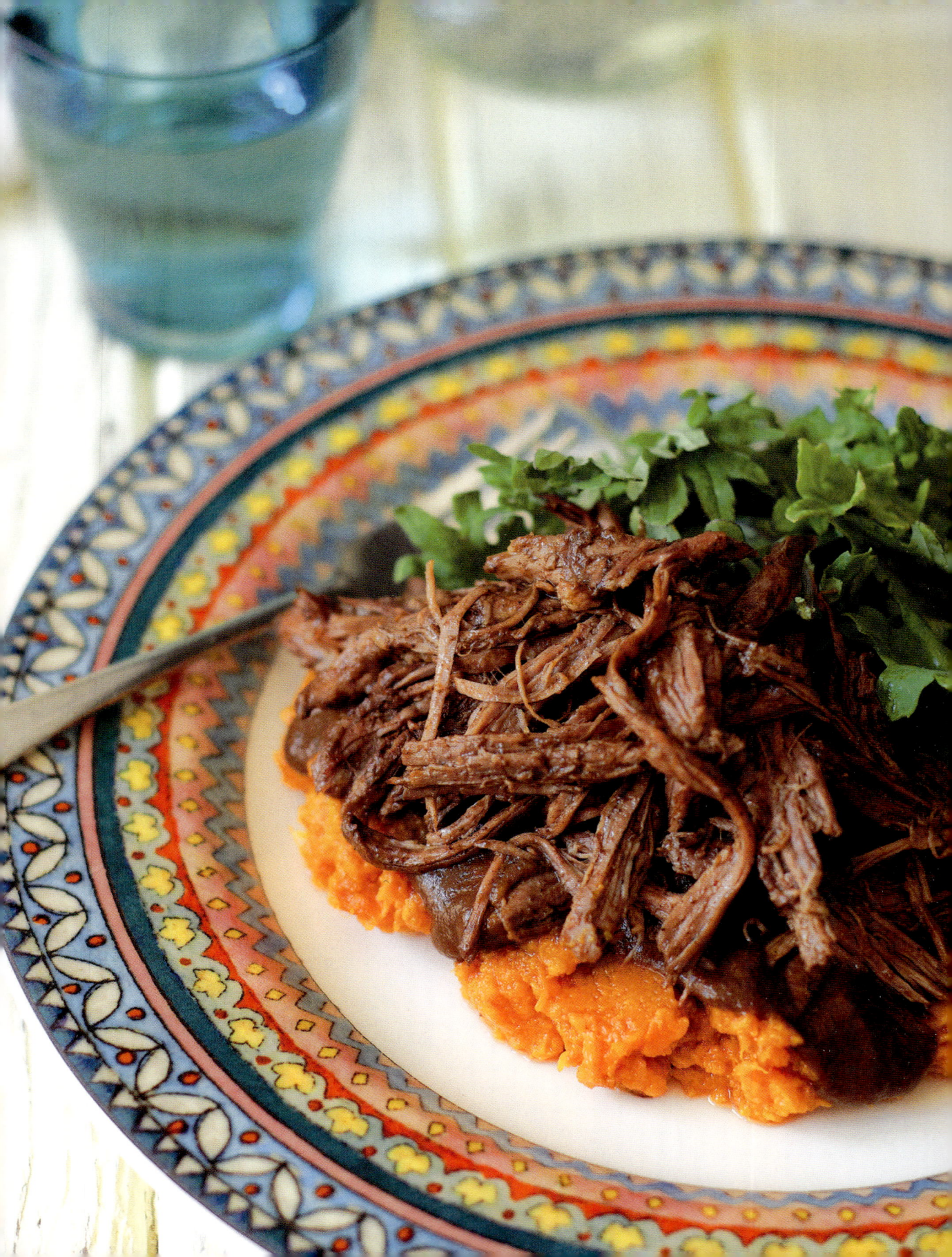

MIT KAFFEE PANIERTER SCHMORBRATEN AUS DEM LANGSAMKOCHER

BUTTERZARTES FLEISCH MIT ERDIGER KAFFEE- UND KAKAONOTE

Zeit für ein Geständnis: Um einen Braten zu machen, benutze ich den Langsamkocher viel öfter als meinen Herd. Da ich mich nicht um den Langsamkocher zu kümmern brauche, lege ich einfach alle Zutaten hinein und gehe ins Fitnessstudio, während er seinen Job erledigt. Wenn ich nach Hause komme, wartet ein leckeres, proteinreiches Abendessen auf mich. Sofern das Fleisch genügend marmoriert ist, kommt es zart und pikant aus dem Langsamkocher.

ERGIBT ETWA 4 PORTIONEN

FÜR DIE KAFFEEPANADE

2 EL fein gemahlener Kaffee
2 EL geröstetes Paprikapulver
1 EL schwarzer Pfeffer
1 EL Kakaopulver
1 TL Aleppo-Pfeffer
1 TL Chilipulver
1 TL gemahlener Ingwer
1 TL Meersalz

FÜR DEN BRATEN

900 g Rinderschmorbraten
1 Tasse aufgebrühter Kaffee
1 Tasse Rinderbrühe
1/2 mittelgroße Zwiebel, gehackt
6 getrocknete schwarze Feigen, gehackt
3 EL Balsamico
Meersalz und Pfeffer zum Abschmecken

Für die Kaffeepanade fein gemahlenen Kaffee, geröstetes Paprikapulver, schwarzen Pfeffer, Kakaopulver, Aleppo-Pfeffer, Chilipulver, gemahlenen Ingwer und Salz in einer kleinen Schüssel miteinander vermischen. Bei der Zubereitung von nur 900 g Fleisch wird nicht die ganze Menge verbraucht: den Rest am besten in einem luftdichten Behälter aufheben.

Den Schmorbraten mit einem Küchenpapier trocken tupfen. 3 bis 4 EL Kaffeepanade auf dem Braten verteilen. Alternativ den Braten und 3 bis 4 EL Kaffeepanade in einen Plastikbeutel mit Zippverschluss geben, verschließen und alles so lange schütteln, bis der Braten gleichmäßig mit der Panade bedeckt ist.

Den aufgebrühten Kaffe, die Rinderbrühe, die Zwiebel, die Feigen und den Balsamico in einen Mixer geben und so lange pürieren, bis sich alles verflüssigt hat. Die Mischung in den Langsamkocher gießen und den Braten darauflegen. 5 bis 6 Stunden bei niedriger Hitze garen.

Das Fleisch aus dem Langsamkocher nehmen und mit zwei Gabeln zerkleinern. Wer möchte, gießt die Flüssigkeit aus dem Kocher in eine Pfanne und kocht sie so lange ein, bis sie andickt und zur Soße wird. Man kann die Garflüssigkeit aber auch einfach so auf den Tisch bringen, wie sie aus dem Kocher kommt. Nach Geschmack mit Salz und Pfeffer abschmecken.

Sie möchten Ihren Koffeinkonsum begrenzen? Nehmen Sie einfach zusätzlich 1 Tasse Rinderbrühe und lassen Sie den Kaffee weg.

GESAMTE MAKRONÄHRSTOFFE (IN GRAMM PRO PORTION)	
EIWEIß	41 g
FETT	37 g
GESAMTKOHLENHYDRATE	37 g
NETTOKOHLENHYDRATE	31 g

PIKANTER SALAT MIT MANGO UND THUNFISCH

EIN FRISCHER, EIWEIẞREICHER GESCHMACK VON HAWAII

Ich habe mich schon vor einiger Zeit in Poke-Gerichte (Pokii ausgesprochen) verliebt, weil sie so einfach herzustellen sind. Als wir Hawaii besuchten und fast jeden Tag Poke aßen, wurde das Gericht in den ruhmreichen Reigen meiner Lieblingsspeisen aufgenommen. Poke lässt sich mit verschiedensten Meeresfrüchten zubereiten, doch mein Favorit ist das klassische Ahi Poke mit Thunfisch. Ich habe die Sojasoße gegen Coconut-Aminos-Soße getauscht und Mango bzw. Orangen als Kontrast zu dem erdigen Sesamöl zugefügt. Am liebsten mag ich Poke, wenn es auf knuspriger Schweineschwarte angerichtet ist, doch funktionieren Kochbananenchips auch ziemlich gut.

ERGIBT 4 PORTIONEN

- 450 g Gelbflossen-Thunfisch
- 1/2 Mango (ca. 120 g), gewürfelt
- 1 kleine Avocado (ca. 140 g), gewürfelt
- 2 EL Coconut-Aminos-Soße
- 4 TL dunkles Sesamöl
- 1/2 EL Meersalz
- 1/8 TL schwarzer Pfeffer
- 2 Frühlingszwiebeln, weiße und hellgrüne Teile dünn geschnitten, als Garnitur verwenden
- 1 TL Sesamsamen als Garnitur
- Sriracha-Soße mit Pfiff zum Garnieren (Seite 216)

Den Gelbflossen-Thun in knapp 1,5 cm große Würfel schneiden. Den Fisch mit Mango- und Avocadowürfeln, Coconut-Aminos-Soße, dunklem Sesamöl, Salz und Pfeffer in einer mittelgroßen Schüssel gut vermischen. Mit Frühlingszwiebeln und Sesamsamen garnieren und nach Belieben mit ein wenig Sriracha-Soße beträufeln.

Verwenden Sie Orangen anstelle von Mangos.

GESAMTE MAKRONÄHRSTOFFE (IN GRAMM PRO PORTION)	
EIWEIẞ	29 g
FETT	19 g
GESAMTKOHLENHYDRATE	21 g
NETTOKOHLENHYDRATE	17 g

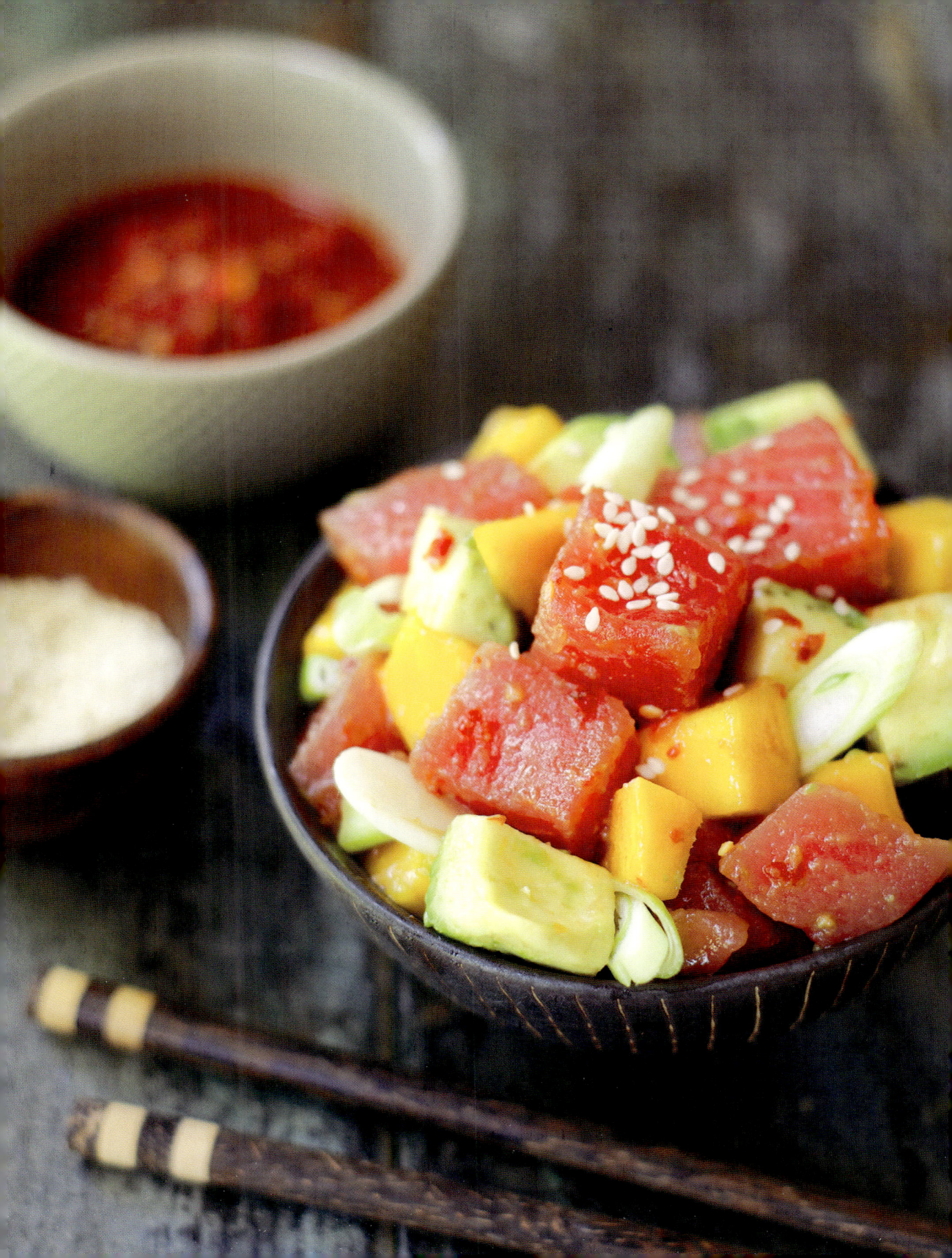

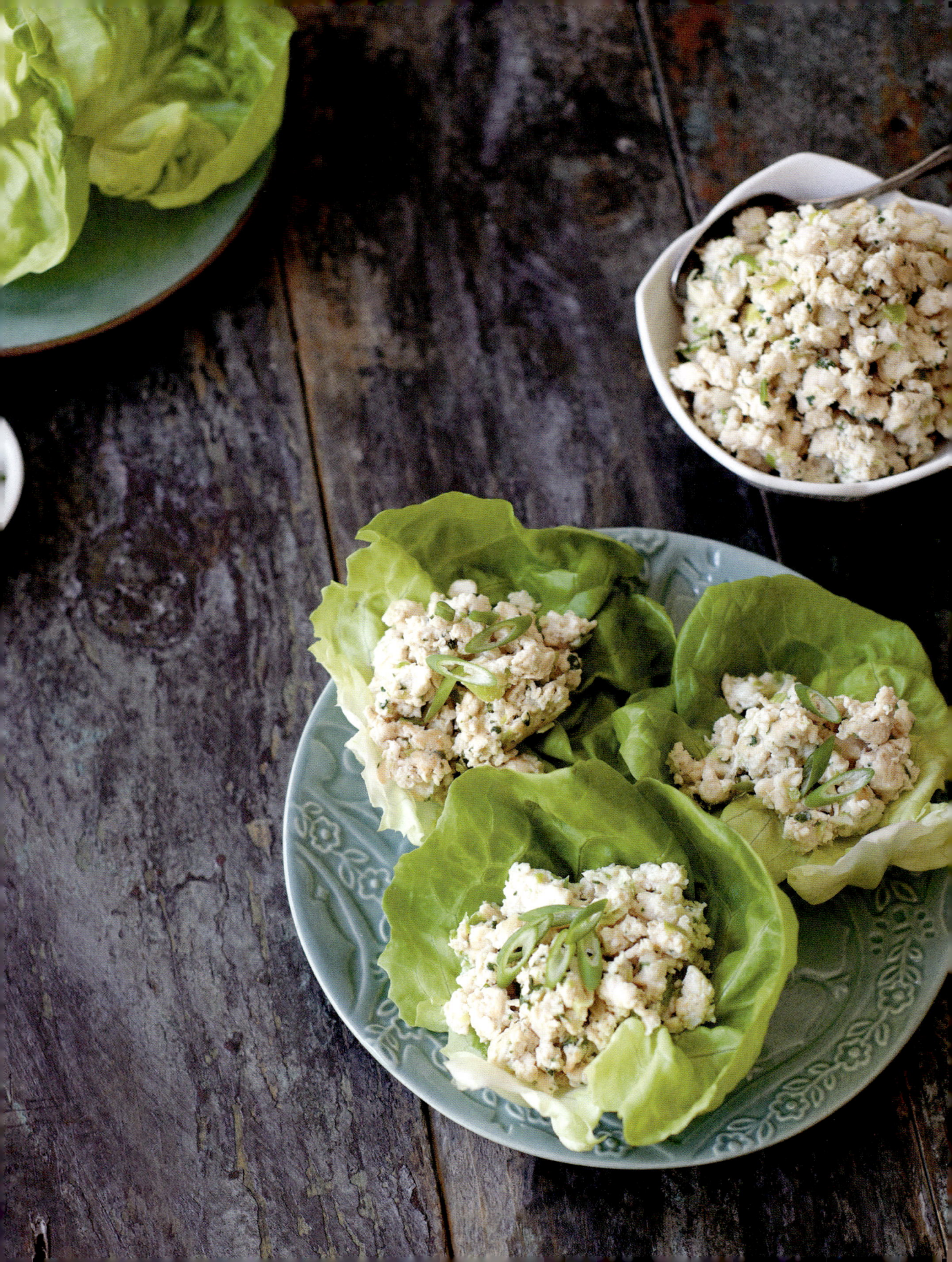

MIT LARB GEFÜLLTE SALAT-BLÄTTER

KÖSTLICH GEWÜRZTES ASIATISCHES HÜHNERGERICHT

Am besten beschreibt man Larb – eine Spezialität aus Laos – als frisch gehacktes Hühnerfleisch, das mit aromatischen Gewürzen abgeschmeckt und auf Salatblättern angerichtet wird. Was Hühnerbrust angeht, zählt Larb zu meinen Lieblingsgerichten, da das Fleisch bei dieser Zubereitungsart saftig und würzig bleibt und keinesfalls trocken wird. Sind die Zutaten erst einmal vorbereitet, ist es im Handumdrehen gekocht. Um die Vorbereitung zu erleichtern, benutzen Sie eine Küchenmaschine, um das Fleisch fein zu zerkleinern. Servieren Sie das Gericht mit dem Salat Ihrer Wahl: Aus den Blättern von Kopfsalat lassen sich hervorragend rundliche Schälchen formen, während Römersalat eher Blätter liefert, die an ein Boot erinnern. Doch wie auch immer – auf jeden Fall schmeckt es köstlich.

ERGIBT 4 PORTIONEN

- 450 g Hühnerbrust, grob zerkleinert
- 3 Frühlingszwiebeln (ca. 60 g), gehackt, weiße und hellgrüne Teile für das Hühnerfleisch verwenden, dunkelgrüne Teile für die Garnitur beiseite legen
- 1 Knoblauchzehe, gehackt
- 4 EL Koriander
- 2,5 cm langes Stück Zitronengras, sehr fein gehackt
- 1/2 Serrano-Pfefferschote, ohne Stiel und gehackt
- 1 TL Coconut-Aminos-Soße
- 1 TL dunkles Sesamöl
- 1 TL Fischsoße
- 1 EL Kokosöl
- 1 Kopf grüner Salat

Alle Zutaten bis auf das Kokosöl, den Salat und die dunkelgrünen Teile der Frühlingszwiebeln in einer Küchenmaschine so lange durcharbeiten, bis die Hühnerbrust stark zerkleinert ist.

Eine große Bratpfanne auf mittlerer bis hoher Stufe erhitzen und das Kokosöl zugeben. Darin die Hühnerfleischmixtur unter Rühren etwa 5 bis 6 Minuten lang garen, bis das Fleisch nicht mehr rosa ist. Noch vorhandene größere Brocken mit einem Holzlöffel zerkleinern.

Auf Salatblättern mit Frühlingszwiebeln garniert anrichten.

Mischen Sie zum Garnieren 1 TL Sriracha-Soße mit Pfiff (Seite 216) mit 3 EL Cremiger Olivenöl-Mayo (Seite 206).

GESAMTE MAKRONÄHRSTOFFE (IN GRAMM PRO PORTION)

EIWEISS	20 g
FETT	13 g
GESAMTKOHLENHYDRATE	8 g
NETTOKOHLENHYDRATE	7 g

CHICKEN WINGS MIT HONIG, KNOBLAUCH UND ZITRONE

SO LECKER, DASS SIE WAHRSCHEINLICH DIE DOPPELTE MENGE ZUBEREITEN WOLLEN

Diese Chicken Wings sind so gut, dass Sie sich danach die Finger abschlecken werden – nein, das ist nicht übertrieben. Als ich das Rezept entwickelte, habe ich einen ganzen Schwung Chicken Wings mit ins Fitnessstudio genommen, um ihren Geschmack zu testen, und einen echten Hit gelandet. In diesem Rezept kontrastiert der Honig perfekt mit der Säure der Zitrone, dem Buttergeschmack des Ghee und dem würzigen Cayennepfeffer. Haben Sie keine Bedenken wegen des Honigs in diesem Gericht – es handelt sich nur um eine wirklich kleine Menge im Gesamtkonzept einer sport- und leistungsbasierten Ernährung. Die richtige Menge Süße holt wirklich das Beste aus dieser Glasur heraus!

ERGIBT 3 PORTIONEN

FÜR DIE HÄHNCHENFLÜGEL

- 680 g Hähnchenflügel
- 1 EL geschmolzenes Ghee
- 1/2 TL Knoblauchpulver
- 1/2 TL Meersalz
- 1/4 TL schwarzer Pfeffer

FÜR DIE GLASUR

- 1 EL Ghee
- 5 Knoblauchzehen, fein gehackt
- Schale von 1 Zitrone
- 2 EL Zitronensaft
- 1 1/2 EL roher Honig
- 1 Prise Cayennepfeffer

Ofen auf 200 °C vorheizen und ein Backblech mit Alufolie oder Backpapier auslegen. Chicken Wings mit einem Küchenpapier trocken tupfen und auf das Backblech legen. Mit geschmolzenem Ghee beträufeln, dann mit Knoblauchpulver, Salz und Pfeffer bestreuen. Mit den Händen die Gewürze gut vermischen und in die Haut der Flügel einreiben. Dann die Chicken Wings auf dem Blech in einer einzigen Lage nebeneinander anordnen und etwa 30 Minuten lang braten, bis sie golden und knusprig sind. Anschließend in eine mittelgroße Schüssel legen, um sie etwas abkühlen zu lassen.

Als Nächstes die Glasur zubereiten. In einer kleinen Kasserolle Ghee, Knoblauch, Zitronenschale und -saft, Honig und Cayennepfeffer zum Kochen bringen. Die Hitze reduzieren und die Mischung leise simmern lassen, bis die Flüssigkeit etwa auf die Hälfte eingekocht ist. Bleiben Sie in der Nähe des Herdes, da die Glasur schnell anbrennt! Die fertige Glasur sofort über die Chicken Wings geben, dabei darauf achten, dass sie sich gut verteilt.

GESAMTE MAKRONÄHRSTOFFE (IN GRAMM PRO PORTION)	
EIWEISS	23 g
FETT	24 g
GESAMTKOHLENHYDRATE	12 g
NETTOKOHLENHYDRATE	12 g

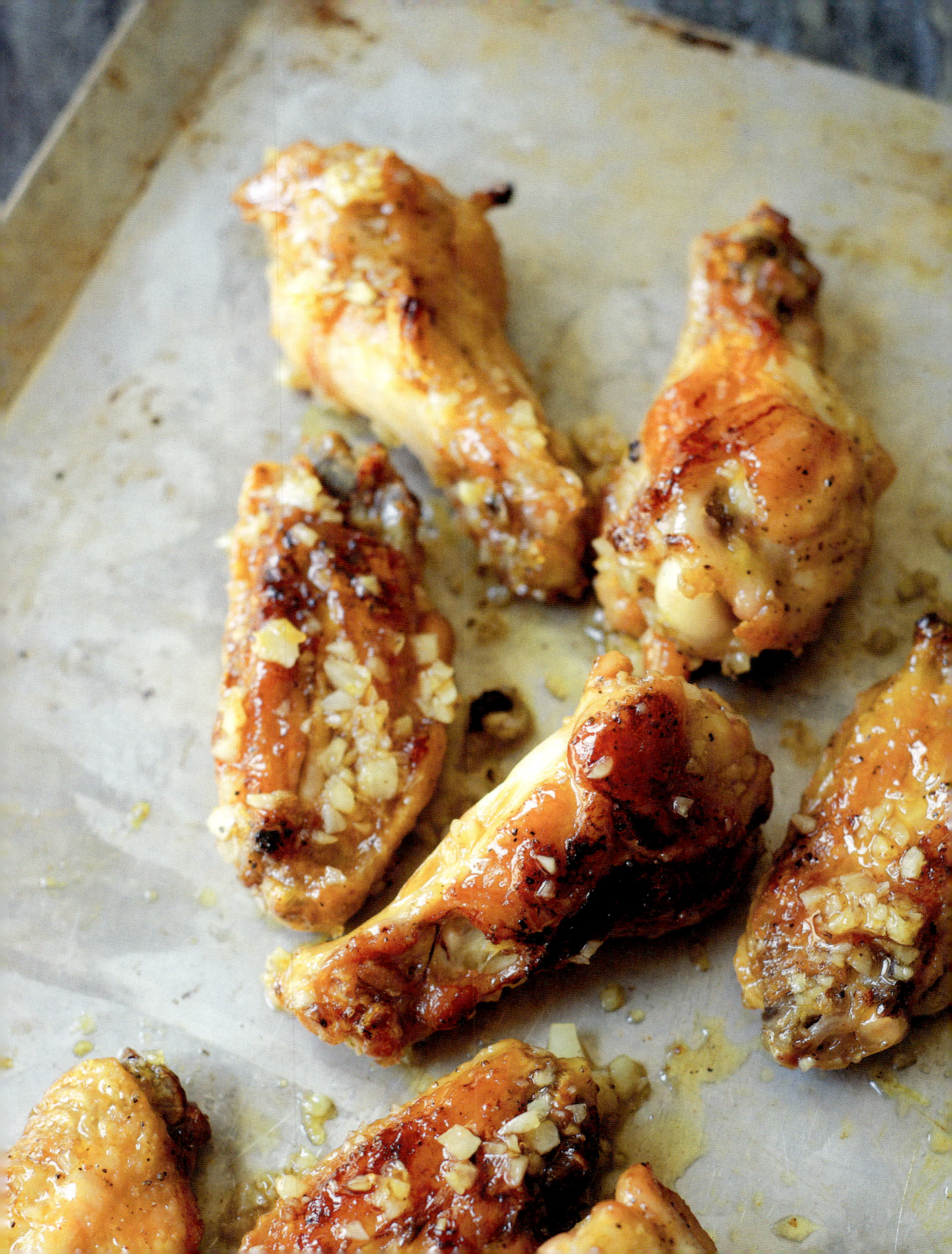

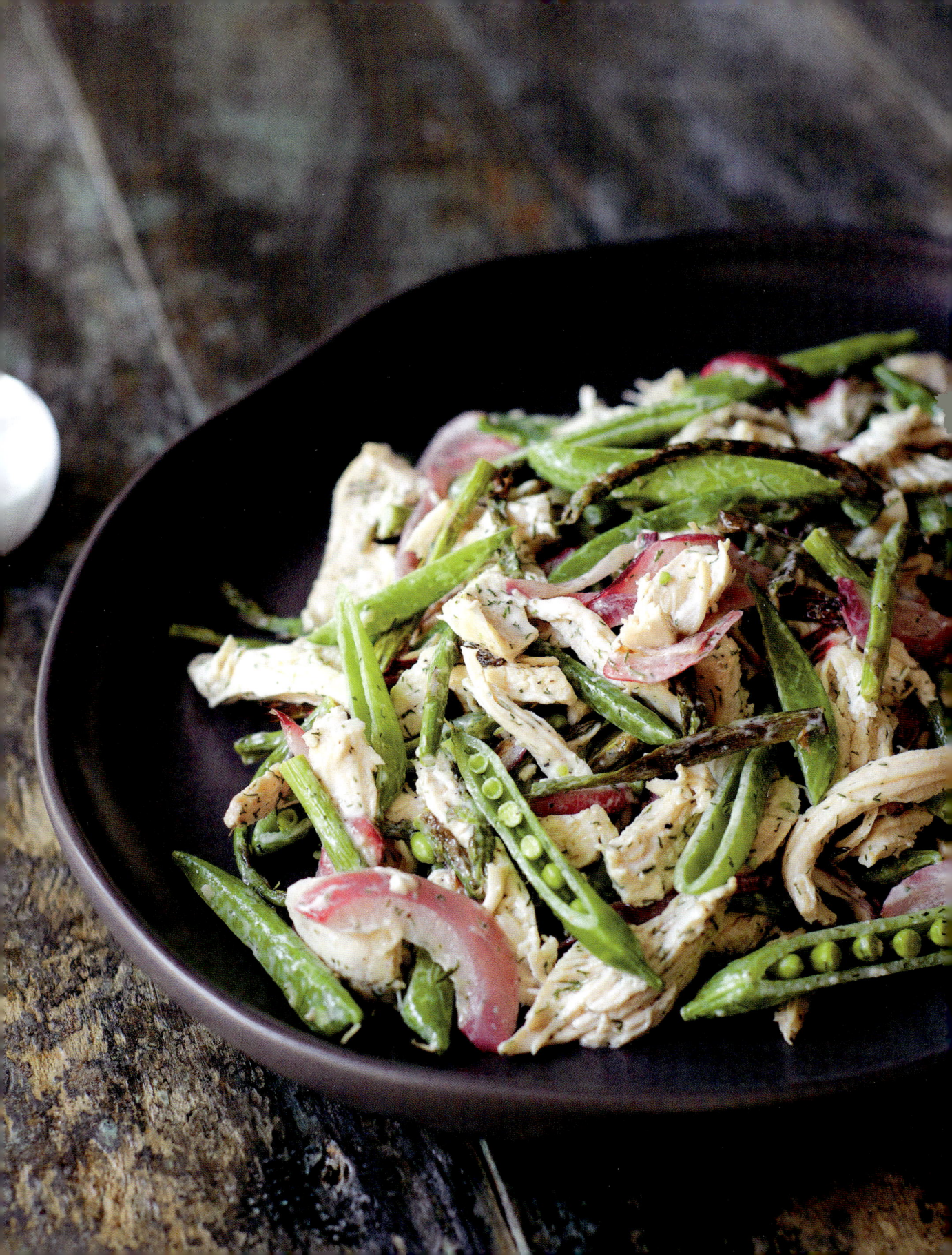

HÜHNER-SPARGEL-SALAT

GENIEßEN SIE DEN GESCHMACK DES FRÜHLINGS IN DIESEM KALT SERVIERTEN SALAT

Salate wie dieser hier stellen ein perfektes Mittag- oder einfaches Abendessen dar. Bereitet man sie einen oder zwei Tage im Voraus zu, schmecken sie sogar noch besser, da sich die Aromen dann voll entfalten können. Die hier vorgestellte Variante ist wirklich ein perfekter Imbiss – das Hühnchen liefert viel Eiweiß, das Gemüse eine gewisse Menge an Kohlenhydraten und die Olivenöl-Mayo gesunde Fette. Dill, Petersilie und Zitronensaft sorgen dafür, dass der Salat nicht zu schwer wird. Neben seinem frischen Geschmack gibt es einen weiteren Grund, Spargel zu lieben: Er ist besonders reich an dem Antioxidans Glutathion, das dabei hilft, zellschädigende freie Radikale zu neutralisieren.

ERGIBT 4 PORTIONEN

- 450 g Spargel
- 1 mittelgroße rote Zwiebel, dünn geschnitten
- 1 EL Avocadoöl
- 1/2 TL + 1/4 TL Meersalz
- 450 g Hühnerbrust, gegart und zerkleinert
- 60 g Zuckerschoten, geputzt und halbiert
- 1 Knoblauchzehe, fein gehackt
- 1 TL getrockneter Dill
- 1/2 Tasse gehackte frische Petersilie (ca. 60 g)
- 1 EL Zitronensaft
- 1/4 TL schwarzer Pfeffer
- 2 EL Cremige Olivenöl-Mayo (Seite 206)

Ofen auf 200 °C vorheizen und ein Backblech mit Alufolie oder Backpapier auslegen. Das untere Drittel der Spargelstangen abschneiden und zusammen mit der roten Zwiebel auf das Backblech legen. Alles mit Avocadoöl beträufeln und mit Salz bestreuen, dann mit den Händen hin- und herwälzen, bis sich die Gewürze gut verteilt haben. 20 bis 25 Minuten garen, bis das Gemüse leicht gebräunt und karamellisiert ist. Anschließend zur Seite stellen.

Während das Gemüse bräunt, den restlichen Salat zubereiten. In einer großen Schüssel zerkleinerte Hühnerbrust, Zuckerschoten, Knoblauch, Dill, Petersilie, Zitronensaft, Salz und Pfeffer unter Rühren miteinander vermengen. Das fertig gegarte Gemüse unter den Salat mischen, dann vorsichtig die Mayo unterziehen, bis alle Zutaten damit überzogen sind. Kalt servieren.

Grillen Sie die Hühnerbrust, anstatt sie zu dünsten.

GESAMTE MAKRONÄHRSTOFFE (IN GRAMM PRO PORTION)	
EIWEIß	21 g
FETT	18 g
GESAMTKOHLENHYDRATE	8 g
NETTOKOHLENHYDRATE	5 g

GESCHMORTE QUERRIPPE OHNE KNOCHEN

ZARTE, PIKANTE QUERRIPPE MIT EINER ÜBERRASCHUNGSZUTAT

Das sind die wahrscheinlich besten Querrippen, die ich jemals gegessen habe, aber ich bin vielleicht ein wenig voreingenommen. Obwohl es mit nur wenigen Zutaten auskommt, hat dieses Gericht etwas von einem Seelentröster – und schmeckt köstlich. Der Schlüssel dazu ist der Hauch von pikantem Umami-Geschmack, der den gemahlenen Shiitake-Pilzen zu verdanken ist. Und der Apfelessig trägt dazu bei, das Fleisch butterzart zu machen. Wenn Sie 900 g Rinderquerrippe ohne Knochen ergattern können, bereiten Sie einfach die doppelte Menge zu: Es lohnt sich.

ERGIBT 3 PORTIONEN

1 TL + 2 EL Ghee
8 EL getrocknete Shiitake-Pilze (ca. 25 g)
1 mittelgroße süße Zwiebel, dünn geschnitten
1/4 TL Meersalz
450 g Rinderquerrippe ohne Knochen
2 EL Apfelessig
1/2 Tasse Hühnerbrühe

Ofen auf 160 °C vorheizen und eine 18 x 18 cm große Auflaufform mit Deckel mit 1 TL Ghee ausfetten. Die getrockneten Shiitake-Pilze in einer Küchenmaschine oder einem Hochgeschwindigkeitsmixer so lange zerkleinern, bis eine pulverartige Konsistenz entstanden ist. In einem luftdicht verschlossenen Behälter aufheben und für dieses Rezept 2 TL beiseitestellen.

Nun das Fleisch scharf anbraten. Dafür die Zwiebel in einer großen Bratpfanne auf mittlerer bis hoher Stufe mit 1 EL Ghee und Salz anbräunen. Anschließend in die Auflaufform geben. Jetzt 1 weiteren EL Ghee in die Pfanne gleiten lassen und das Fleisch von jeder Seite rund 3 Minuten lang scharf anbraten. Damit sich eine schöne, karamellisierte Kruste bildet, ist es am besten, das Fleisch in der Pfanne vor dem Wenden nicht zu bewegen. Die Querrippe aus der Pfanne nehmen und auf einem Teller beiseitestellen. Pfanne sofort mit Apfelessig und Hühnerbrühe ablöschen, dabei etwaige braune Partikel vom Rand oder Boden loskochen. Vom Feuer nehmen.

Das Fleisch von beiden Seiten mit dem Shiitake-Pulver bestäuben und in der Auflaufform zwischen die Zwiebeln platzieren. Dann vorsichtig die Mischung aus Apfelessig und Hühnerbrühe um das Fleisch gießen. Alles 75 Minuten lang bedeckt im Ofen garen lassen, dann den Deckel abnehmen und weitere 30 Minuten braten.

GESAMTE MAKRONÄHRSTOFFE (IN GRAMM PRO PORTION)

EIWEISS	24 g
FETT	66 g
GESAMTKOHLENHYDRATE	11 g
NETTOKOHLENHYDRATE	9 g

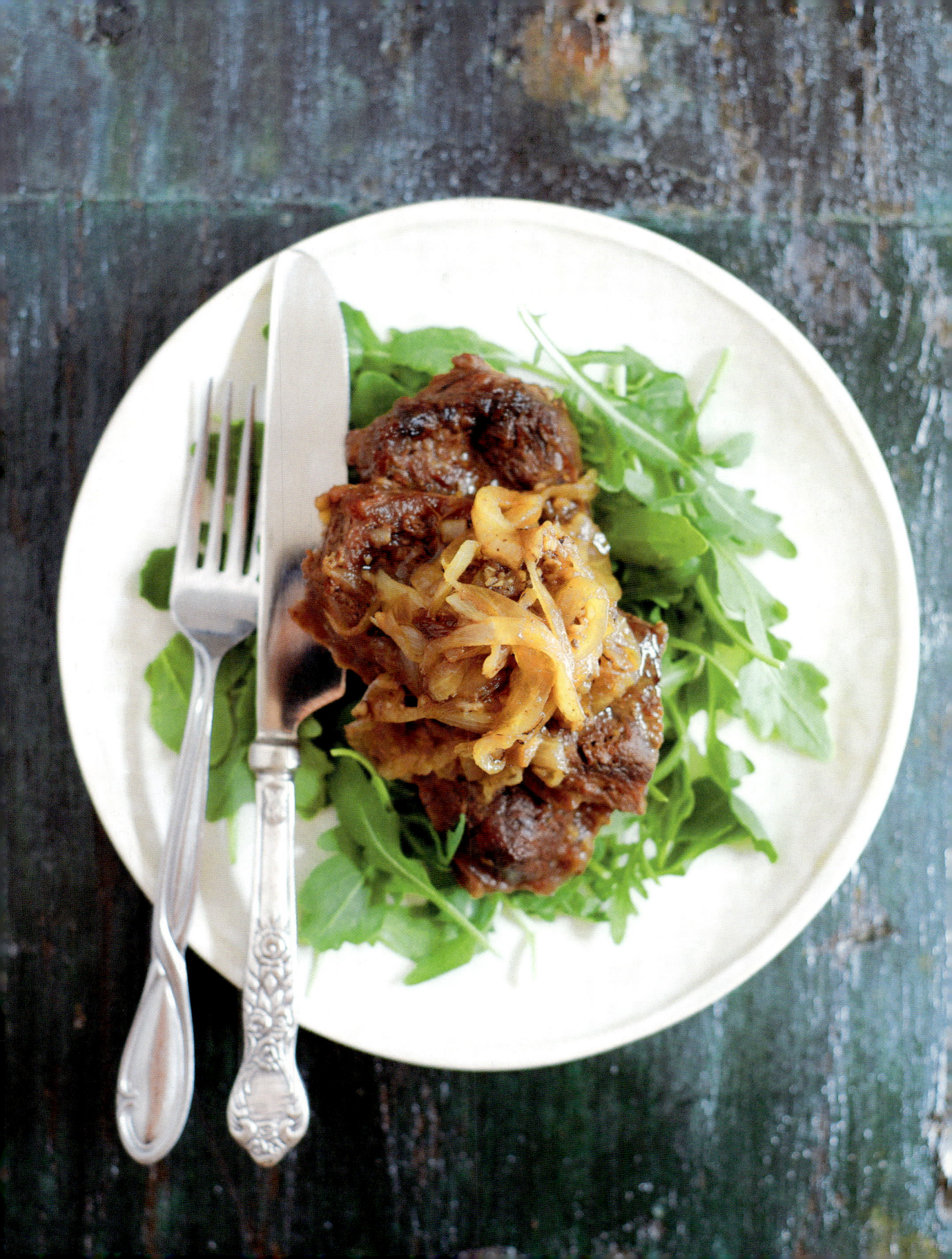

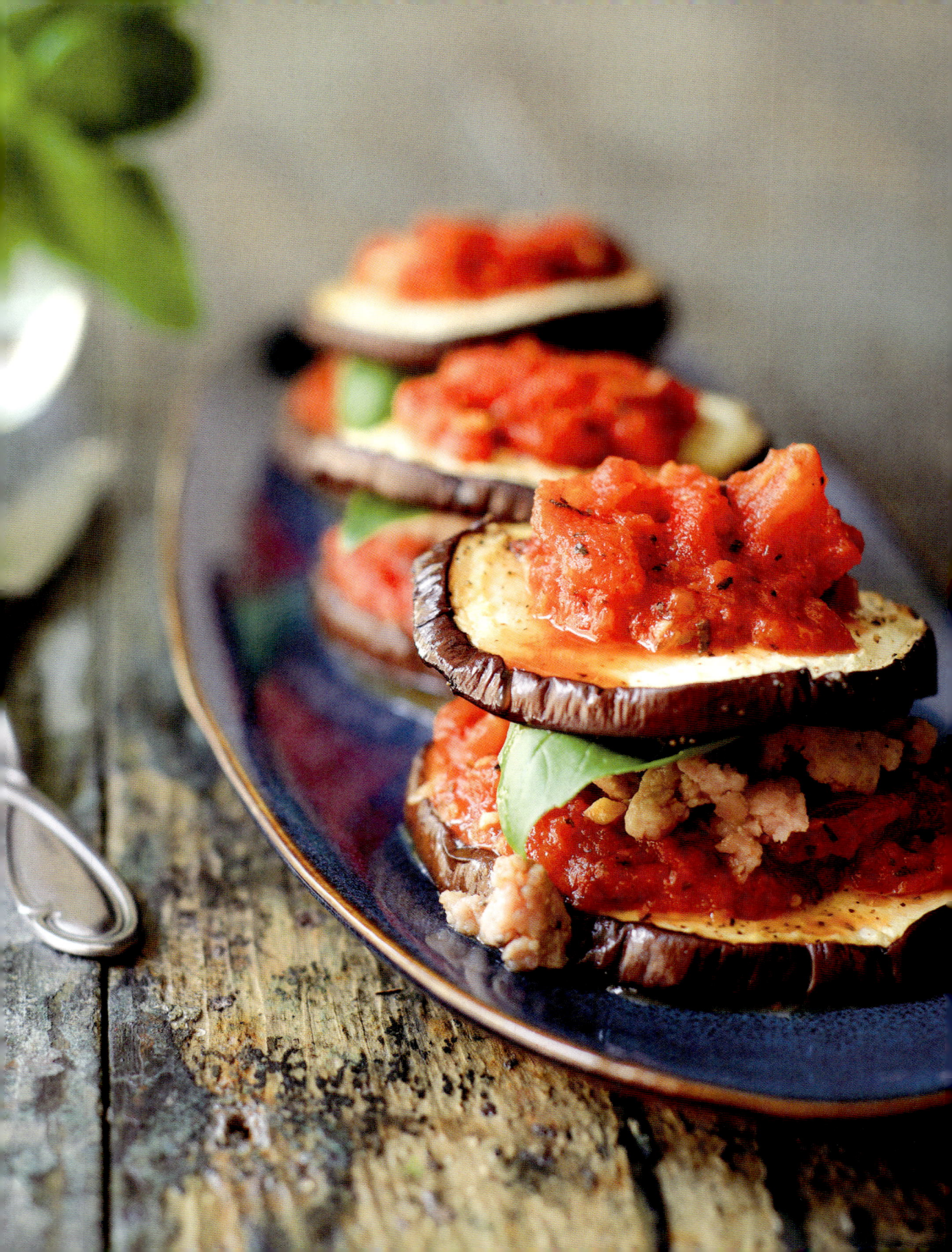

SALSICCIA TRIFFT AUBERGINE

PIKANTE KOMBINATION AUS AUFEINANDERGESTAPELTEN AUBERGINEN, SALSICCIA UND HAUSGEMACHTER TOMATENSOSSE

Obwohl dieses Rezept auf den ersten Blick kompliziert erscheint, ist es wirklich ganz einfach zuzubereiten. Wenn Sie die Vorbereitungszeit minimieren wollen, können Sie schon im Vorfeld eine größere Menge Tomatensoße herstellen und einfrieren. Tauen Sie die Soße an dem Tag auf, an dem Sie das Auberginen-Salsiccia-Gericht zubereiten möchten, backen Sie die Auberginen und braten Sie die Salsiccia. Haben Sie wirklich keine Zeit, schneiden Sie die gebratenen Auberginen in dünne Streifen und mischen Sie diese einfach in einer Schüssel mit der Tomatensauce und der Wurst – das ist die entspannte Variante! Auberginen stellen eine gute Quelle für B-Vitamine und Spurenelemente wie Kupfer und Mangan dar.

ERGIBT 4 PORTIONEN

FÜR DIE HAUSGEMACHTE TOMATENSOSSE

- 1 EL Olivenöl
- 6 Knoblauchzehen, fein gehackt
- 2 Dosen geschälte Tomaten (800 g, im Ganzen)
- 1 Dose (425 g) passierte Tomaten
- 1 EL getrocknete italienische Küchenkräuter
- 1 TL Meersalz

FÜR DIE STAPEL

- 3 mittelgroße Auberginen (ca. 900 g), in 0,8 cm dicke Scheiben geschnitten
- 2 TL Meersalz
- 2 TL schwarzer Pfeffer
- 2 TL Zwiebelpulver
- 3 EL + 1 EL Avocadoöl
- 450 g pikante italienische Wurst (Salsiccia)
- 1/2 Bund Basilikum, davon die Blätter, optional

Zunächst die Soße zubereiten. Dafür das Olivenöl in einem großen Topf auf mittlerer Stufe erwärmen. Knoblauch darin unter Rühren etwa 30 Sekunden lang andünsten, bis er zu duften beginnt. Geschälte Tomaten zufügen und mit einem Holzlöffel in kleine Stücke zerteilen, dann die passierten Tomaten, die italienischen Kräuter und das Salz in den Topf geben. Deckel nicht ganz auflegen, damit der Dampf entweichen kann, und alles zum Kochen bringen. Hitze reduzieren und Soße rund 60 Minuten leise köcheln lassen.

Ofen auf 200 °C vorheizen. Zwei Backbleche mit Backpapier auslegen und die Auberginenscheiben in nur einer Lage darauf anordnen. In einer kleinen Schüssel Salz, Pfeffer und Zwiebelpulver miteinander vermischen. Die Auberginenscheiben mit 3 EL Avocadoöl leicht bestreichen, dann mit der Hälfte der Gewürze bestreuen. Die Scheiben wenden und den Vorgang wiederholen. 25 bis 30 Minuten im Ofen garen, bis die Auberginen weich und hellbraun sind. Aus dem Ofen nehmen und beiseitestellen.

Während die Auberginen im Ofen sind, die Salsiccia vorbereiten. Dafür eine große Bratpfanne auf mittlerer bis hoher Stufe erhitzen und 1 EL Avocadoöl hineingeben. Die Wurst von der Pelle befreien und mit einem Holzlöffel in kleine Stücke zerteilen. Unter Rühren etwa 8 Minuten lang in der Pfanne braten, bis die Wurst durchgegart und gebräunt ist.

Nun die Stapel folgendermaßen zusammensetzen: Eine Auberginenscheibe auf einen Teller platzieren. Ein wenig Tomatensoße, Salsiccia und ein oder zwei Basilikumblättchen daraufgeben und alles mit einer zweiten Auberginenscheibe und einem Löffel Soße bedecken. So lange wiederholen, bis alle Auberginenscheiben verbraucht sind.

GESAMTE MAKRONÄHRSTOFFE (IN GRAMM PRO PORTION)	
EIWEISS	19 g
FETT	53 g
GESAMTKOHLENHYDRATE	18 g
NETTOKOHLENHYDRATE	12 g

SCHWEINEFLEISCH MIT SÜßKARTOFFEL-HASCHEE

FRÜHSTÜCKSKLASSIKER OHNE EIER

Bei mir zu Hause zählt dieses Rezept aus verschiedenen Gründen zu den erklärten Lieblingen. Es kommt ohne Eier aus – möchten Sie also aus irgendwelchen Gründen auf diese verzichten, finden Sie hier eine wunderbare Option fürs Frühstück. Sie können das Gericht natürlich jederzeit mit Eiern aufpeppen, um Ihre Kost mit zusätzlichen Proteinen und gesunden Fetten anzureichern. Außerdem eignet es sich hervorragend als Imbiss nach dem Workout und das Grundrezept lässt sich geschmacklich auf vielfältige Art und Weise abwandeln. Die Süßkartoffeln liefern reichlich nährstoffdichte Kohlenhydrate und das Schweinefleisch sorgt für einen Proteinkick.

ERGIBT 6 PORTIONEN

FÜR DAS SCHWEINEFLEISCH
- 900 g Schweinebraten aus der Schulter
- 1/2 EL Meersalz

FÜR DAS HASCHEE
- 2 Süßkartoffeln (ca. 700 g), geschält und geraspelt
- 2 EL Ghee
- 1 mittelgroße Zwiebel, gewürfelt
- 1/4 TL + 1/2 TL Meersalz
- 6 Eier, optional

Bereiten Sie das Fleisch bereits am Vortag zu. Dazu den Schulterbraten von allen Seiten mit 1/2 TL Salz einreiben und in den Langsamkocher legen. Den Braten bei geschlossenem Deckel und niedriger Hitze etwa 12 bis 14 Stunden lang garen. Das Fleisch anschließend in eine große Schüssel geben und mit zwei Gabeln in kleine Stücke zerteilen. Beiseitestellen oder im Kühlschrank aufbewahren, bis das Haschee zubereitet wird. Auch die Süßkartoffeln werden am besten schon am Vortag geraspelt und bis zum nächsten Tag offen in den Kühlschrank gestellt. Dadurch trocknen sie aus und das Haschee bräunt besser.

Nun das Haschee zubereiten. Eine sehr große Pfanne auf mittlerer bis hoher Stufe erhitzen und darin 1 EL Ghee schmelzen. Die Zwiebelwürfel unter gelegentlichem Umrühren mit 1/4 TL Salz etwa 5 Minuten lang andünsten, bis sie weich und leicht gebräunt sind. Die Süßkartoffeln zugeben, außerdem 1 weiteren EL Ghee und 1/2 weiteren TL Salz. Alles etwa 5 Minuten auf mittlerer bis hoher Stufe braten, bis die Süßkartoffeln am Boden der Pfanne gebräunt sind. Nun portionsweise mit einem Pfannenheber wenden und etwa 3 bis 4 Minuten von der anderen Seite braun werden lassen. Vom Feuer nehmen und das zerkleinerte Schweinefleisch untermischen.

Möchte man das Gericht mit Eiern anreichern, einfach mit einem Löffel Vertiefungen ins Haschee drücken und die Eier hineinschlagen. Nun die Pfanne bedecken, damit die Eier im Dampf garen können.

GESAMTE MAKRONÄHRSTOFFE (IN GRAMM PRO PORTION)	
EIWEIß	37 g
FETT	22 g
GESAMTKOHLENHYDRATE	22 g
NETTOKOHLENHYDRATE	21 g

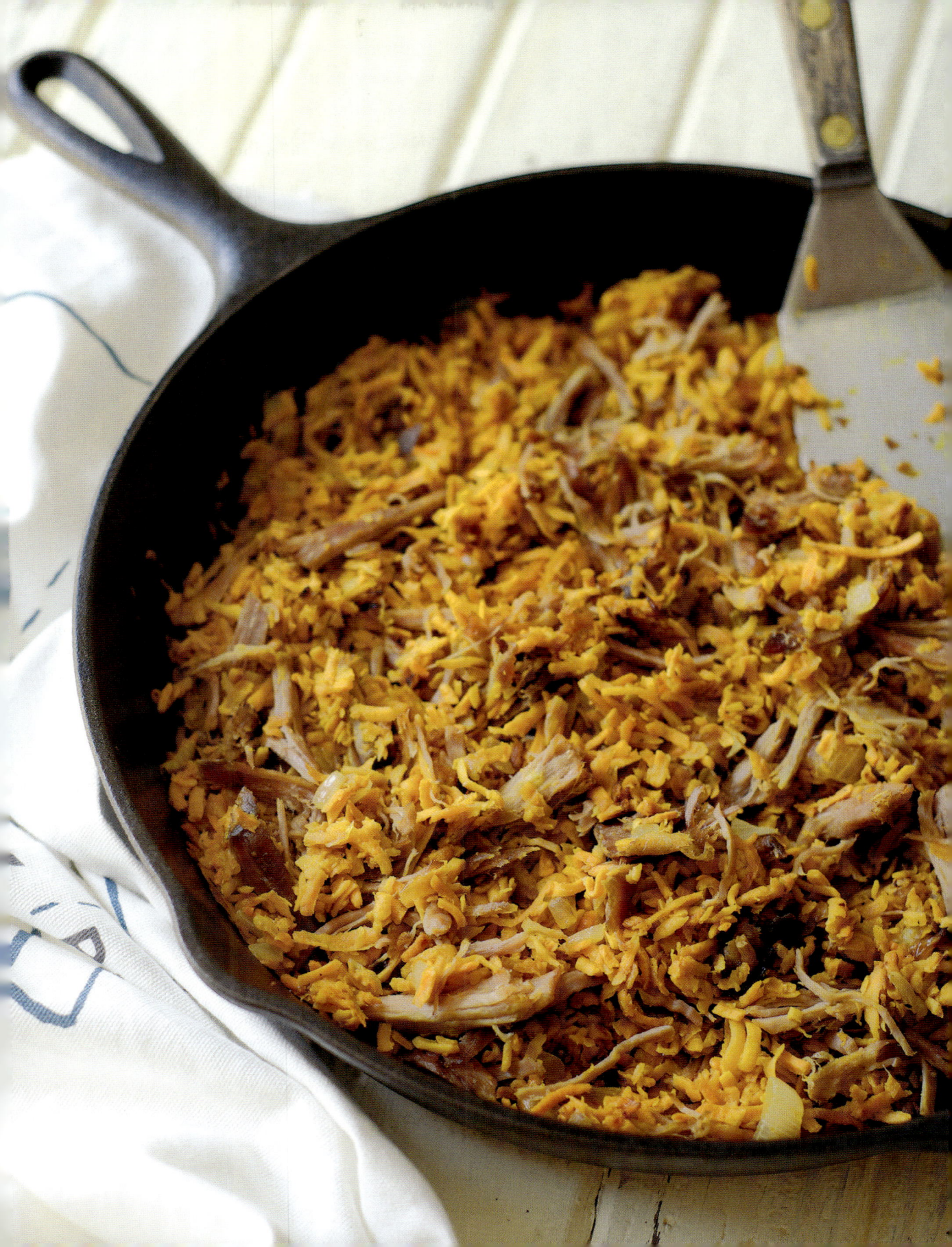

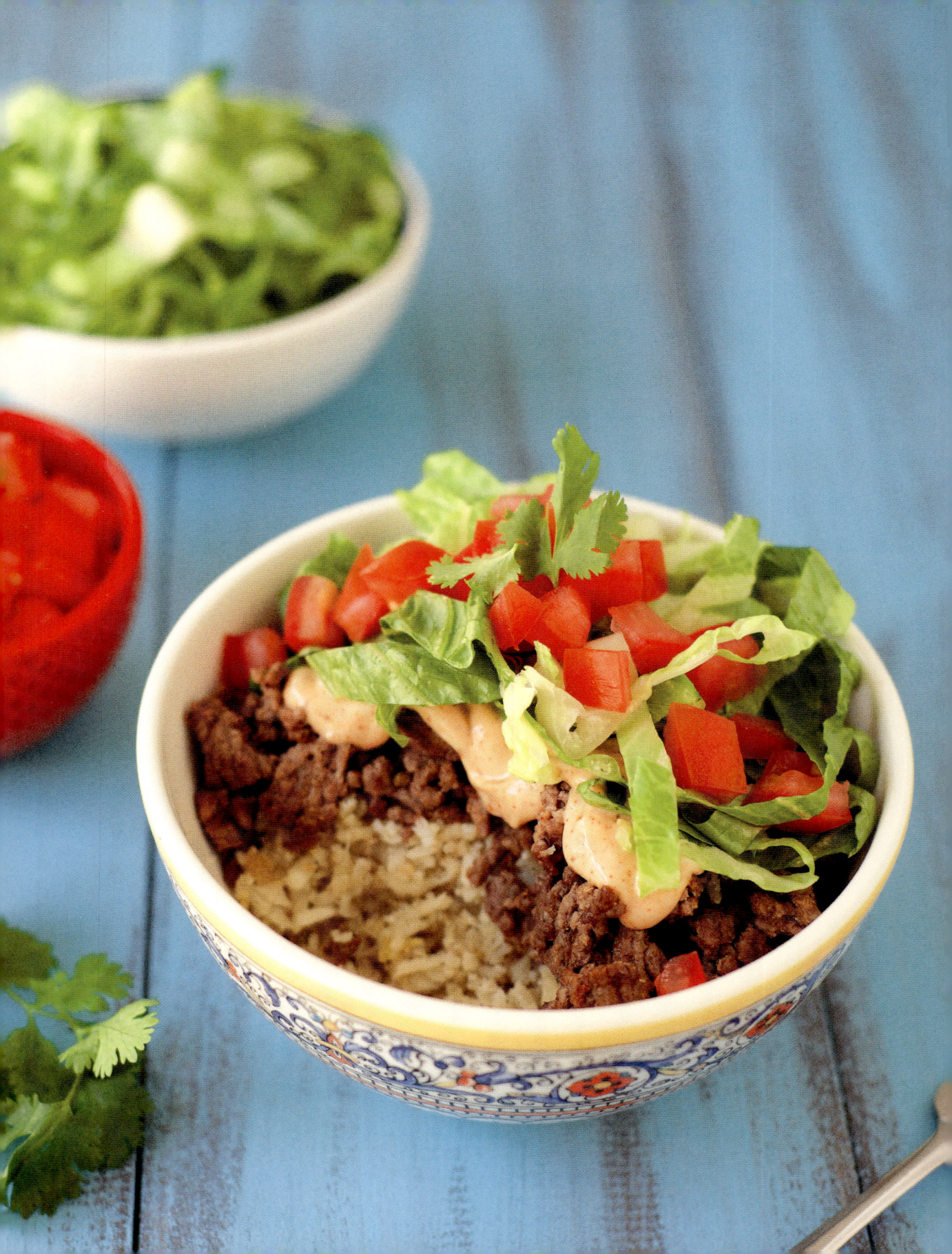

HANDFESTES FÜR HARTE JUNGS

WEIL EINE GROßE SUPPENSCHALE MIT SÄTTIGENDEM, GESUNDEM INHALT NIE VERKEHRT IST

Dieses Rezept ist meiner früheren Begeisterung für Burrito Bowls geschuldet – hierbei wird die Burrito-Füllung schichtweise in eine Schüssel gegeben. In der hier vorgestellten Variante ist der wunderbare Geschmack erhalten geblieben, aber die Zutaten sind gesünder und enthalten viel Eiweiß. Die Grundzutaten bestehen aus Blumenkohl-Reis und gewürztem Hackfleisch – Rinder- oder Putenhack eignet sich super, doch funktioniert das Rezept auch mit jedem anderen Fleisch. Lassen Sie Ihrer Fantasie freien Lauf und kreieren Sie Ihre eigene Garnitur oder rühren Sie ein wenig Wundersoße (Seite 210) an. Einfach einen Klecks davon auf das Fleisch geben und alles mit gehacktem Salat oder Koriander bestreuen. Von diesem Rezept kann man gut die doppelte Menge herstellen und den Rest später essen.

ERGIBT 4 PORTIONEN

- 3/4 TL Meersalz
- 1/2 TL schwarzer Pfeffer
- 1/2 TL gemahlener Koriander
- 1/2 TL Knoblauchpulver
- 1/2 TL getrockneter Oregano
- 1/2 TL Kreuzkümmel
- 1/2 TL gemahlener Chipotle-Pfeffer
- 1 EL Kokosöl
- 450 g Rinder- oder Putenhack
- Pikanter Blumenkohl-Reis (Seite 174)
- 1 Tasse Wundersoße (Seite 210)
- Gehackter Römersalat oder gehackter Koriander zum Garnieren

Salz, Pfeffer, Koriander, Knoblauchpulver, Oregano, Kreuzkümmel und Chipotle-Pfeffer in einer kleinen Schüssel vermischen. Eine große Bratpfanne auf mittlerer bis hoher Stufe erhitzen und das Kokosöl zufügen. Nun das Fleisch und die Gewürze in die Pfanne geben und alles etwa 6 bis 8 Minuten lang anbraten, bis das Fleisch gebräunt ist. Dabei gelegentlich umrühren und größere Fleischbrocken mit einem Holzlöffel zerkleinern.

In einer Suppenschale servieren, wobei der Blumenkohl-Reis unten und das Fleisch obenauf liegt. Mit Wundersoße und gehacktem Salat oder Koriander garnieren.

Wollen Sie für eine Mahlzeit nach dem Workout den Kohlenhydratgehalt aufpeppen, ersetzen Sie einfach den Blumenkohl-Reis durch gekochten weißen Reis.

GESAMTE MAKRONÄHRSTOFFE (IN GRAMM PRO PORTION)

EIWEIß	29 g
FETT	46 g
GESAMTKOHLENHYDRATE	14 g
NETTOKOHLENHYDRATE	8 g

PROTEINREICHE MAHLZEITEN ZUM AUFBAU VON KRAFT UND STÄRKE

KOREANISCHES BIBIMBAP
ÜBERRASCHEND: NERVENNAHRUNG IN HOCHFORM

Es gibt eine Fülle an Bibimbap-Variationen. Meine paläo-gerechte Interpretation verwendet Rinderhack, Blumenkohl-Reis und sowohl rohes als auch gekochtes Gemüse. Möchten Sie dem Kohlenhydratgehalt Beine machen, ersetzen Sie den Blumenkohl-Reis durch weißen Reis. Wenn ich genug Zeit habe, kröne ich die oberste Lage aus Hackfleisch (der Blumenkohl-Reis liegt darunter) mit dem Gemüse und den Eiern – das sieht wirklich super aus. Und immerhin essen wir mit den Augen zuerst!

ERGIBT 4 PORTIONEN

- 450 g Rinderhack
- 2 TL Kokosöl
- 2 Knoblauchzehen, fein gehackt
- 2,5 cm langes Stück Ingwer, geschält und fein gehackt
- 1 EL Coconut-Aminos-Soße
- 1/2 TL Fischsoße
- 3 EL Kokosöl, einzeln abgemessen
- 250 g braune Champignons, in Scheiben
- 1/4 TL Meersalz
- 150 g Spinat, ohne Stiele
- 4 große Eier oder Eigelbe aus Freilandhaltung
- Pikanter Blumenkohl-Reis (Seite 174)
- 2 TL dunkles Sesamöl
- 110 g Daikon-Rettich, geraspelt oder in Julienne-Streifen
- 2 kleine Möhren (ca. 110 g), geraspelt oder in Julienne-Streifen
- Scharfe Chilisoße, optional

Mit der Zubereitung des Hackfleischs beginnen. Eine große Pfanne auf mittlerer bis hoher Stufe erhitzen, dann 2 TL Kokosöl zufügen. Das Fleisch unter Rühren etwa 6 bis 8 Minuten lang anbraten, bis es gebräunt und durchgegart ist, dabei größere Brocken mit einem Holzlöffel zerkleinern. Falls das Hack sehr fettreich ist, möchten Sie vielleicht etwas von dem Fett abgießen. Wenn nicht, einfach die Hälfte des Knoblauchs, den Ingwer sowie die Coconut-Aminos-Soße und die Fischsoße zugießen und eine weitere Minute köcheln lassen. Das Hack anschließend in eine mittelgroße Schüssel umfüllen.

Nun das Gemüse zubereiten. Hierfür dieselbe Pfanne nehmen und die Champignons und den Spinat nacheinander garen – die Garzeiten sind ja kurz. Dafür die Pfanne auf mittlerer bis hoher Stufe belassen und 1 El Kokosöl hineingeben. Geschnittene Champignons und Salz zufügen und unter Rühren etwa 5 Minuten lang andünsten, bis sie anfangen braun zu werden und einen Teil ihrer Feuchtigkeit verloren haben. Die Pilze in eine kleine Schüssel umfüllen und 1 weiteren EL Kokosöl sowie den restlichen Knoblauch in die Pfanne geben. Nach etwa 30 Sekunden den Spinat zufügen. Unter Rühren weitere 2 Minuten lang kochen lassen, bis der Spinat zusammenfällt, aber nicht breiig ist. In eine kleine Schüssel füllen.

In einem letzten Schritt werden die Eier gebraten. Dieselbe Pfanne auf mittlerer bis hoher Stufe erhitzen, dann den letzten EL Kokosöl hineingeben. Eier in die Pfanne schlagen und etwa 30 Sekunden lang braten. Die Hitze auf mittlere bis niedrige Stufe reduzieren und die Eier etwa 3 bis 4 Minuten lang weiter braten, bis das Eiweiß nicht mehr durchsichtig ist.

Nun das Bibimbap in Schälchen anrichten: Über die unterste Lage aus Blumenkohl-Reis kommt das Hackfleisch, das mit 1/2 TL dunklem Sesamöl beträufelt wird. Jedes Schälchen mit ein wenig Spinat, Pilzen, Daikon-Rettich und Möhren krönen, den Abschluss bildet das Ei. Mögen Sie es würzig, mit scharfer Chilisoße servieren.

Sie können die Spiegeleier auch weglassen und stattdessen jedes Schälchen mit einem rohen Eigelb aus Freilandhaltung krönen.

GESAMTE MAKRONÄHRSTOFFE (IN GRAMM PRO PORTION)	
EIWEIß	32 g
FETT	52 g
GESAMTKOHLENHYDRATE	21 g
NETTOKOHLENHYDRATE	13 g

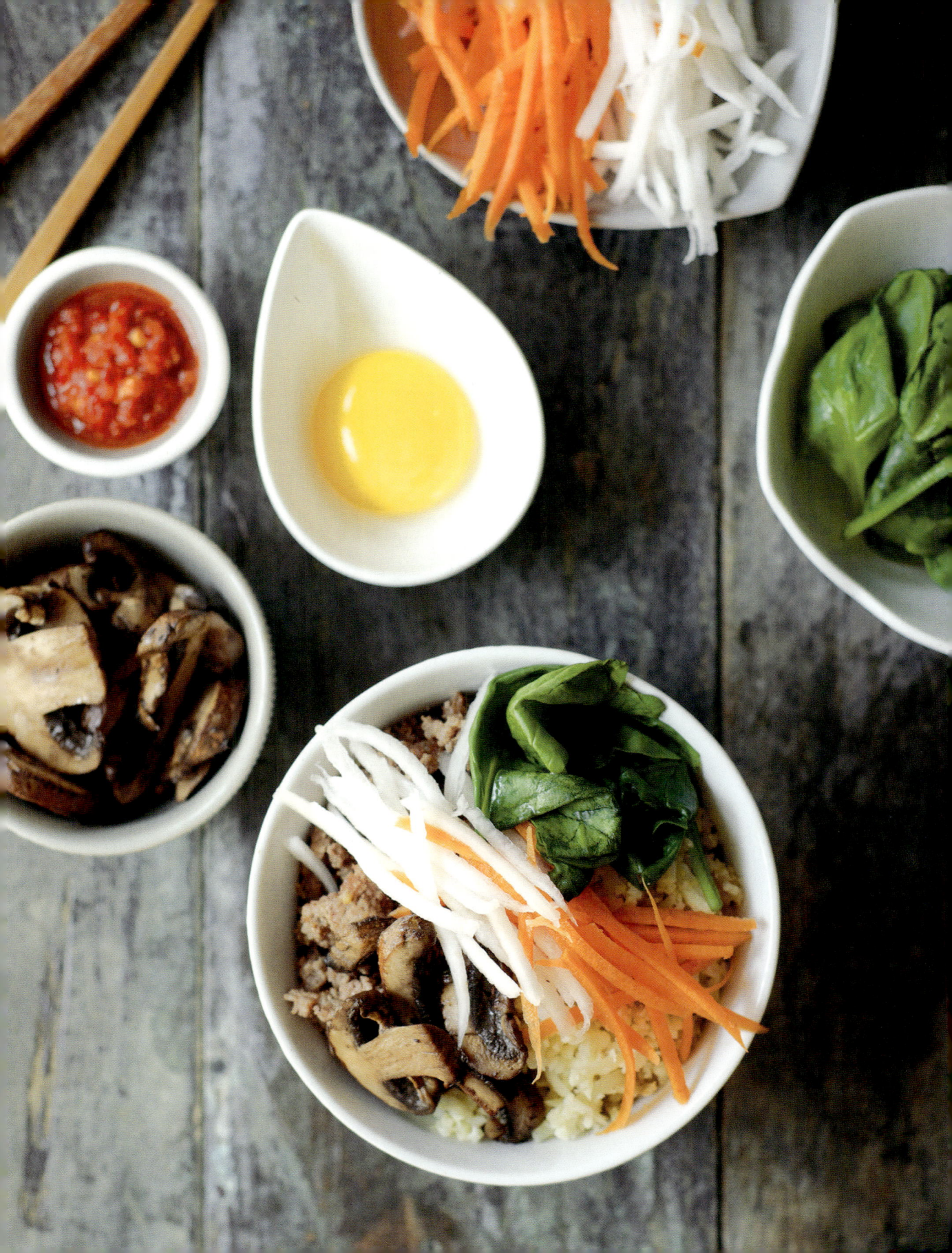

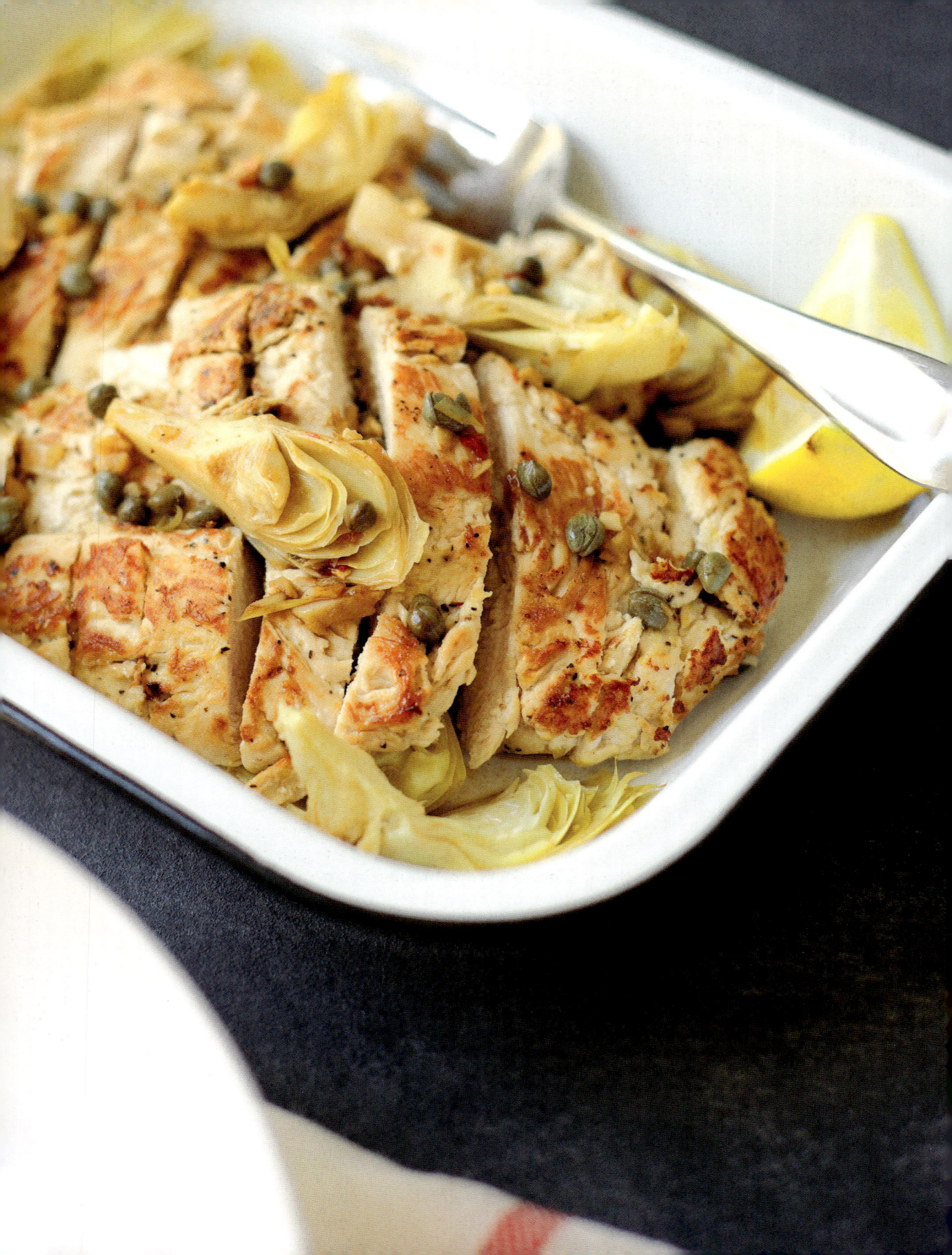

ZITRONEN-ARTISCHOCKEN-HÜHNCHEN

SAFTIGE HÜHNERBRUST IST KEIN MYTHOS

Hühnerbrust ist eine der am häufigsten verwendeten mageren und schmackhaften Proteinquellen, die es gibt – und zudem fast überall erhältlich. Leider sagt man ihr auch nach, in gekochtem Zustand trockener als die Sahara zu sein. Hier verrate ich Ihnen meine absolut sichere Methode für eine definitiv saftige Hühnerbrust, die ich geschmacklich mit Artischockenherzen, Kapern, Knoblauch und roten Paprikaflocken abrunde. Für dieses Rezept brauchen Sie ein knappes Kilogramm Fleisch – wenn etwas übrig bleibt, ist das perfekt für eine mit intensivem Training gefüllte Woche.

ERGIBT 6 PORTIONEN

- 900 g Hühnerbrust
- Schale von 2 Zitronen
- 6 EL Zitronensaft
- 1 TL Meersalz
- 1/2 TL schwarzer Pfeffer
- 1 EL Ghee
- 1/2 Tasse Hühnerbrühe
- 1 TL Pfeilwurzmehl
- 2 Gläser (400 g) Artischockenherzen, gewürfelt
- 2 Knoblauchzehen, fein gewürfelt
- 2 EL Kapern
- 1/4 TL rote Paprikaflocken

Zunächst das Fleisch zum Marinieren vorbereiten. Dafür die Hühnerbrust in einen Plastikbeutel mit Zippverschluss oder zwischen zwei Blätter Wachspapier legen und mit einem Fleischklopfer so lange bearbeiten, bis das Fleisch nur noch etwa 1,3 cm dick ist. Eventuell sind dafür zwei oder drei Durchgänge notwendig. Ist die Hühnerbrust entsprechend vorbereitet, in einen großen Plastikbeutel mit Zippverschluss legen und die Zitronenschale, den Zitronensaft, Salz und Pfeffer zufügen. Das Fleisch mindestens 30 Minuten lang im Kühlschrank durchziehen lassen.

Eine große Bratpfanne auf mittlerer bis hoher Stufe erhitzen, dann das Ghee zufügen. Die Hühnerbrust auf jeder Seite 4 bis 5 Minuten braten, bis sie rundum gebräunt und karamellisiert ist. Das Fleisch auf eine Platte legen und die Hühnerbrühe in die Pfanne gießen, dabei die gebräunten Partikel an Rand und Boden lösen. Pfeilwurzmehl, Artischocken, Knoblauch, Kapern und rote Paprikaflocken zufügen und alles zum Kochen bringen, sodass die Mischung andickt. Nach Geschmack ggf. noch mit Salz und Pfeffer abschmecken und über das Hühnerfleisch gießen.

Bewegen Sie die Hühnerbrust in der Pfanne erst, wenn es Zeit ist, das Fleisch zu wenden. Es wird sich dann ganz leicht vom Pfannenboden lösen. Bevor ich das Fleisch aufschneide, lasse ich es gern auf einem Schneidebrett 10 Minuten lang ruhen.

GESAMTE MAKRONÄHRSTOFFE (IN GRAMM PRO PORTION)

EIWEISS	26 g
FETT	14 g
GESAMTKOHLENHYDRATE	4 g
NETTOKOHLENHYDRATE	3 g

GRIECHISCHER BURGER-SALAT

BURGER TRIFFT SALAT – UND WECKT ERINNERUNGEN AN GRIECHENLAND

Die Idee für dieses Gericht könnte kaum einfacher sein: Bereiten Sie würzige, pikante Lammfrikadellen zu und servieren Sie diese auf einer Salatplatte mit frischem Gemüse, das schlicht und einfach mit Olivenöl und Zitronensaft beträufelt wird. Im Hochsommer sind Salate bei mir zum Abendessen allererste Wahl, und dieses Gericht kommt ziemlich oft auf den Tisch. Lamm ist ein mitunter vernachlässigtes rotes Fleisch, das eine hervorragende Alternative zu Rindfleisch darstellt. Sein Vitamin-B-Gehalt ist hoch und es gilt als gute Quelle für Eisen und andere Spurenelemente. Da Lammfleisch meist von grasgefütterten Tieren stammt, bietet seine Fettzusammensetzung ähnliche Vorzüge wie die von Rindfleisch.

ERGIBT 4 PORTIONEN

FÜR DIE BURGER

- 450 g Lammhack
- 1 EL Wasser
- 1/4 TL Weinstein
- 1/8 TL Backpulver
- 1/2 TL Meersalz
- 1 TL Knoblauchpulver
- 1 TL getrockneter Oregano
- 1/2 TL Zwiebelpulver
- 1/2 TL gemahlener Koriander
- 1/4 TL schwarzer Pfeffer
- 1 EL Kokosöl

FÜR DEN SALAT

- 1 großer Kopf Römersalat (ca. 230 g), gehackt
- 2 EL Minzeblätter (ca. 5 g)
- 1/4 rote Zwiebel, dünn geschnitten
- 1/2 mittelgroße Gurke (ca. 230 g), geschält und dünn geschnitten
- 65 g schwarze Oliven, entsteint
- 4–5 Kirschtomaten (ca. 85 g), halbiert
- 1 EL Olivenöl
- 1 EL Zitronensaft
- Minze-Basilikum-Paranuss-Pesto (Seite 202), optional

Als Erstes die Burger zubereiten. Dafür das Lammhack in eine große Schüssel geben. In einer kleinen Schüssel Wasser, Weinstein und Backpulver mit einem Löffel vermischen und das Lammhack damit übergießen. Das Fleisch 5 Minuten durchziehen lassen, dann das Salz und die Gewürze zufügen. Den Fleischteig mit den Händen durcharbeiten, bis sich alle Zutaten verbunden haben – nicht länger. Um die Würzintensität zu prüfen, in diesem Stadium ein wenig Fleischmasse abnehmen, in der Pfanne braten und kosten. Wird mehr Salz oder Pfeffer benötigt, sollten die Gewürze jetzt ergänzt werden. Aus dem Fleischteig 4 Frikadellen formen. Eine jeweils in die Oberfläche gedrückte Delle sorgt dafür, dass die Frikadellen beim Braten flach bleiben.

Eine große Pfanne auf mittlerer bis hoher Stufe erhitzen und das Kokosöl zufügen. Die Burger auf jeder Seite 4 bis 5 Minuten braten. Auf einem Teller abkühlen lassen und den Salat zubereiten.

Dafür die Blätter des Römersalates und die Minzeblättchen auf einer Platte anrichten und die rote Zwiebel, die Gurke, die schwarzen Oliven und die Kirschtomaten darauf arrangieren. Mit Olivenöl und Zitronensaft beträufeln, dann die Burger obenauf legen. Mit einem Dip aus Minze-Basilikum-Paranuss-Pesto servieren.

Um Zeit zu sparen, vermischen Sie das Lammhack einfach mit den Gewürzen und braten es in der Pfanne, ohne Frikadellen zu formen. Dies erspart Ihnen einen Arbeitsschritt und schmeckt genauso lecker.

GESAMTE MAKRONÄHRSTOFFE (IN GRAMM PRO PORTION)	
EIWEISS	25 g
FETT	62 g
GESAMTKOHLENHYDRATE	13 g
NETTOKOHLENHYDRATE	7 g

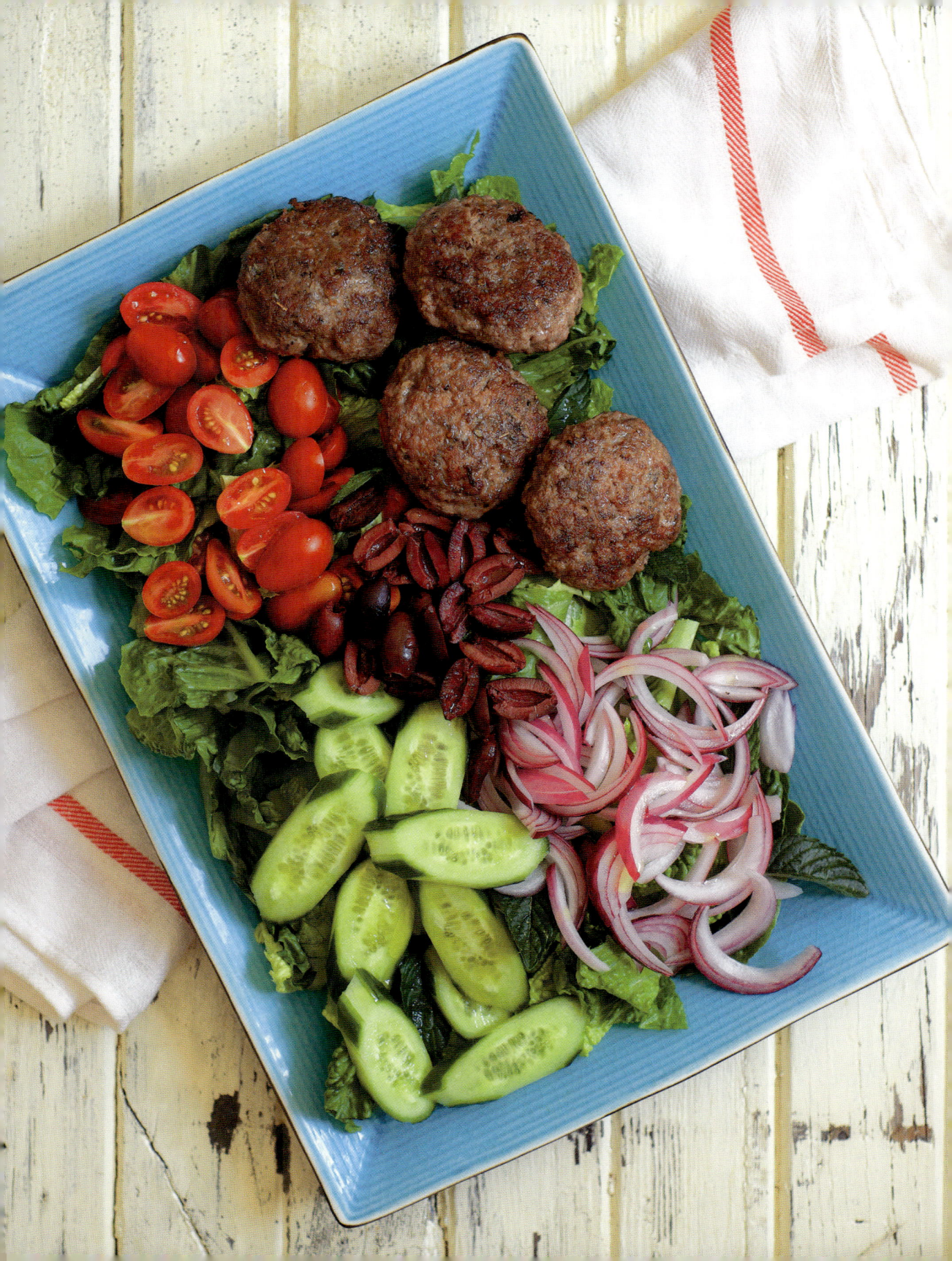

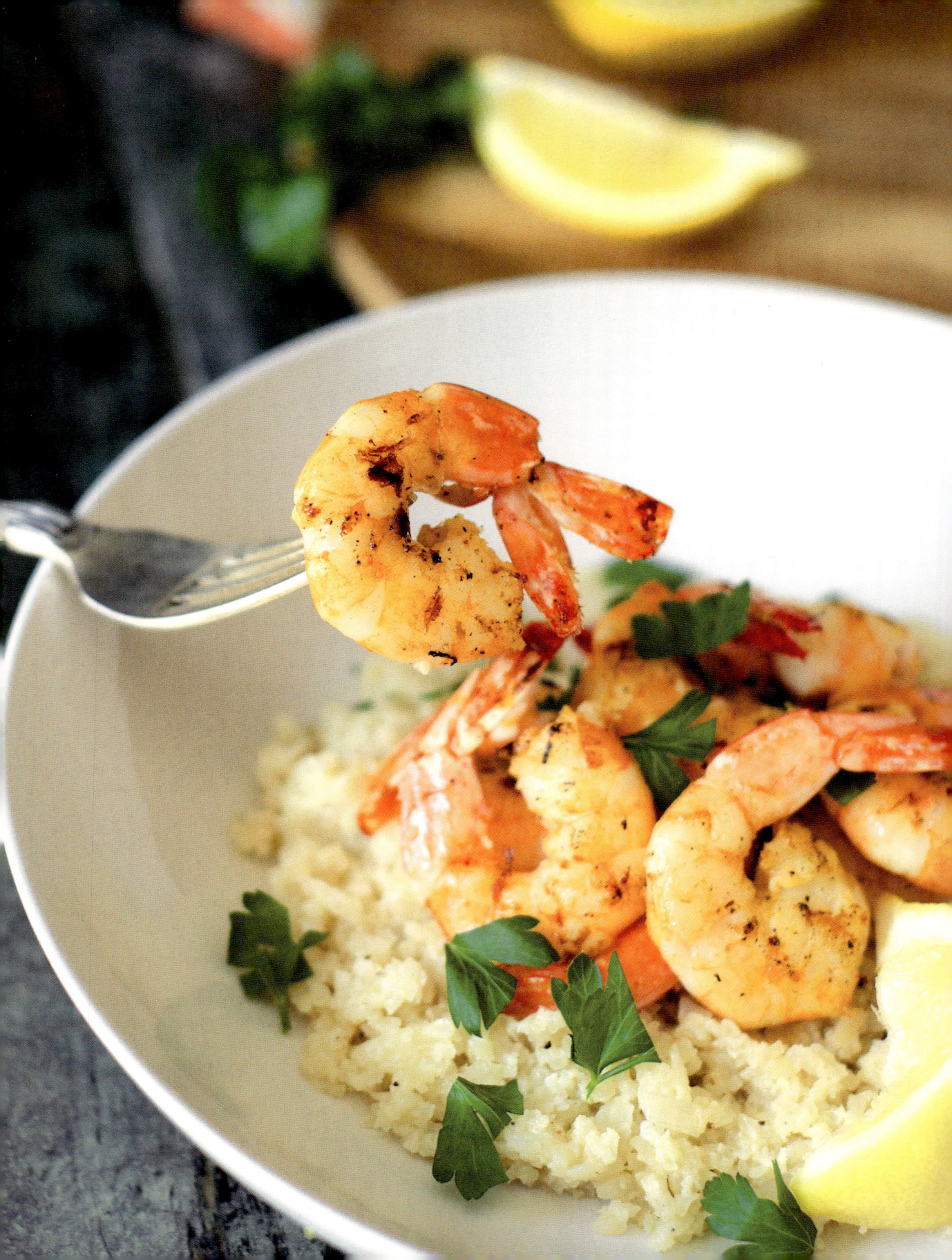

KNOBLAUCH-ZITRONEN-SHRIMPS MIT BLUMENKOHL-GRÜTZE

GETREIDEFREIE VARIANTE EINES KLASSIKERS AUS DEM SÜDEN

In der Küche der südlichen USA zählt die Grütze zu den Grundnahrungsmitteln, doch wird sie dort aus Mais hergestellt, einem in der Paläo-Ernährung verpönten Getreide. Ich habe die Körner hier durch fein zerkleinerten Blumenkohl ersetzt, der in einer herzhaften Brühe gekocht wird und dadurch eine glatte, cremige Textur bekommt. Die Blumenkohl-Grütze wäre genauso lecker, wenn man sie mit geschwärztem Hühnchen garniert servieren würde.

ERGIBT 4 PORTIONEN

FÜR DIE BLUMENKOHL-GRÜTZE

1 kleiner Blumenkohl (ca. 570 g), in Röschen zerteilt

1 EL Ghee

1/2 große Zwiebel, gewürfelt

1 1/2 Tassen Hühnerbrühe

1/2 Tasse vollfette Kokosmilch

1/4 TL Meersalz

1/4 TL schwarzer Pfeffer

FÜR DIE KNOBLAUCH-ZITRONEN-SHRIMPS

450 g Shrimps, ohne Schale und Darm

Schale von 2 Zitronen

1/2 TL Knoblauchpulver

1/8 TL Meersalz

1/8 TL schwarzer Pfeffer

2 TL Ghee

1 EL Zitronensaft

Gehackte Petersilie zum Garnieren

Zunächst den Blumenkohl-Reis vorbereiten: Am besten lässt er sich in einer Küchenmaschine herstellen, die mit einer Raspelscheibe ausgestattet ist. Es funktioniert jedoch auch mit einer normalen Schneidscheibe, wenn man den Blumenkohl nach und nach in die Maschine gibt und ihn zu kleinen Partikeln zerkleinert, die an Reiskörner erinnern.

Nun einen mittelgroßen Topf auf mittlerer Stufe erhitzen, dann Ghee und Zwiebelwürfel hineingeben. Unter gelegentlichem Umrühren etwa 4 Minuten lang andünsten, bis die Zwiebel zu bräunen beginnt. Zerkleinerten Blumenkohl, Hühnerbrühe, Kokosmilch, Salz und Pfeffer zufügen. Auf hoher Stufe zum Kochen bringen, dann die Hitze reduzieren und alles 30 bis 35 Minuten ohne Deckel leise köcheln lassen, bis der Blumenkohl sehr weich und die Flüssigkeit zu großen Teilen eingekocht ist.

Die Shrimps mit einem Küchenpapier trocken tupfen und mit Zitronenschale, Knoblauchpulver, Salz und Pfeffer würzen. Ein wenig hin- und herwälzen, bis die Meeresfrüchte gleichmäßig von den Gewürzen bedeckt sind. Eine große Pfanne auf mittlerer bis hoher Stufe erhitzen und das Ghee hineingeben. Die Shrimps in nur einer Lage in die Pfanne geben und auf jeder Seite eine Minute lang braten, bis sich ihre rosa Färbung in ein helles Goldbraun verwandelt hat.

Die Shrimps auf der Blumenkohl-Grütze anrichten und mit ein paar Tropfen Zitronensaft sowie gehackter Petersilie garnieren.

Um den Kohlenhydratgehalt aufzupeppen, servieren Sie die Knoblauch-Zitronen-Shrimps auf gekochtem Reis anstelle der Blumenkohl-Grütze.

GESAMTE MAKRONÄHRSTOFFE (IN GRAMM PRO PORTION)	
EIWEISS	26 g
FETT	15 g
GESAMTKOHLENHYDRATE	7 g
NETTOKOHLENHYDRATE	5 g

GESCHWÄRZTE FISCH-TACOS MIT MANGO-KRAUTSALAT

WEIL SOGAR PALÄO-ANHÄNGER DIENSTAGS TACOS ESSEN WOLLEN

Es weiß wohl niemand genau, wann oder wo der Taco-Dienstag entstanden ist – aber man kann mit Fug und Recht sagen, dass es sich dabei um eine wahrhaft köstliche Tradition handelt. In diesem Rezept wird rasch garender Weißfisch mit Gewürzen eingerieben, die ihn dunkel färben, und mit einfachem, aber überaus aromatischem Krautsalat auf den Tisch gebracht – wenn Ihnen danach ist, auch mit gerösteter Poblano-Soße. Der Fisch wäre auch so köstlich, aber wenn man ihn in eine Fünf-Minuten-Tortilla wickelt, bekommt die Kombination einen genialen Touch.

ERGIBT 4 PORTIONEN

450 g Weißfisch mit festem Fleisch (z. B. Kabeljau), in 2,5 cm breite Streifen geschnitten

2 EL Schwärzendes Würzpulver (Seite 198)

1/2 Kohlkopf Weißkraut oder Wirsing (ca. 210 g), gehobelt

1/2 Mango (ca. 120 g), geschnitten

2 EL Koriander (ca. 5 g), gehackt

2 TL Limettensaft

2 EL Avocadoöl

1/4 TL Meersalz

1/8 TL schwarzer Pfeffer

1 EL Kokosöl

Fünf-Minuten-Tortillas (Seite 125)

Geröstete Poblano-Soße (Seite 215)

Den Fisch so lange in schwärzendem Würzpulver wenden, bis er von allen Seiten gut bedeckt ist. Beiseitestellen und in einer großen Schüssel Weißkraut, Mango, Koriander, Limettensaft, Avocadoöl, Salz und Pfeffer mischen. So lange durcharbeiten, bis sich alle Zutaten gut miteinander verbunden haben, und zur Seite stellen.

Eine große Pfanne auf mittlerer bis hoher Stufe erhitzen und das Kokosöl zugeben. Den Fisch auf jeder Seite 1 Minute lang scharf anbraten; er wird sehr schnell gar.

Nun die Tacos zusammensetzen: Dafür den Fisch auf den Tortillas verteilen, mit Krautsalat bedecken und ein wenig geröstete Poblano-Soße darüberträufeln.

Wenn Sie möchten, können Sie den Fisch auch durch Shrimps ersetzen.

GESAMTE MAKRONÄHRSTOFFE (IN GRAMM PRO PORTION)

EIWEISS	28 g
FETT	41 g
GESAMTKOHLENHYDRATE	26 g
NETTOKOHLENHYDRATE	23 g

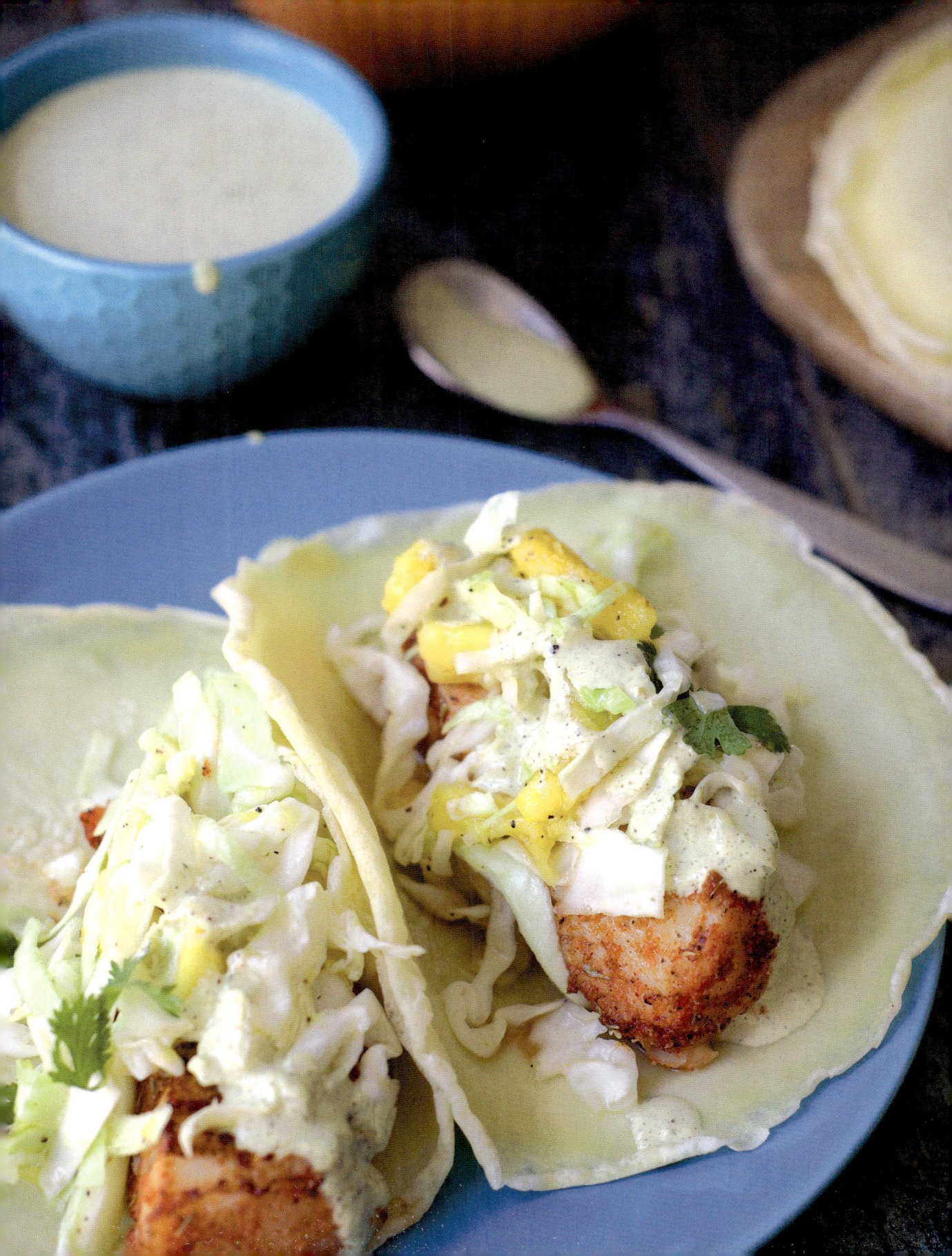

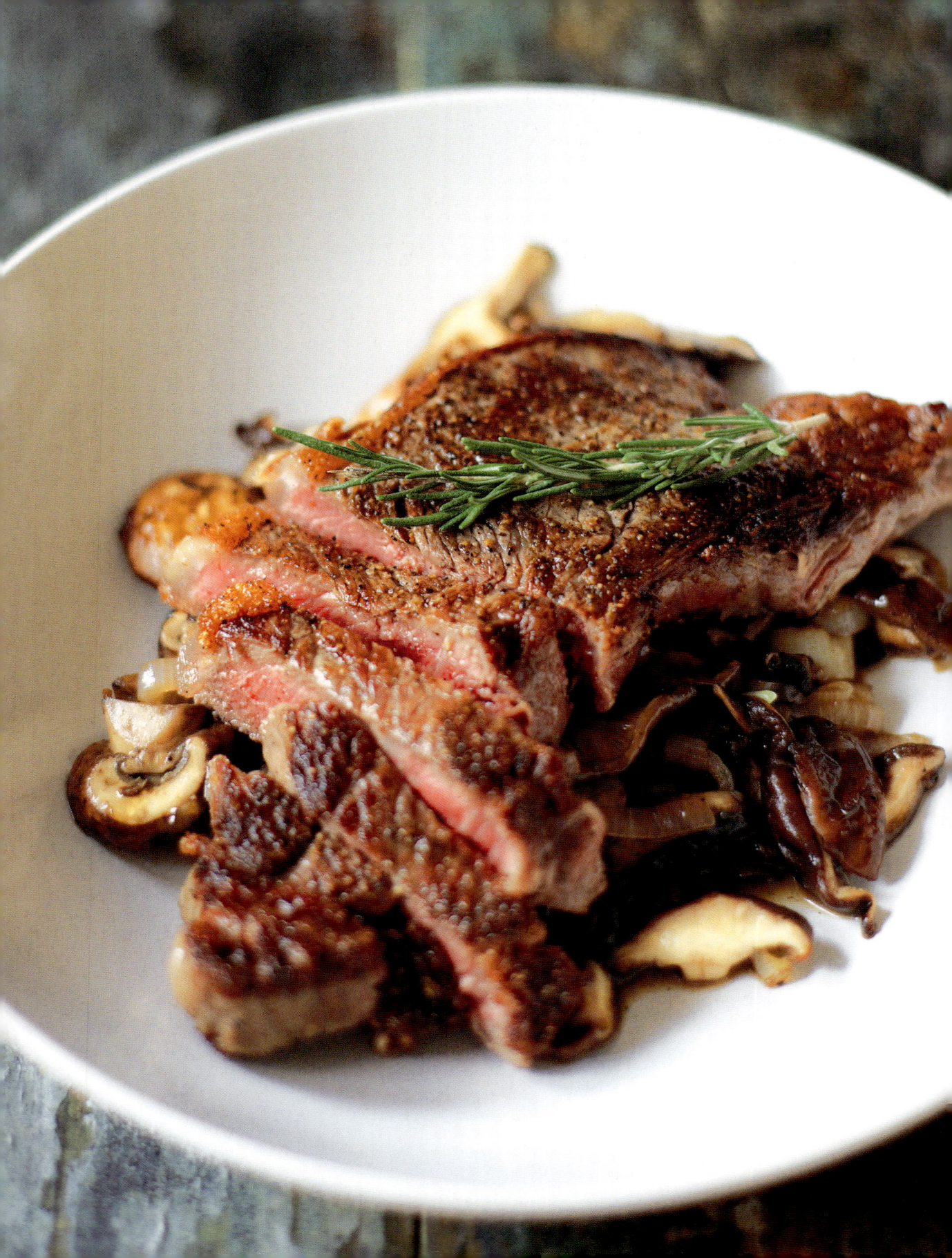

STEAK AUS DER PFANNE MIT CHAMPIGNON-SCHALOTTEN-SOSSE

SO GELINGT JEDERZEIT EIN PERFEKTES STEAK

Den Trick, in der Pfanne ein perfektes Steak zu braten, sollten alle Hobbyköche auf Lager haben. Das Geheimnis besteht darin, ein gut gewürztes Stück Fleisch in einer gusseisernen Pfanne mit Ghee – das einen hohen Rauchpunkt hat – scharf anzubraten. Da ich keinen Grill besitze, wende ich diese Methode oft an, und wenn ich nur wenig Zeit habe, lasse ich die Pilzsoße einfach weg. Doch wenn Sie ein paar Minuten zusätzlich erübrigen können, bringt die Soße eine Geschmacksintensität hinein, die das Steak hervorragend ergänzt.

ERGIBT 1 BIS 2 PORTIONEN

- 230 g New York Strip Steak (vom hohen Roastbeef grasgefütterter Tiere)
- 1/4 TL + 1/4 TL Meersalz
- 1/8 TL schwarzer Pfeffer
- 1 EL Ghee
- 250 g braune Champignons, geschnitten
- 1 mittelgroße Schalotte, dünn geschnitten
- 1/3 Tasse Hühnerbrühe
- 1/2 TL Pfeilwurzmehl

Das Steak aus dem Kühlschrank nehmen und 15 bis 30 Minuten bei Zimmertemperatur ruhen lassen. Von beiden Seiten mit 1/4 TL Salz und dem Pfeffer einreiben. Eine große Pfanne auf mittlerer bis hoher Stufe erhitzen und das Ghee darin schmelzen. Das Steak auf einer Seite etwa 4 Minuten lang scharf anbraten, dann wenden und die andere Seite ebenfalls anbraten – etwa 2 Minuten für ein englisches Steak, 3 Minuten für ein Steak medium. Das Fleisch auf ein Schneidebrett legen und dort ruhen lassen, während die restlichen Arbeitsschritte durchgeführt werden.

In derselben Pfanne auf mittlerer bis hoher Stufe die Pilze und die Schalotte mit 1/4 TL Salz andünsten. Unter gelegentlichem Umrühren etwa 6 Minuten lang garen lassen, bis die Pilze weich sind und die Schalotte sich zu bräunen beginnt. Nun die Hühnerbrühe zugießen, die Pfanne vom Feuer nehmen und das Pfeilwurzmehl einrühren, um die Flüssigkeit ein wenig anzudicken. Nach Geschmack ggf. noch mit Salz und Pfeffer abschmecken.

GESAMTE MAKRONÄHRSTOFFE (IN GRAMM PRO PORTION)	
EIWEISS	19 g
FETT	27 g
GESAMTKOHLENHYDRATE	6 g
NETTOKOHLENHYDRATE	5 g

IN PROSCIUTTO GEWICKELTER LACHS MIT HONIG-ZITRONEN-GLASUR

SUPER RAFFINIERT – ABER MEHR ALS EINFACH

Auch wenn man es vorzieht, seine Küche möglichst einfach zu halten, möchte man sich doch ab und zu ein ganz besonderes Geschmackserlebnis gönnen. Bringt man tagein, tagaus langweilige Gerichte auf den Tisch, wird das Essen (und Kochen) bald zu einer lästigen Pflicht – dabei kann es so viel Spaß machen! Die Inspiration für diese Kreation kam mir, als ich nach einem Weg suchte, im Ofen gegarten Lachs vor dem Austrocknen zu bewahren. Indem ich ihn in Prosciutto wickele, bleibt er saftig und die Honig-Zitronen-Glasur steht in spannendem Kontrast zu dem salzigen gepökelten Schinken. Lachs stellt eine der einfachsten Methoden dar, entzündungshemmende Omega-3-Fettsäuren auf Ihren Teller zu bringen.

ERGIBT 3 BIS 4 PORTIONEN

FÜR DEN LACHS

450 g Lachs, enthäutet und in 5 cm dicke Scheiben geschnitten
1/2 TL schwarzer Pfeffer
85 g Prosciutto in Scheiben

FÜR DIE GLASUR

1 EL Ghee
1 1/2 EL roher Honig
Schale von 1 Zitrone
2 EL Zitronensaft

Ofen auf 180 °C vorheizen und ein Backblech mit Alufolie oder Backpapier auslegen.

Alle Gräten sorgfältig entfernen und die Lachsstücke mit Pfeffer bestreuen. Die Prosciutto-Scheiben der Länge nach halbieren, dann jede Lachsscheibe mit Schinken umwickeln. 10 bis 12 Minuten backen, bis der Lachs durch, aber nicht zu weich ist.

Unterdessen die Glasur vorbereiten. Dafür Ghee, Honig, Zitronenschale und Zitronensaft in einem kleinen Topf gut miteinander verrühren. Alles zum Kochen bringen, dann die Hitze zurücknehmen und die Glasur leise köcheln lassen, bis die Flüssigkeit etwa auf die Hälfte eingekocht ist. Da sie leicht anbrennt, den Topf gut im Auge behalten.

Sobald der Lachs durch ist, den Fisch aus dem Ofen nehmen und die Glasur mit einem Löffel darauf verteilen. Ein wenig Glasur zurückbehalten und als zusätzlichen Dip servieren.

GESAMTE MAKRONÄHRSTOFFE (IN GRAMM PRO PORTION)	
EIWEISS	29 g
FETT	9 g
GESAMTKOHLENHYDRATE	3 g
NETTOKOHLENHYDRATE	3 g

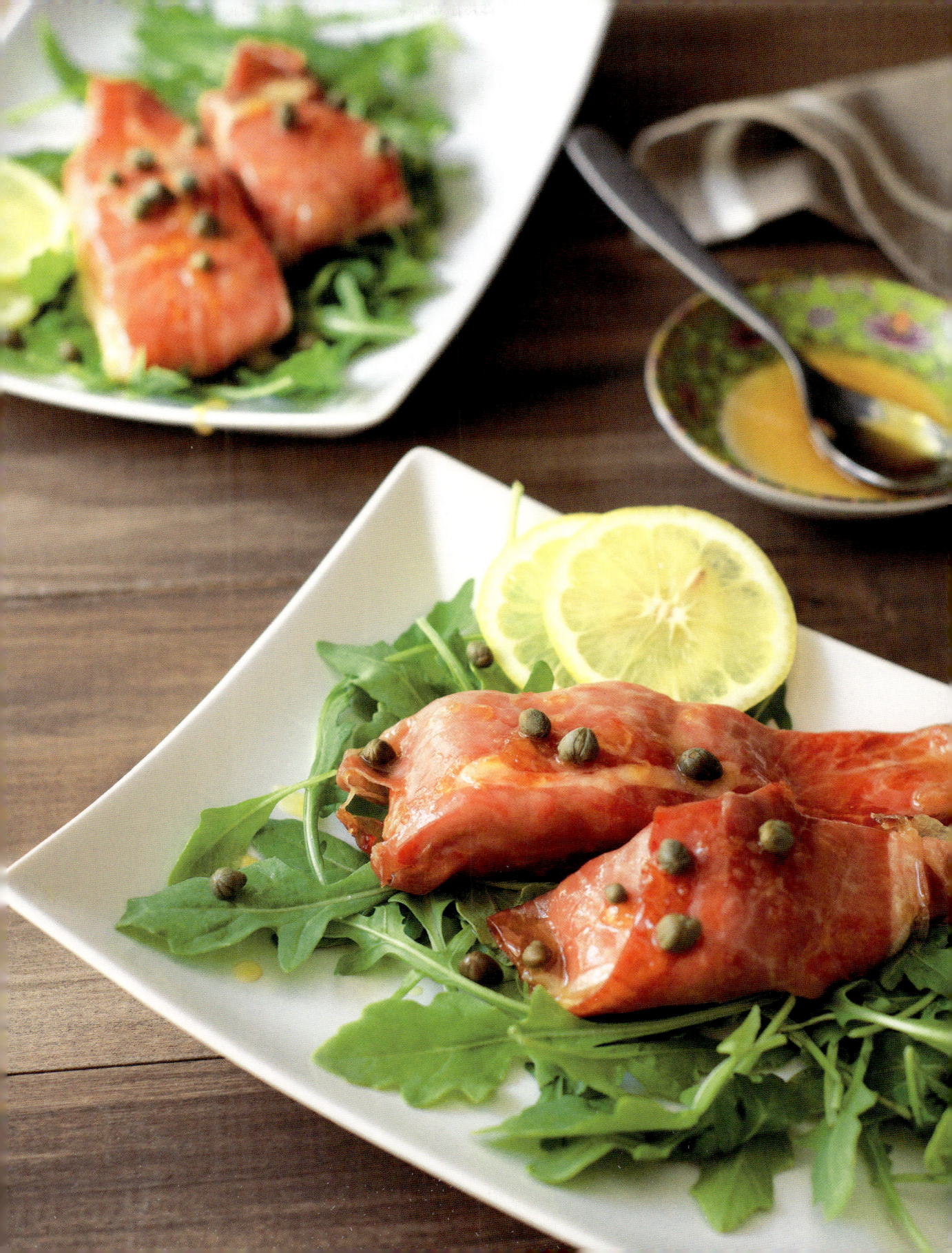

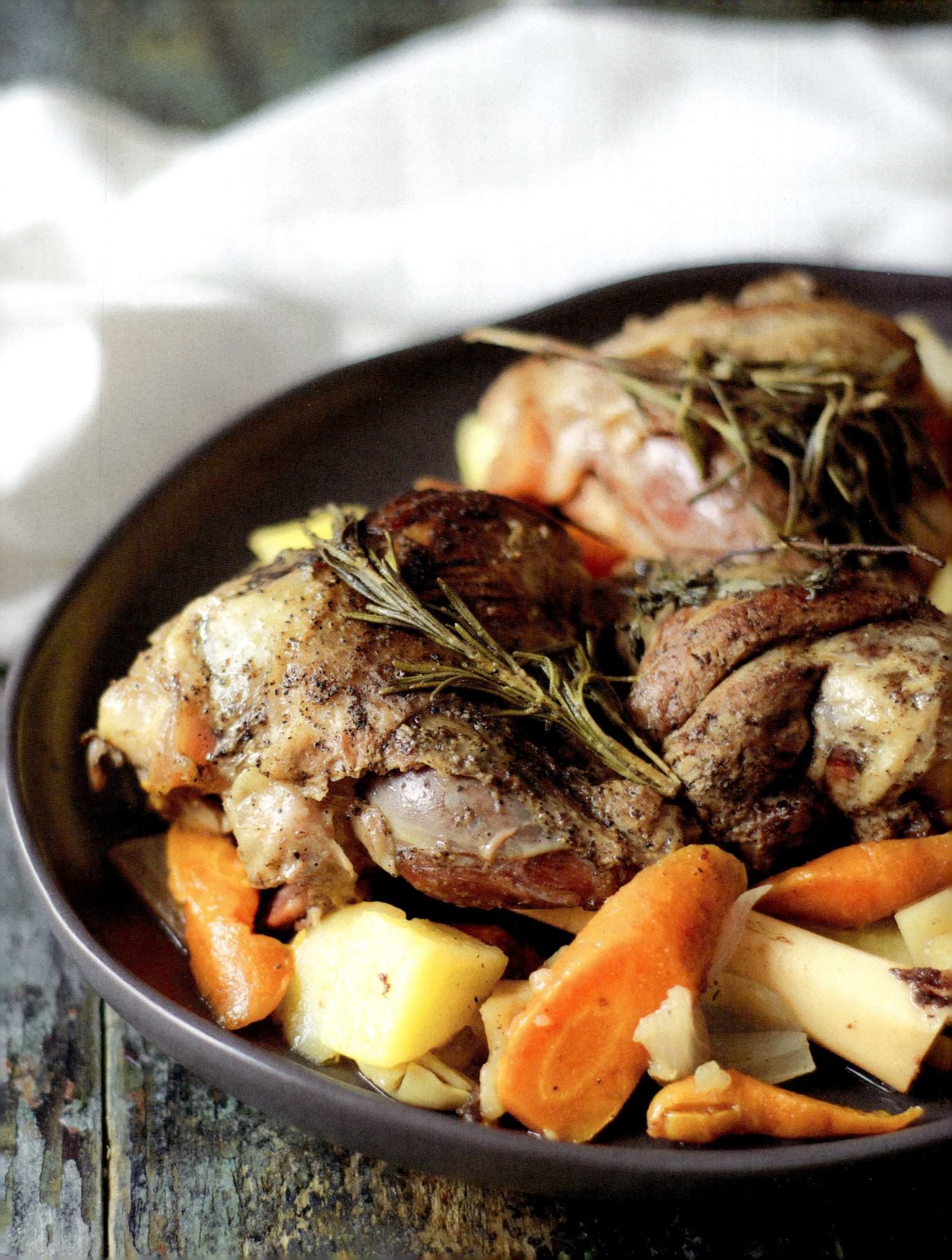

LAMMHAXE MIT WURZELGEMÜSE AUS DEM LANGSAMKOCHER

SÄTTIGENDES, KOHLENHYDRATREICHES WURZELGEMÜSE TRIFFT BUTTERZARTES LAMM

Für viel beschäftigte Menschen ist der Langsamkocher ein Muss – und darin zubereitete Lammhaxen sind ein klarer Sieger. Während das Lamm gart, wird das Fleisch so zart, dass es sich von ganz allein vom Knochen löst. Gleichzeitig bildet sich ein pikanter Fleischsaft, der durch das langsam weich werdende und zerfallende Wurzelgemüse angedickt wird. Um den Geschmack zu intensivieren, habe ich Hühnerbrühe und Dijon-Senf zugefügt. Durch die Kombination mit dem Wurzelgemüse erhöht sich der Kohlenhydratgehalt der Mahlzeit. Sie können den Knollensellerie auch durch Speiserüben oder Pastinaken ersetzen – je nachdem, was gerade erhältlich ist.

ERGIBT 4 BIS 6 PORTIONEN

- 1800 g Lammhaxe
- 2 TL Meersalz
- 1 TL schwarzer Pfeffer
- 2 EL Ghee
- 4 Knoblauchzehen, geschält und zerdrückt
- 2 Zweiglein Rosmarin
- 4 Zweiglein Thymian
- 2 große Möhren (ca. 230 g), gehackt
- 1 mittelgroßer Knollensellerie (ca. 450 g), geschält und gewürfelt
- 1 große Zwiebel, gehackt
- 6–7 Salat-Kartoffeln (ca. 450 g), geschält und gewürfelt
- 1/2 Tasse Hühnerbrühe
- 1 EL Dijon-Senf

Am besten entwickelt sich der Geschmack, wenn man die Lammhaxe anbrät, bevor sie im Langsamkocher gegart wird. Dazu das Lammfleisch mit Küchenpapier trocken tupfen, dann die Haxe mit Salz und Pfeffer würzen. Eine große Pfanne stark erhitzen und 1 El Ghee hineingeben. Die Haxe darin auf jeder Seite etwa 3 bis 4 Minuten anbraten, bis sich eine appetitliche braune Kruste gebildet hat. Das Fleisch anschließend in den Langsamkocher legen und mit dem Knoblauch sowie den Rosmarin- und Thymianzweigen bedecken.

In derselben Pfanne 1 weiteren EL Ghee zum Schmelzen bringen. Möhren, Sellerie, Zwiebel und Kartoffelwürfel zufügen. Unter Rühren etwa 3 bis 4 Minuten bei mittlerer bis starker Hitze kochen lassen, bis das Gemüse zu karamellisieren beginnt. Das Gemüse anschließend in den Langsamkocher geben und auf das Fleisch legen.

Die Pfanne sofort wieder aufs Feuer setzen und mit der Hühnerbrühe ablöschen, dabei die gebräunten Partikel an Rand und Boden loskochen. Den Dijon-Senf einrühren und die Mixtur über das Gemüse und das Lammfleisch im Langsamkocher gießen.

5 Stunden auf hoher oder 8 Stunden auf niedriger Stufe kochen lassen, dabei zwei- bis dreimal umrühren.

Sie können die Kartoffeln auch durch Pastinaken oder Speiserüben ersetzen, wenn Sie Ihre Kohlenhydrataufnahme reduzieren wollen.

GESAMTE MAKRONÄHRSTOFFE (IN GRAMM PRO PORTION)	
EIWEIß	48 g
FETT	38 g
GESAMTKOHLENHYDRATE	22 g
NETTOKOHLENHYDRATE	18 g

WÜRZIGE SCHWEINELENDE MIT GERÖSTETER PFLAUMEN-SOßE

EINGELEGTES ZARTES SCHWEINEFLEISCH MIT SÜßLICH-HERBER PFLAUMEN-SOßE

Schweinelende stellt eine hervorragende und relativ preiswerte Möglichkeit dar, um mageres Eiweiß in Ihre Kost zu integrieren. Indem Sie das Fleisch in eine Lake einlegen – im Grunde nichts anderes als ein salziges, würziges Wasserbad –, schenken Sie ihm Geschmack und machen es weicher. Obwohl dieses Stück vom Schwein bekanntermaßen als zart gilt, ist es gleichzeitig sehr mager und kann beim Kochen schnell trocken werden. Ich kombiniere die Lende mit einer süßen und gleichzeitig herben Soße aus Pflaumen, die zuvor geröstet werden, um ihren Geschmack zu intensivieren.

ERGIBT 2 BIS 3 PORTIONEN

FÜR DIE LAKE
- 2 EL Meersalz
- 1 TL Anissamen
- 1 TL Koriandersamen
- 1/2 TL schwarze Pfefferkörner
- 1/2 TL rote Paprikaflocken
- 1/2 Tasse Apfelessig
- 2 1/2 Tassen Wasser

FÜR DAS FLEISCH
- 450 g Schweinelende
- 680 g dunkle Pflaumen, entsteint und halbiert
- 2 TL Ghee, geschmolzen
- 1/8 TL Meersalz
- 1/8 TL schwarzer Pfeffer
- 1/2 TL gemahlener Ingwer
- 1/8 TL gemahlener Koriander
- 1 EL Ghee
- Kräuter zum Garnieren

Das Fleisch mindestens 2 Stunden in der Lake ziehen lassen. Dafür Salz, Anis- und Koriandersamen, Pfefferkörner, rote Paprikaflocken, Apfelessig und Wasser in einen großen Plastikbeutel mit Zippverschluss füllen. Die Schweinelende in die Lake geben, den Beutel verschließen und 2 bis 3 Stunden lang kühl stellen.

Den Ofen auf 160 °C vorheizen und ein Backblech mit Alufolie oder Backpapier auslegen. Die halbierten Pflaumen auf das Backblech legen, mit geschmolzenem Ghee beträufeln und mit Salz und Pfeffer bestreuen. Die Pflaumen etwa 30 Minuten lang backen, bis sie weich sind. Aus dem Ofen nehmen und abkühlen lassen. Fruchtfleisch von der Schale trennen – sie kann bitter sein – und in eine mittelgroße Schüssel geben. Die Pflaumen mit einer Gabel leicht zerdrücken, sodass eine Fruchtsoße entsteht.

Die Schweinelende aus der Lake nehmen. Die Flüssigkeit entsorgen und das Fleisch mit einem Küchenpapier trocken tupfen. Das Backblech mit frischer Alufolie bzw. frischem Backpapier auslegen. Nun die Schweinelende mit Ingwer und Koriander einreiben. In einer Pfanne bei starker Hitze mit 1 EL Ghee auf jeder Seite 3 Minuten lang scharf anbraten. Dann das Fleisch auf das Backblech legen und im Ofen etwa 20 Minuten lang bei 160°C garen, bis es durch ist und klarer Saft austritt. Am besten prüft man mit einem Fleischthermometer, ob die Lende durch ist – so verhindert man, dass sie zu lange im Ofen gart.

Fleisch aufschneiden und mit der Pflaumen-Soße und Kräutern garniert servieren.

GESAMTE MAKRONÄHRSTOFFE (IN GRAMM PRO PORTION)

EIWEIß	34 g
FETT	14 g
GESAMTKOHLENHYDRATE	33 g
NETTOKOHLENHYDRATE	31 g

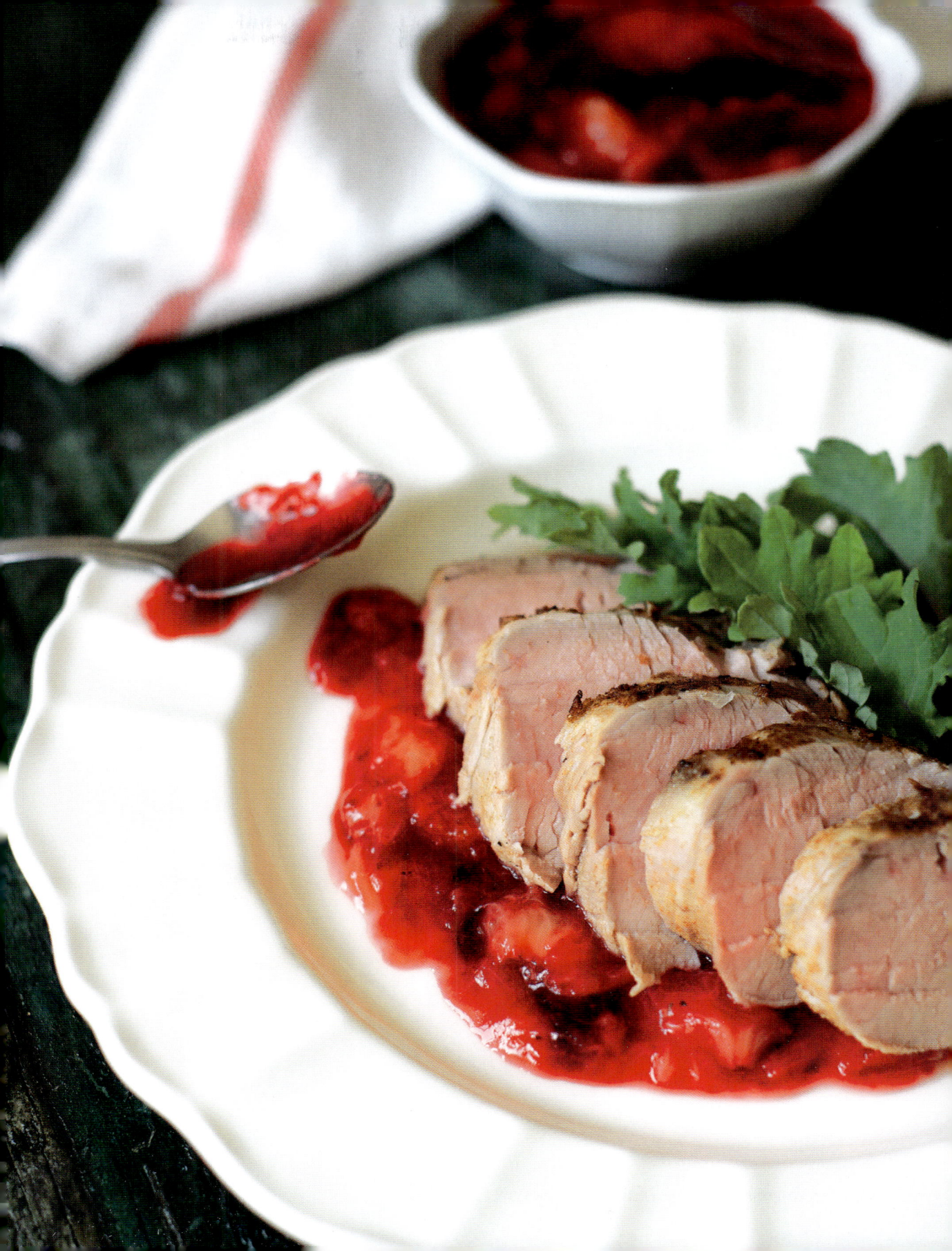

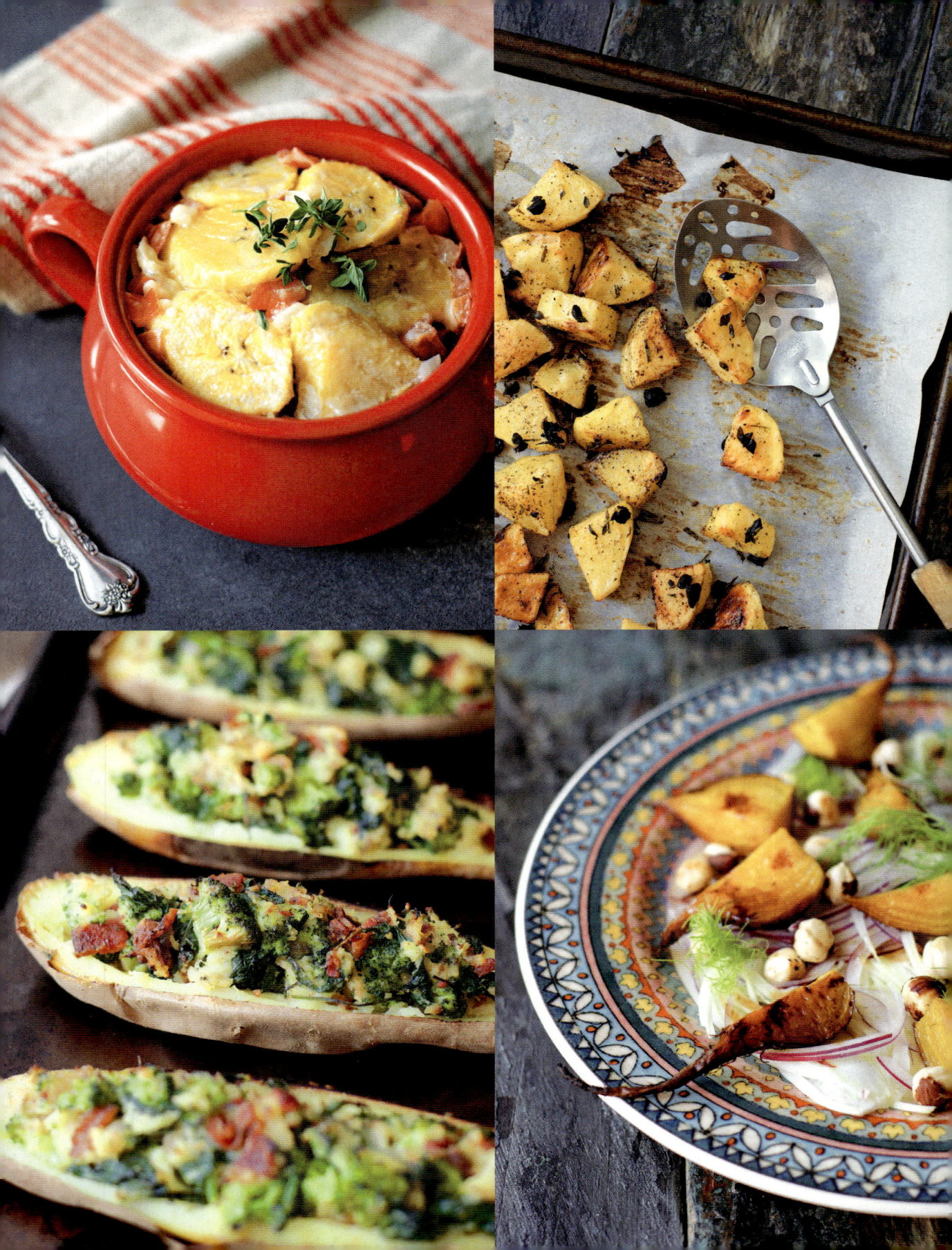

KAPITEL VIER

KOHLENHYDRAT-REICHE BEILAGEN FÜR DIE OPTIMALE REGENERATION

Von allen Makronährstoffen werden Kohlenhydrate vermutlich am häufigsten verkannt. Ihre vornehmste und wichtigste Aufgabe besteht darin, Energie zu liefern. Konsumiert man sie jedoch im Übermaß – vor allem in Form von Zuckern und verarbeiteten, raffinierten Getreideprodukten, wie sie typisch für die Ernährung der Industrieländer sind –, führt dies oftmals zu Problemen. Aus diesem Grund gehören Getreide und zugesetzter Zucker nicht zu den Grundlagen der Paläo-Ernährung. Es ist von entscheidender Bedeutung, die richtige Balance zu finden: Einerseits ist eine angemessene Kohlenhydrataufnahme für das Training wichtig, da dadurch der Energiespeicher aufgefüllt wird. Gleichzeitig gilt es jedoch die Probleme zu vermeiden, die mit Getreide und raffiniertem Zucker verbunden sind.

Um die genau richtigen Mengen an Kohlenhydraten aufzunehmen, sollten Sie viel Gemüse – sowohl stärkehaltiges als auch grünes – und eine gewisse Menge Obst essen. Wenn Sie hart trainieren, verleiben Sie sich nach dem Workout eine großzügige Menge an Kohlenhydraten und Eiweiß ein: Das ist der beste Weg, um die verbrauchte Energie rasch aufzufüllen und den Erholungsprozess anzustoßen. Falls es beim Training nicht mehr richtig vorangeht, überprüfen Sie Ihre tägliche Kohlenhydratzufuhr und steigern Sie diese eventuell ein wenig. Wer ohne ausreichende Versorgung mit Kohlenhydraten trainiert, hält nur eine begrenzte Zeit durch.

In diesem Buch werden ein paar Kohlenhydratquellen genannt, die von den Empfehlungen mancher Experten für Paläo-Ernährung abweichen – insbesondere geht es dabei um Kartoffeln und weißen Reis. Diese beiden Quellen für stärkereiche, dichte Kohlenhydrate stellen für sportliche, leistungsorientierte Menschen gute Optionen dar, um ihr Energiereservoir aufzufüllen, sind jedoch vielleicht nicht für jeden geeignet, der sich nach der Steinzeitdiät ernährt. Insbesondere diejenigen, die noch an der Optimierung ihrer Blutzuckerwerte arbeiten oder keine Nachtschattengewächse vertragen, sollten auf Kartoffeln verzichten. Im Gegensatz dazu betrachten viele den weißen Reis, der zwar zu den Getreiden gehört, aber kein Gluten enthält, als unbedenkliche Quelle für Stärke. Integrieren Sie diese Produkte versuchsweise in Ihren Speiseplan – wenn es nicht funktioniert, ist es kein Problem, wieder darauf zu verzichten.

Um eine ausgewogene Mahlzeit zusammenzustellen, kombinieren Sie die in diesem Kapitel vorgestellten Rezepte mit denen aus Kapitel 3 (Proteinreiche Mahlzeiten zum Aufbau von Kraft und Stärke) und servieren als Ergänzung zusätzlich grünes Gemüse oder Früchte plus ein wenig gesunde Fette.

GEBACKENE YUCA-CHIPS
DIE EINFACHSTE ART, YUCA ZUZUBEREITEN

Wenn es um den Kohlenhydratgehalt eines Gemüses geht, steht die Yuca ganz weit vorn. Ob man sie nun Yuca, Maniok, Tapioka oder Kassava nennt – es handelt sich immer um die gleiche Nutzpflanze. Man kann sie auf sehr verschiedene Arten zubereiten; in vielen Kulturen wird sie gekocht und zu einer Art Brei verarbeitet. Der einzige Haken dabei besteht darin, dass die Yuca bei der Zubereitung sehr klebrig wird und schwer zu verarbeiten ist. Nachdem ich für dieses Buch verschiedene Rezepte ausprobiert hatte, habe ich mich für das hier vorgestellte entschieden, da es so einfach ist und weder spezielle Küchengeräte noch Geduld im Übermaß erfordert.

ERGIBT 3 BIS 4 PORTIONEN

- 900 g Yuca, geschält
- 2 EL geschmolzenes Ghee
- 1 TL geräuchertes Paprikapulver (Räucherpaprika)
- 1 TL Zwiebelpulver
- 1 TL Meersalz
- 1/2 TL schwarzer Pfeffer

Ofen auf 200 °C vorheizen und zwei Backbleche mit Alufolie oder Backpapier auslegen.

Die Yuca in mundgerechte Stücke in der Größe von Fritten zerkleinern. Nicht zu dünn schneiden, sonst trocknen sie aus und werden hart. Die Yuca-Chips auf die beiden Backbleche verteilen, mit geschmolzenem Ghee beträufeln und mit den Gewürzen sowie Salz bestreuen. Die Chips hin- und herwälzen, bis sie von allen Seiten gewürzt sind.

Die Yuca-Chips 20 bis 25 Minuten lang backen, bis die Stücke innen weich und an den Kanten leicht gebräunt, aber nicht verbrannt sind. Damit sie gleichmäßig bräunen, mindestens einmal im Ofen wenden.

GESAMTE MAKRONÄHRSTOFFE (IN GRAMM PRO PORTION)	
EIWEISS	3 g
FETT	8 g
GESAMTKOHLENHYDRATE	87 g
NETTOKOHLENHYDRATE	83 g

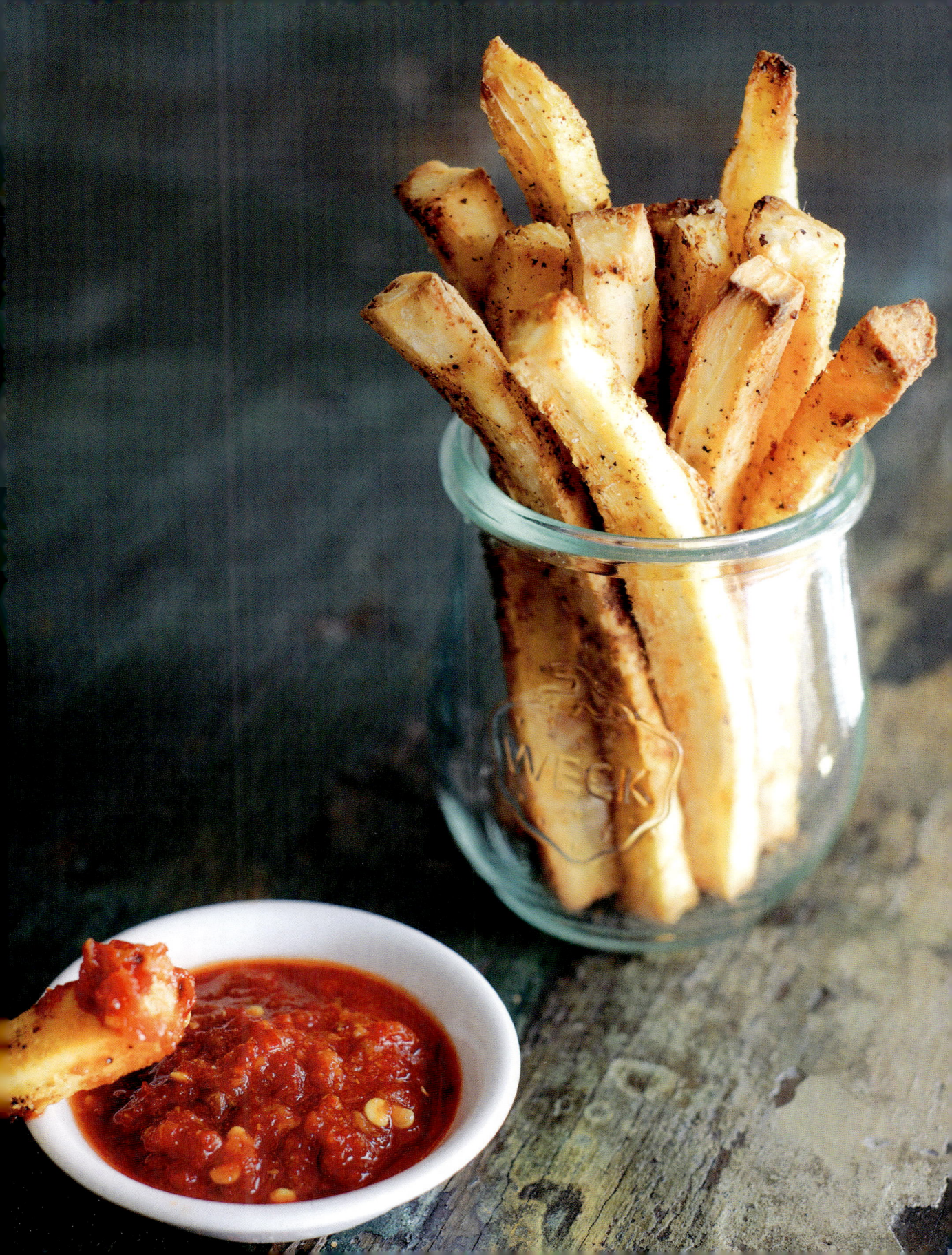

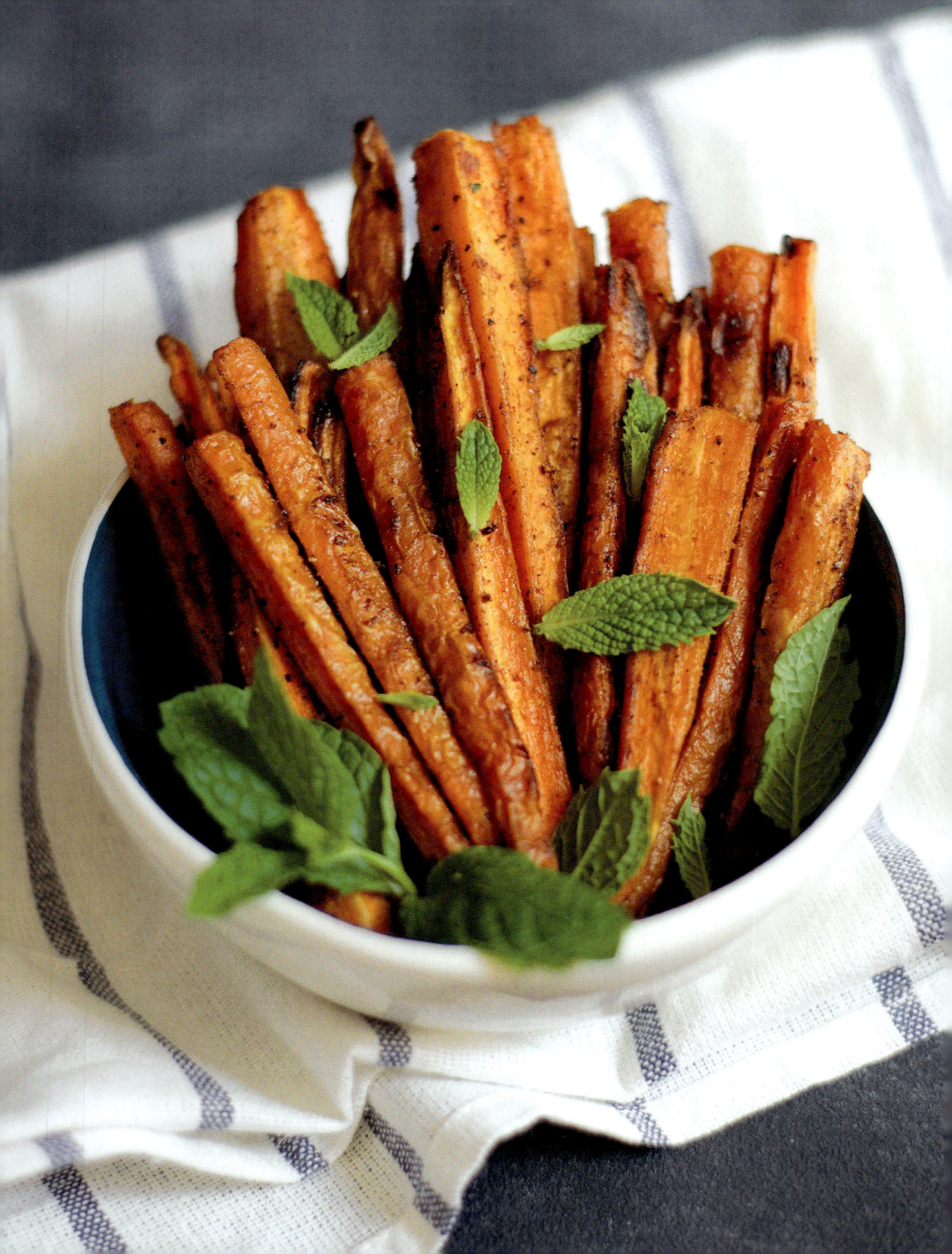

ZIMT-MÖHREN AUS DEM OFEN

EIN UNGEWÖHNLICHER WEG, UM AUS MÖHREN EINE KÖSTLICHKEIT ZU MACHEN

Die bescheidene Möhre gibt ein fantastisches Wurzelgemüse ab, das wegen seines hohen Gehaltes an Betacarotin bekannt ist. Zudem tragen Möhren auf preiswerte Art und Weise und ohne Aufwand zu einer gesteigerten Kohlenhydrataufnahme bei. Schneidet man sie in dünne Chips und röstet sie zusammen mit warmem Zimt und Kreuzkümmel, wird daraus eine köstliche Beilage, die jedes Mahl aufwertet.

ERGIBT 2 PORTIONEN

6 Möhren (ca. 450 g), geputzt und ohne Blattansätze
1 EL Avocadoöl
1/2 TL Zimt
1/2 TL gemahlener Kreuzkümmel
1/4 TL Meersalz
1/4 TL schwarzer Pfeffer

Ofen auf 200 °C vorheizen und ein Backblech mit Alufolie oder Backpapier auslegen.

Die Möhren in gleichmäßige Stücke schneiden. Dazu die Möhren zunächst der Länge nach halbieren. Anschießend die Hälften quer in gleich große Chips zerteilen – sie sollten annähernd dieselbe Größe haben, damit sie zur gleichen Zeit gar werden.

Die Möhren-Chips auf dem Backblech verteilen, mit Avocadoöl beträufeln und mit den Gewürzen sowie Salz bestreuen. Die Chips mit den Händen hin- und herwälzen, bis sie von allen Seiten gewürzt sind.

Die Möhren im Ofen 8 bis 10 Minuten lang backen, bis sie sich hellbraun gefärbt haben und an den Rändern knusprig sind.

GESAMTE MAKRONÄHRSTOFFE (IN GRAMM PRO PORTION)

EIWEISS	2 g
FETT	7 g
GESAMTKOHLENHYDRATE	21 g
NETTOKOHLENHYDRATE	15 g

LOTUS-CHIPS MIT CURRY
KNACKIG, KNUSPRIG UND ÜBERRASCHEND REICH AN KOHLENHYDRATEN

Eins meiner Anliegen in diesem Kochbuch ist es, Ihnen einige interessante und neue Kohlenhydratquellen vorzustellen, die in die Paläo-Ernährung passen. Lotus wird in der asiatischen Küche häufig verwendet und schmeckt in gekochtem Zustand so ähnlich wie Kartoffeln. (Wenn Sie empfindlich auf Nachtschattengewächse reagieren, zu denen die Kartoffel gehört, könnte dies für Sie eine Möglichkeit sein, den vertrauten Geschmack ohne die damit verbundenen Nachteile zu genießen.) 60 g Lotus liefern rund 10 g Kohlenhydrate. In diesem Rezept habe ich die Lotuswurzeln dünn geschnitten – am gleichmäßigsten gelingt dies mit einem Gemüsehobel –, leicht in Kokosöl angebraten und mit Meersalz und scharfem Currypulver gewürzt. Was das Würzen angeht, sind Ihrer Fantasie jedoch keine Grenzen gesetzt.

ERGIBT 2 PORTIONEN

Saft von 1/2 Zitrone
340 g Lotuswurzeln
1/3 Tasse Kokosöl
1 TL Meersalz
1 TL scharfes Currypulver

Eine mittelgroße Schüssel mit Wasser füllen und den Saft einer halben Zitrone zufügen. Die Lotuswurzeln waschen und anschließend mit einem sehr scharfen Messer oder einem Küchenhobel in 3 mm dicke Scheiben schneiden. In das Zitronenwasser geben und mindestens 5 Minuten lang ziehen lassen – dadurch verhindert man, dass sie braun werden. Die Lotusscheiben herausnehmen und auf Küchenpapier trocknen lassen.

Einen großen Teller mit Küchenpapier auslegen und Salz und Currypulver bereitstellen. Nun eine große Bratpfanne – am besten aus Gusseisen – auf mittlerer Stufe erhitzen und das Kokosöl zufügen. Das Öl erhitzen, bis es sehr heiß ist, aber noch nicht raucht. Nun die Lotuswurzelscheiben portionsweise etwa 3 bis 4 Minuten lang braten, bis sie knusprig und an den Rändern braun sind. Darauf achten, dass sich die Scheiben in der Pfanne nicht überlappen. Aus der Pfanne nehmen und zum Abtropfen auf das Küchenpapier legen. Sofort nach dem Braten mit Meersalz und Currypulver bestreuen.

Am knusprigsten sind sie ganz frisch zubereitet.

Lotuswurzeln kaufen Sie am besten im Asia-Laden.

GESAMTE MAKRONÄHRSTOFFE (IN GRAMM PRO PORTION)	
EIWEISS	4 g
FETT	36 g
GESAMTKOHLENHYDRATE	24 g
NETTOKOHLENHYDRATE	17 g

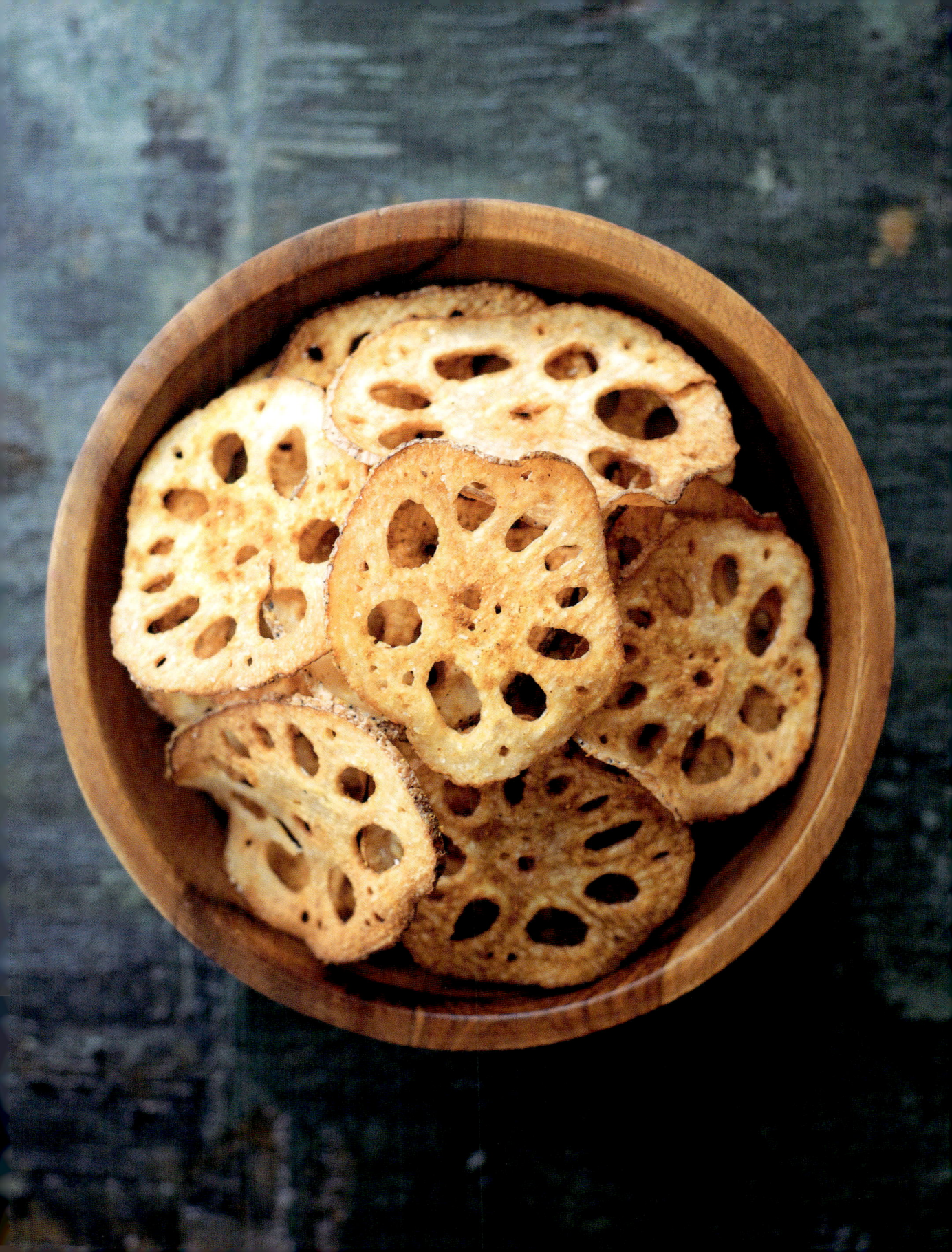

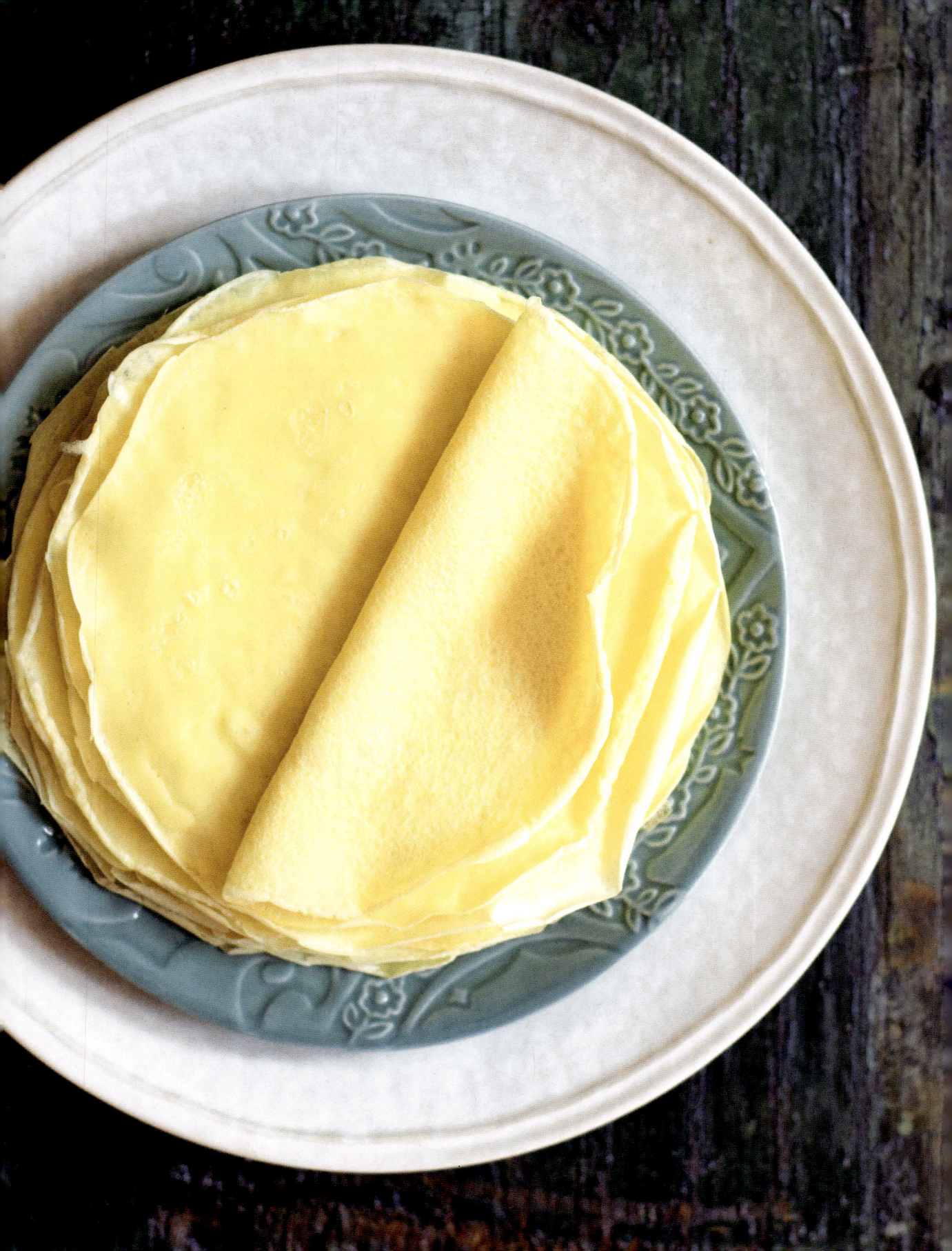

FÜNF-MINUTEN-TORTILLAS

LECKERE VERPACKUNG FÜR ALLE FÄLLE, DIE IHRE BEGEISTERUNG FÜR BURRITOS WIEDER AUFLEBEN LÄSST

Fingerfood ist superbequem für jeden Sportler, doch wenn Sie sich der Paläo-Ernährung verschrieben haben, kommen aus Mehl und Mais gefertigte Tortillas für Sie nicht mehr infrage, da diese entzündungsförderndes Getreide enthalten. Viele der glutenfreien Varianten, die ich ausprobiert habe, fallen auseinander und lassen sich weder rollen noch falten – deshalb setzte ich mir in den Kopf, eine robustere Version zu entwickeln. Dabei herausgekommen ist eine weiche, flexible Tortilla, die sich ohne Probleme einfrieren wie auftauen lässt. Werden Sie kreativ und wandeln Sie das Grundrezept zu süßen oder pikanten Crêpes ab!

ERGIBT 5 BIS 6 TORTILLAS (20 CM DURCHMESSER)

4 große Eier
2 TL geschmolzenes Ghee
2 EL Wasser
3 EL Pfeilwurz- oder Tapiokamehl (ca. 65 g)
2 TL Kokosnussmehl
1 Prise Meersalz

Die Eier aufschlagen und in eine mittelgroße Schüssel geben. Mit dem geschmolzenen Ghee und dem Wasser verquirlen, dann die trockenen Zutaten – Pfeilwurzmehl, Kokosnussmehl und Salz – zugeben und alles gut miteinander verschlagen, damit sich die Zutaten verbinden.

Eine kleine *ungefettete* antihaftbeschichtete Pfanne mit 20 cm Durchmesser auf mittlerer Stufe erhitzen. Mit einer Schöpfkelle etwa 60 ml Teig abnehmen, in die Pfanne geben und sofort gleichmäßig auf dem Pfannenboden verteilen. Wenden, wenn sich die Tortilla am Rand zu wellen beginnt. Auf jeder Seite 1 Minute lang braten.

Sollen die Tortillas für eine spätere Verwendung aufgehoben werden, komplett auskühlen lassen und in einem Plastikbeutel oder einem luftdichten Glasbehälter aufbewahren.

Möchten Sie Crêpes für ein süßes Dessert backen, dem Teig 1/2 TL Vanille zufügen.

GESAMTE MAKRONÄHRSTOFFE (IN GRAMM PRO PORTION)	
EIWEISS	4 g
FETT	5 g
GESAMTKOHLENHYDRATE	10 g
NETTOKOHLENHYDRATE	9 g

KÜCHLEIN AUS KOCHBANANEN

MANCHMAL HAT MAN EINFACH LUST AUF GLUTENFREIES GEBÄCK

Was das paläo-gerechte Backen angeht, bin ich für meine Zurückhaltung bekannt, doch dieses Rezept entstand in meiner Küche wie von selbst – eines Tages, als ich Lust auf Eier Benedikt bekam. Da ich das vorgefertigte glutenfreie Backwerk nicht mag, beschloss ich zu experimentieren, und zwar mit den grünen Kochbananen auf meiner Küchenablage. Das Ergebnis ist ein Küchlein von dichter Konsistenz, dass sich perfekt aufschneiden und mit pochierten Eiern und ein wenig Sauce Hollandaise auf Ghee-Basis anrichten lässt.

ERGIBT 6 PORTIONEN

- 3 große Eier
- 2 grüne Kochbananen, geschält und zerkleinert
- 1 EL Kokosöl
- 1 TL Backpulver
- 1 EL Mandelmehl
- 2 TL Kokosnussmehl
- 3/4 TL Meersalz

Ofen auf 180 °C vorheizen und ein Backblech mit Backpapier auslegen.

Alle Zutaten in einen Hochgeschwindigkeitsmixer oder eine Küchenmaschine geben und so lange durcharbeiten, bis ein glatter, dickflüssiger Teig entstanden ist. Mit einer Schöpfkelle Portionen von jeweils etwa 60 ml Teig abnehmen und auf das Backblech setzen. Die Küchlein 12 bis 15 Minuten im Ofen backen. Sie sind fertig, wenn ein in die Mitte der Küchlein gestecktes Messer sauber wieder herauskommt.

Abkühlen lassen und essen!

Krönen Sie die Küchlein für eine paläo-gerechte Eier-Benedikt-Variante mit Eiern und Sauce Hollandaise.

GESAMTE MAKRONÄHRSTOFFE (IN GRAMM PRO PORTION)	
EIWEISS	5 g
FETT	5 g
GESAMTKOHLENHYDRATE	20 g
NETTOKOHLENHYDRATE	18 g

IM OFEN GERÖSTETER TOPINAMBUR

KÖSTLICHE KNOLLEN, EINFACH MIT KNOBLAUCH UND KRÄUTERN GEBACKEN

Es ist gut möglich, dass Sie noch niemals Topinambur gegessen haben. Diese kleinen Knollen, die auch unter dem Namen Jerusalem-Artischocken bekannt sind, weisen große Mengen des Kohlenhydrats Inulin auf. Bei den Knollen handelt es sich um die wurzelähnlichen Speicherorgane der Pflanze. Topinambur hat eine gewisse Ähnlichkeit mit Ingwer und besitzt eine dünne, essbare Haut.

ERGIBT 4 PORTIONEN

450 g Topinambur, gewaschen und geviertelt
2 TL Avocadoöl
2 Knoblauchzehen, fein gehackt
4 Zweige Thymian
1/2 TL Meersalz
1/4 TL schwarzer Pfeffer

Ofen auf 200 °C vorheizen und ein Backblech mit Alufolie oder Backpapier auslegen. Die Topinamburknollen auf das Blech setzen, mit Avocadoöl beträufeln und mit Knoblauch, Thymian, Salz und Pfeffer bestreuen. Die Knollen mit den Händen hin- und herbewegen, bis sie rundum gewürzt sind.

Topinambur 15 bis 20 Minuten im Ofen backen, nach der Hälfte der Backzeit umdrehen. Die Knollen sind fertig, wenn sie so weich sind, dass man mit einer Gabel hineinstechen kann und sie sich an den Rändern hellbraun färben.

GESAMTE MAKRONÄHRSTOFFE (IN GRAMM PRO PORTION)	
EIWEIß	3 g
FETT	3 g
GESAMTKOHLENHYDRATE	23 g
NETTOKOHLENHYDRATE	20 g

IN KOKOSMILCH GESCHMORTE SÜSSKARTOFFELN

PALÄO-GERECHTE NERVENNAHRUNG IN CREMIGER KOKOS-SOSSE

Süßkartoffeln zu kochen kann ewig dauern – um das Prozedere zu beschleunigen, habe ich vor Kurzem angefangen, sie in der Pfanne zu schmoren. Dies ist eine wirklich einfache Methode, um den Süßkartoffeln eine goldbraune Kruste zu schenken. Dann gibt man Flüssigkeit dazu, schließt den Deckel und lässt das Essen durchgaren. Während der letzten paar Minuten nimmt man den Deckel ab und reduziert die Flüssigkeit zu einer richtig delikaten Soße! Süßkartoffeln stellen eine leckere und bezahlbare Quelle für nährstoffreiche Kohlenhydrate dar.

ERGIBT 4 PORTIONEN

1 EL Ghee

2 kleine orangefarbene Süßkartoffeln (ca. 450 g), geschält und gewürfelt

1 Tasse Kokosmilch

2 TL Zimt

1 TL Muskat

1/2 TL Meersalz

1/2 TL Pfeffer

Eine große Pfanne oder einen Schmortopf auf mittlerer bis hoher Stufe erhitzen und darin das Ghee erwärmen, bis es schmilzt und zu schimmern beginnt. Die Süßkartoffelwürfel in einer einzigen Lage in der Pfanne verteilen. Dies ist wichtig, denn wenn die Würfel übereinander zu liegen kommen, werden sie eher gedämpft als gebräunt und karamellisieren nicht. Die Süßkartoffeln auf jeder Seite etwa 2 Minuten braten, bis sie rundum goldbraun sind. Es macht nichts, wenn einige Stellen etwas weniger gebräunt sind.

Nun die Kokosmilch in die Pfanne gießen und alles mit Zimt, Muskat und Salz würzen. Die Mischung zum Kochen bringen, dann die Hitze auf niedrige Stufe zurückschalten und die Kartoffeln bei geschlossenem Deckel etwa 10 bis 15 Minuten leise köcheln lassen. Um zu prüfen, ob die Süßkartoffeln weich sind, mit einer Gabel hineinstechen.

Sind die Kartoffelwürfel durchgegart, den Deckel öffnen und die Kokos-Soße bei mittlerer bis starker Hitze einkochen. Damit nichts anbrennt, dabei häufig umrühren. Das Gericht ist fertig, wenn die Soße stark angedickt ist. Mit Salz und Pfeffer abschmecken.

GESAMTE MAKRONÄHRSTOFFE (IN GRAMM PRO PORTION)	
EIWEISS	3 g
FETT	18 g
GESAMTKOHLENHYDRATE	28 g
NETTOKOHLENHYDRATE	23 g

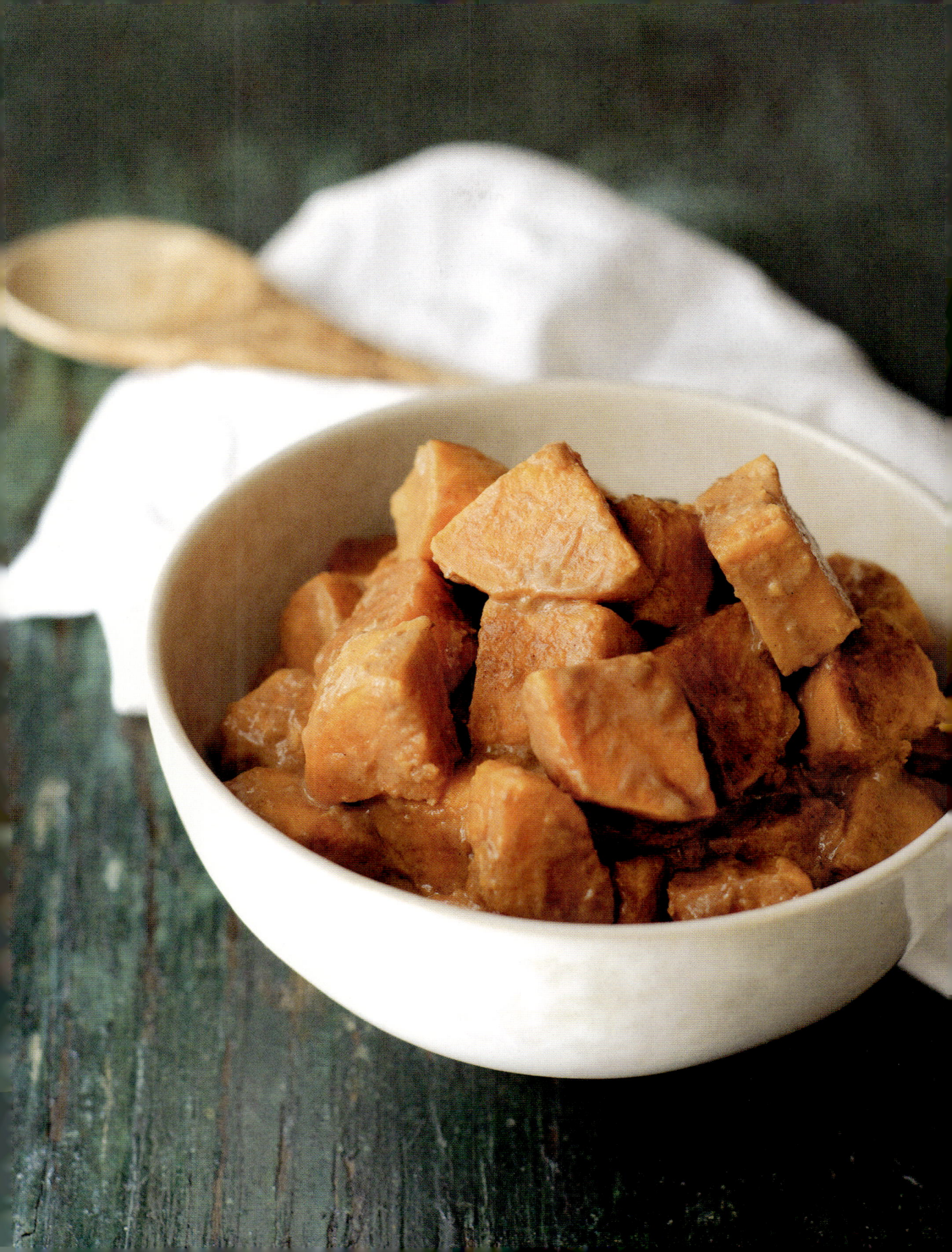

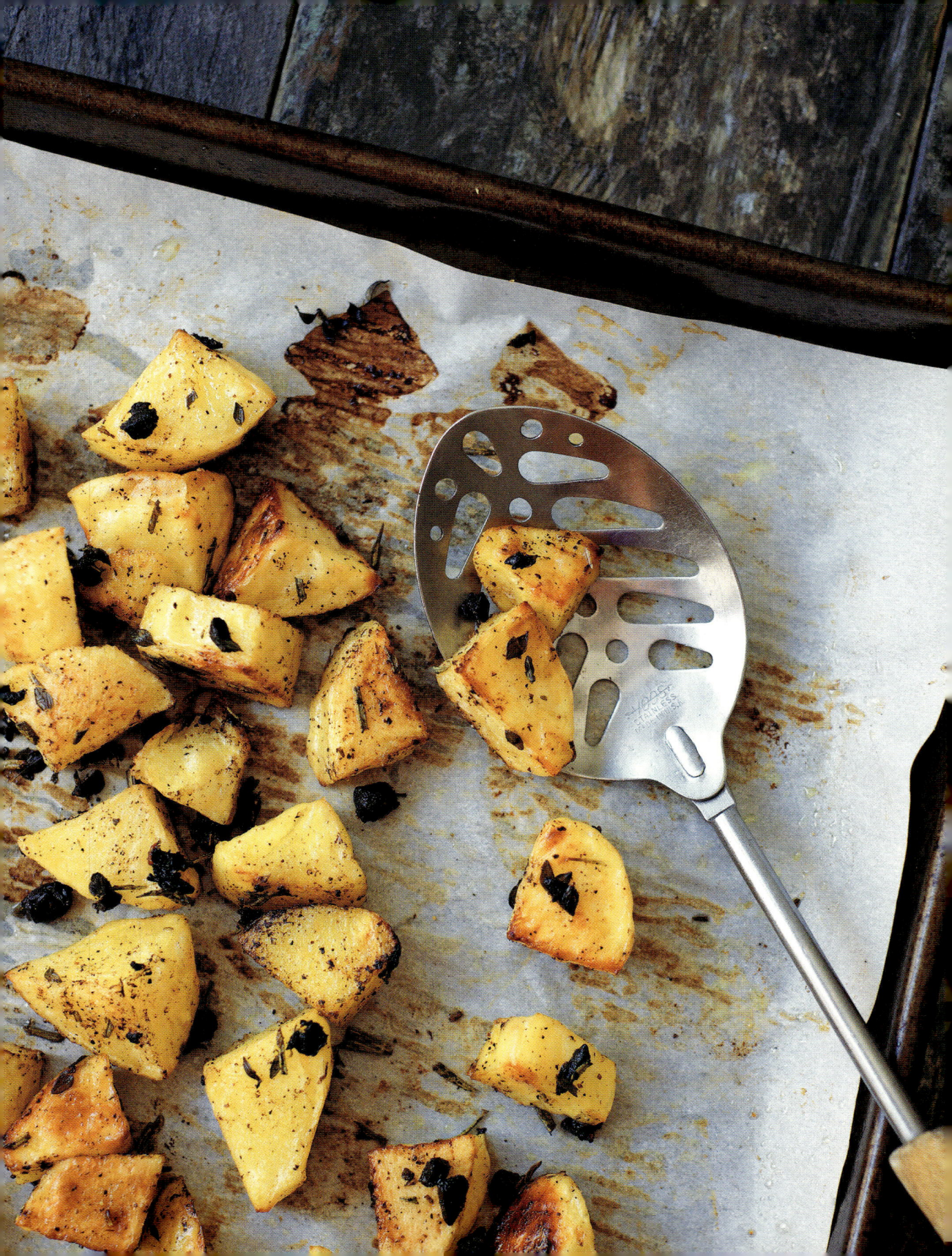

IN ENTENFETT GERÖSTETE KARTOFFELN MIT SCHWARZEM KNOBLAUCH

KARTOFFELN SIND WIEDER AUF DER SPEISEKARTE ANGEKOMMEN

Aus Gründen, die ihnen selbst nicht ganz klar waren, haben die meisten Paläo-Anhänger lange Zeit auf Kartoffeln verzichtet – so waren eben die Regeln. De facto gibt es aber für Sie keinen vernünftigen Grund, Kartoffeln vom Speisezettel zu verbannen, solange Ihre Blutzuckerregulierung funktioniert, Ihre Körperzusammensetzung in Ordnung ist und Sie Nachtschattengewächse gut vertragen. Tatsächlich stellen Kartoffeln eine gute Quelle für Glukose und verschiedene Spurenelemente wie etwa Kalium und Vitamin C dar. Auf jeden Fall sollte man sie jedoch schälen, da die darin vorkommenden Anti-Nährstoffe überwiegend in der Schale zu finden sind. Schwarzer Knoblauch ist auf natürliche Art fermentiert und besitzt einen süßlichen, milden Geschmack.

ERGIBT 4 PORTIONEN

- 900 g Salat-Kartoffeln, geschält und gewürfelt
- 4 Zweige frischer Thymian, Blättchen abstreifen
- 1 Zweig frischer Rosmarin, Blättchen abstreifen und hacken
- 1 TL Meersalz
- 1/2 TL schwarzer Pfeffer
- 2 EL ausgelassenes Entenfett, geschmolzen
- 4 schwarze Knoblauchzehen, fein gehackt

Ofen auf 200 °C vorheizen und ein Backblech mit Alufolie oder Backpapier auslegen. Die Kartoffelwürfel zusammen mit Thymian, Rosmarin, Salz und Pfeffer auf das Blech geben und alles gleichmäßig mit dem geschmolzenen Entenfett beträufeln. Kartoffeln mit den Händen hin- und herwälzen, um sie gleichmäßig zu würzen, dann in einer einzigen Lage ausbreiten. Rund 45 bis 50 Minuten im Ofen backen, bis die Kartoffelwürfel goldbraun sind. Alle 15 Minuten wenden, damit sie gleichmäßig bräunen. Während der letzten 10 Minuten der Backzeit mit dem schwarzen Knoblauch bestreuen.

Können Sie keinen schwarzen Knoblauch bekommen, nehmen Sie stattdessen 2 Zehen normalen Knoblauch.

GESAMTE MAKRONÄHRSTOFFE (IN GRAMM PRO PORTION)	
EIWEIß	6 g
FETT	6 g
GESAMTKOHLENHYDRATE	41 g
NETTOKOHLENHYDRATE	38 g

GEBRATENER SÜSSKARTOFFEL-SALAT

LECKERE ABWANDLUNG DES KLASSISCHEN KARTOFFELSALATS

Kartoffelsalat zählt zu den zeitlosen Beilagen, auf die viele Leute verzichten, wenn sie anfangen, sich nach der Paläo-Diät zu ernähren. Mit ein paar simplen Änderungen verhelfe ich dem Kartoffelsalat wieder auf die Speisekarte zurück, und zwar mit erhöhter Nährstoffdichte. Süßkartoffeln eignen sich dank ihres Kohlenhydratgehalts gut dazu, die Glykogenspeicher aufzufüllen, und die Chipotle-Mayo strotzt vor gesunden Fetten.

ERGIBT 4 PORTIONEN

2 kleine orangefarbene Süßkartoffeln (ca. 450 g)

3 Frühlingszwiebeln (ca. 60 g), weiße und hellgrüne Teile fein geschnitten verwenden

3 EL Geräucherte Chipotle-Mayo (Seite 209)

1/2 TL Meersalz

1/4 TL schwarzer Pfeffer

3 Streifen gerösteter Speck, zerkrümelt

3 EL frischer Schnittlauch, gehackt

Ofen auf 220 °C vorheizen und ein Backblech mit Alufolie oder Backpapier auslegen. Die Süßkartoffeln waschen und auf das Backblech legen. Rund 1 Stunde lang im Ofen rösten, bis man sie leicht mit einem scharfen Messer durchstechen kann. Aus dem Ofen nehmen und abkühlen lassen. Die Süßkartoffeln anschließend schälen und in große Würfel schneiden.

Geröstete Süßkartoffeln zusammen mit Frühlingszwiebeln, Chipotle-Mayo, Salz und Pfeffer in eine große Schüssel geben. Alles vorsichtig so lange miteinander vermischen, bis die Kartoffelwürfel gleichmäßig mit der Mayo überzogen sind, aber nicht auseinanderfallen. Vor dem Servieren mit knusprigem Speck und gehacktem Schnittlauch bestreuen.

Nehmen Sie eventuell normale Kartoffeln anstelle der Süßkartoffeln.

GESAMTE MAKRONÄHRSTOFFE (IN GRAMM PRO PORTION)	
EIWEISS	3 g
FETT	12 g
GESAMTKOHLENHYDRATE	21 g
NETTOKOHLENHYDRATE	18 g

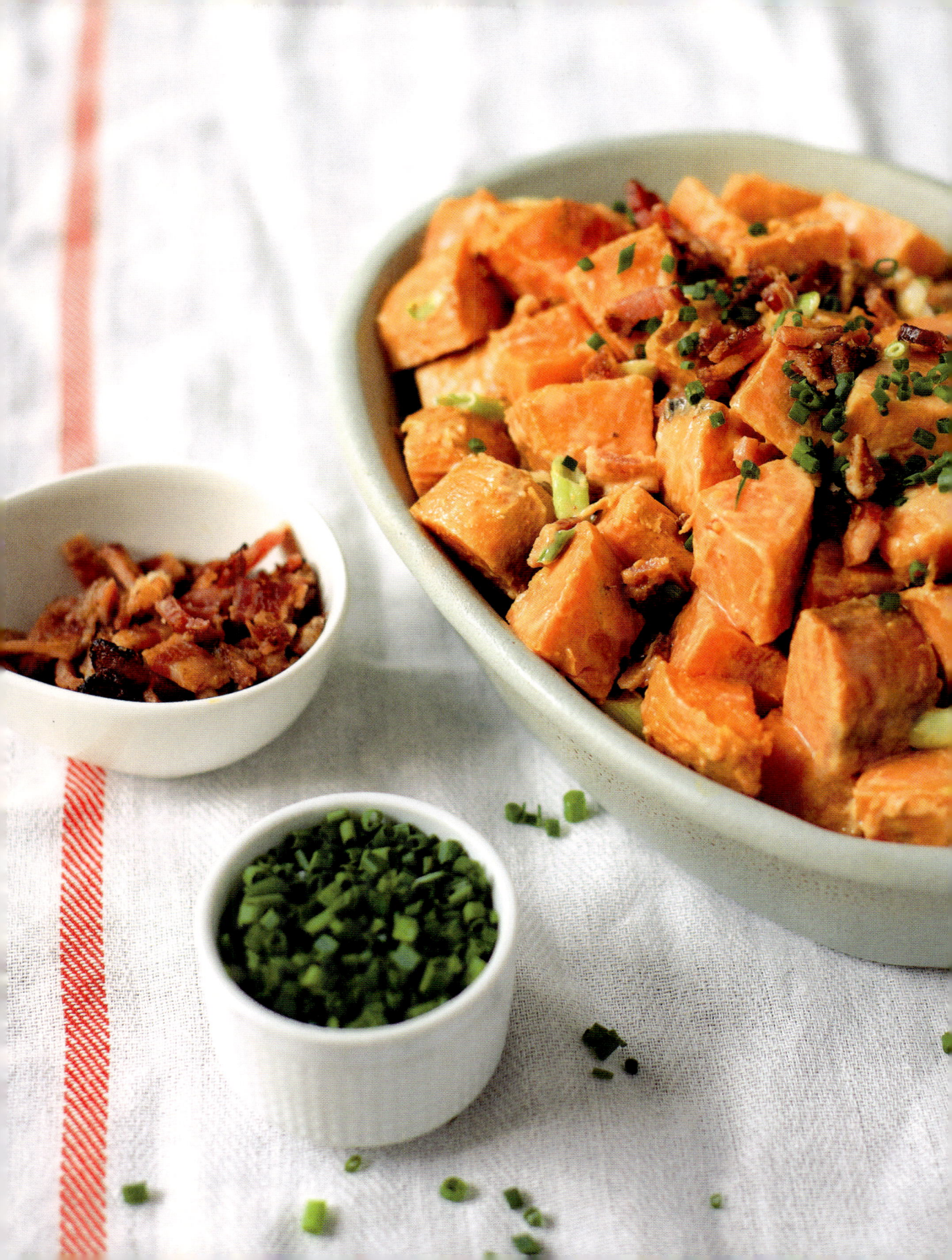

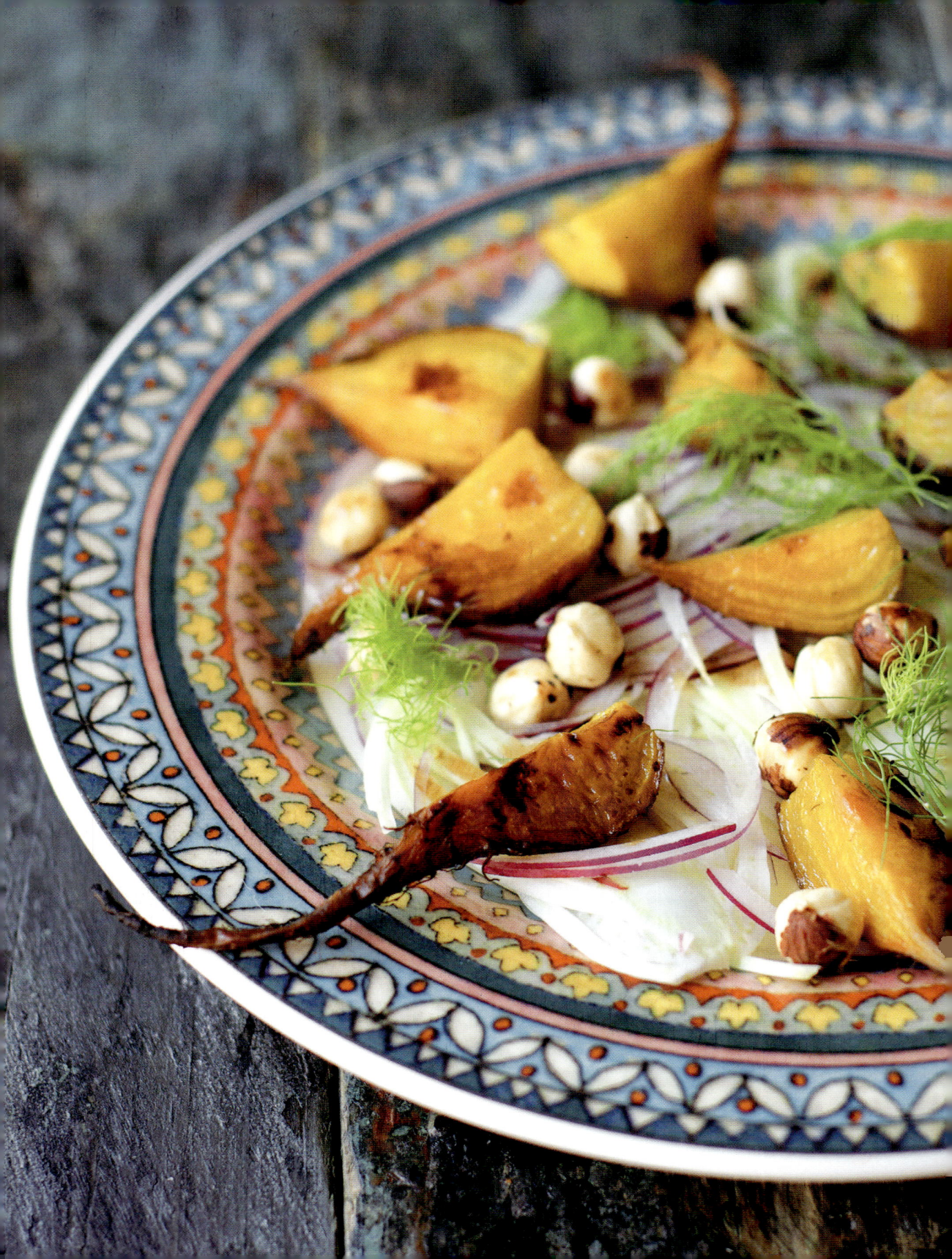

GELBE-BETE-FENCHEL-SALAT MIT GERÖSTETEN HASELNÜSSEN

SCHMACKHAFTE BEILAGE ZU JEDER MAHLZEIT

Beten gehören zu meinen kohlenhydratreichen Lieblingsgemüsen. Werden sie geröstet, kommt ihre natürliche Süße voll zur Geltung. Bei dieser Beilage wird Gelbe Bete geröstet und mit frischem Fenchel kombiniert. Der Anisgeschmack des Fenchels gleicht die Süße der Beten aus. Ich runde den Salat mit gerösteten Haselnüssen – aufgrund ihres geringen entzündungsfördernden Omega-6-Gehaltes zählen sie zu den besten Nüssen – und einem Spritzer Essig und Öl ab.

ERGIBT 4 PORTIONEN

- 450 g Gelbe Bete, gewaschen und ohne Blattansätze
- 1 EL Avocadoöl
- 1/4 TL Meersalz
- 1/4 TL schwarzer Pfeffer
- 1 großer Fenchel (ca. 340 g)
- 40 g ungeröstete Haselnüsse
- 1/4 rote Zwiebel, sehr dünn geschnitten
- 1 EL Balsamico
- 1 EL Olivenöl
- 1 Prise Meersalz
- 1 Prise schwarzer Pfeffer

Ofen auf 200 °C vorheizen und ein Backblech mit Alufolie oder Backpapier auslegen. Die Beten in ungefähr 2 cm dicke Stücke schneiden. Auf das Backblech legen, mit Avocadoöl beträufeln und mit Salz und Pfeffer bestreuen. Die Stücke mit den Händen hin- und herwälzen, damit die Bete gleichmäßig mit den Gewürzen überzogen wird. Etwa 15 bis 20 Minuten im Ofen backen, dabei die Beten nach der Hälfte der Garzeit einmal wenden. Sie sind weich, wenn sich eine Gabel gut hineinstechen lässt. Aus dem Ofen nehmen, beiseitestellen und abkühlen lassen.

Unterdessen die anderen Salatbestandteile zubereiten. Das Fenchelgrün abschneiden und für die Garnitur beiseitelegen. Den Fenchel in Viertel schneiden, dabei den harten Strunk entfernen und entsorgen. Nun den Fenchel in dünne Scheiben schneiden. Die Haselnüsse unter häufigem Wenden in einer kleinen Pfanne ohne Öl bei mittlerer Hitze etwa 5 Minuten lang rösten. Dabei die Pfanne im Auge behalten, da die Nüsse leicht anbrennen.

Um den Salat zu Tisch zu bringen, die geröstete Bete, den Fenchel, die rote Zwiebel und die Haselnüsse nebeneinander auf einer Salatplatte anrichten. Mit Balsamico und Olivenöl beträufeln, mit einer Prise Salz und Pfeffer bestreuen und mit dem Fenchelgrün garnieren.

GESAMTE MAKRONÄHRSTOFFE (IN GRAMM PRO PORTION)

EIWEISS	4 g
FETT	13 g
GESAMTKOHLENHYDRATE	16 g
NETTOKOHLENHYDRATE	10 g

GERÖSTETE BUTTERNUSS-MÖHREN-SUPPE

WÄRMT AN FROSTIGEN TAGEN

Suppe zu servieren ist eine meiner bevorzugten Methoden, um zusätzliches Gemüse in meinen täglichen Speiseplan zu schmuggeln, und die hier vorgestellte ist super lecker. Butternusskürbis hat im Herbst und Winter Saison, und mitunter findet man auf dem Markt bereits geschälte und in Würfel geschnittene Ware, wodurch die Zubereitung noch schneller wird. Butternusskürbis ist reich an Vitamin A und C und liefert pro 100 g Kürbisfleisch eine Nettokohlenhydratmenge von 10 g. Wird er geröstet und mit Möhren, Ingwer und Kurkuma kombiniert, entsteht eine nährstoffreiche und sättigende Suppe. Mischt man zerkleinertes Hühnerfleisch unter, steigert man den Proteingehalt und bekommt eine komplette Mahlzeit.

ERGIBT 4 BIS 6 PORTIONEN

900 g Butternusskürbis, geschält, entkernt und gewürfelt

6 Möhren (ca. 450 g), gewaschen, ohne Blattansätze und gehackt

1 EL Avocadoöl

3/4 TL Meersalz

1/2 TL schwarzer Pfeffer

4 bis 5 Tassen Hühnerbrühe

2,5 cm langes Stück Ingwer, geschält und in Scheiben geschnitten

2,5 cm langes Stück Kurkuma, geschält und gehackt

1/2 TL Knoblauchpulver

1/2 TL Zwiebelpulver

Meersalz zum Abschmecken

Ofen auf 200 °C vorheizen und zwei Backbleche mit Alufolie oder Backpapier auslegen. Den gewürfelten Butternusskürbis auf dem einen Blech und die zerkleinerten Möhren auf dem anderen verteilen. Jedes Blech mit 1/2 EL Avocadoöl beträufeln und mit jeweils der Hälfte des Salzes und des Pfeffers bestreuen. Das Gemüse mit den Händen durcharbeiten, um die Gewürze zu verteilen, und in einer gleichmäßigen Schicht auslegen. Die Möhren etwa 25 bis 30 Minuten und den Butternusskürbis 30 bis 40 Minuten lang im Ofen backen, dabei das Gemüse wenigstens einmal wenden. Kürbis und Möhren nach dem Garen 10 Minuten lang auskühlen lassen.

Das geröstete Gemüse zusammen mit 4 Tassen Hühnerbrühe und den restlichen Zutaten in einen Hochgeschwindigkeitsmixer oder eine Küchenmaschine geben. Alles so lange verarbeiten, bis eine glatte Konsistenz entstanden ist. Eventuell muss dieser Schritt in zwei Durchgängen erfolgen – das hängt vom Fassungsvermögen des Mixers ab. Wenn die Suppe zu dick ist, nach persönlichem Geschmack mehr Brühe zufügen. Mit Salz abschmecken.

Die Suppe eignet sich gut zum Einfrieren und hält sich in diesem Zustand etwa 1 Monat lang.

GESAMTE MAKRONÄHRSTOFFE (IN GRAMM PRO PORTION)	
EIWEISS	6 g
FETT	4 g
GESAMTKOHLENHYDRATE	25 g
NETTOKOHLENHYDRATE	20 g

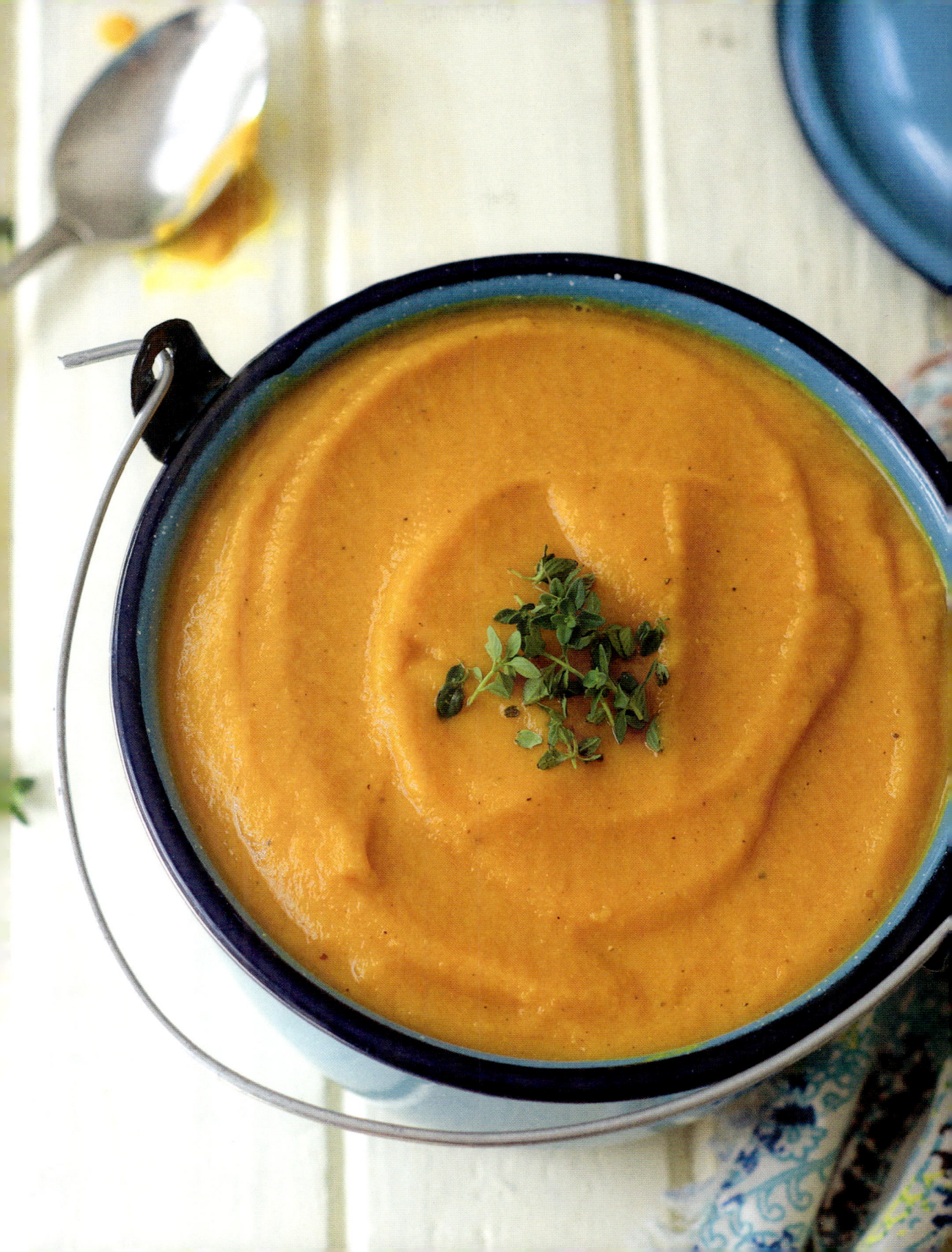

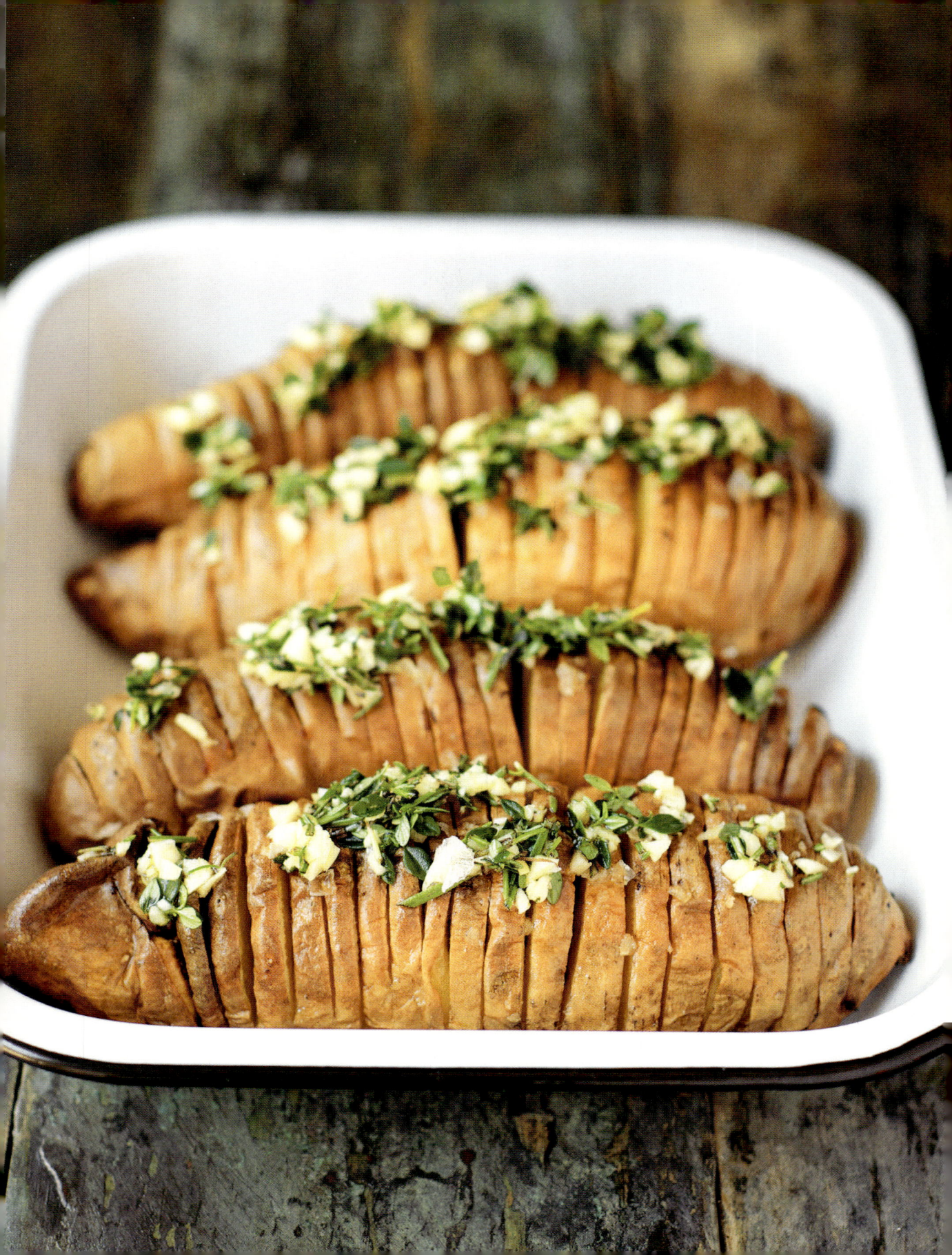

HASSELBACK-SÜSSKARTOFFELN MIT KRÄUTER-GHEE

KÖSTLICHE GERÖSTETE SÜSSKARTOFFELN MIT EINEM KLECKS GESUNDEN FETTES

Hasselback-Kartoffeln kommen ursprünglich aus Schweden und machen einfache geröstete Kartoffeln zu einer Köstlichkeit. Backt man sie im Ofen, werden sie durch die fächerförmigen Einschnitte auf der Oberseite besonders knusprig und lecker. Krönen Sie diese Süßkartoffeln zur raffinierten Abrundung mit einer Buttermischung aus Ghee und frischen Kräutern.

ERGIBT 2 BIS 4 PORTIONEN

2 kleine weiße Süßkartoffeln (ca. 450 g)

1 EL geschmolzenes Ghee

1 TL Meersalz

2 EL Ghee

1 kleine Knoblauchzehe, fein gehackt

1 TL frisch gehackter Rosmarin, etwa 1 Zweig

1 TL frischer Thymian, etwa 5 Zweige

Ofen auf 200 °C vorheizen und ein Backblech mit Alufolie oder Backpapier auslegen. Die Schale der Süßkartoffeln gründlich schrubben. Mit einem sehr scharfen Messer die Süßkartoffeln mehrfach vertikal tief einschneiden – der Schnitt sollte etwa 0,5 cm über dem Boden der Kartoffel enden. Die Süßkartoffeln auf das Backblech legen, mit geschmolzenem Ghee bestreichen und mit Meersalz bestreuen. Etwa 60 bis 75 Minuten im Ofen rösten, bis sie weich sind.

Währenddessen das Kräuter-Ghee vorbereiten. Dazu in einer kleinen Schüssel Ghee, Knoblauch, Rosmarin und Thymian mit einem Löffel gut verrühren, bis eine glatte Konsistenz erreicht ist. Die Oberfläche der gerösteten heißen Süßkartoffeln mit der Ghee-Kräuter-Butter bestreichen.

Ersetzen Sie Süßkartoffeln durch normale Kartoffeln. In diesem Rezept können Sie die Schale ausnahmsweise mitessen, da sie so knusprig ist.

GESAMTE MAKRONÄHRSTOFFE (IN GRAMM PRO PORTION)	
EIWEISS	2 g
FETT	10 g
GESAMTKOHLENHYDRATE	21 g
NETTOKOHLENHYDRATE	19 g

CHINESISCHER FÜNF-GEWÜRZE-KABOCHA-KÜRBIS

IN WARME GEWÜRZE GEHÜLLTER GEBRATENER KÜRBIS

Das Chinesische Fünf-Gewürze-Pulver ist eine würzig-süße Mischung aus Zimt, Fenchel, Pfefferkörnern, Nelken und Sternanis. Man findet es relativ problemlos im Handel, doch wenn Sie abenteuerlustig sind, können Sie es auch selbst mischen und mahlen. Streut man es über Kabocha-Kürbis und backt ihn im Ofen, entsteht eine fantastische kohlenhydratreiche Beilage, die im Grunde mit jedem Gericht harmoniert. Kabocha ist eine Kürbissorte mit grüner Schale und dunkel-orangefarbenem Fleisch, das von der Konsistenz her an Süßkartoffeln erinnert. Aufgrund seiner Form ist es schwierig, ihn zu schälen, doch stellt das kein Problem dar: Seine Schale ist dünn und essbar.

ERGIBT 4 BIS 6 PORTIONEN

900 g Kabocha-Kürbis, halbiert und von den Kernen befreit
1 EL geschmolzenes Ghee
1 TL Chinesisches Fünf-Gewürze-Pulver
1/2 TL Meersalz
1/4 TL gemahlener Ingwer

Ofen auf 200 °C vorheizen und zwei Backbleche mit Alufolie oder Backpapier auslegen.

Die beiden Kürbishälften mit der Schnittseite nach unten auf ein stabiles Schneidbrett legen. Mit einem scharfen Messer in 1,3 cm breite Halbkreise schneiden. Die Kürbisscheiben auf die beiden Backbleche verteilen. Jedes Blech mit 1/2 EL Ghee beträufeln und mit jeweils der Hälfte des Fünf-Gewürze-Pulvers, des Meersalzes und des Ingwers bestreuen. Die Kürbisscheiben mit den Händen hin- und herwälzen, damit sich Ghee und Gewürze gut verteilen, und anschließend so auf die Backbleche platzieren, dass sie sich nicht überlappen.

Den Kürbis rund 45 Minuten im Ofen rösten, dabei die Scheiben einmal wenden. Sie sind fertig, wenn sie weich und an den Kanten goldbraun sind.

Ersetzen Sie den Kabocha-Kürbis durch Butternusskürbis.

GESAMTE MAKRONÄHRSTOFFE (IN GRAMM PRO PORTION)	
EIWEIß	2 g
FETT	3 g
GESAMTKOHLENHYDRATE	6 g
NETTOKOHLENHYDRATE	3 g

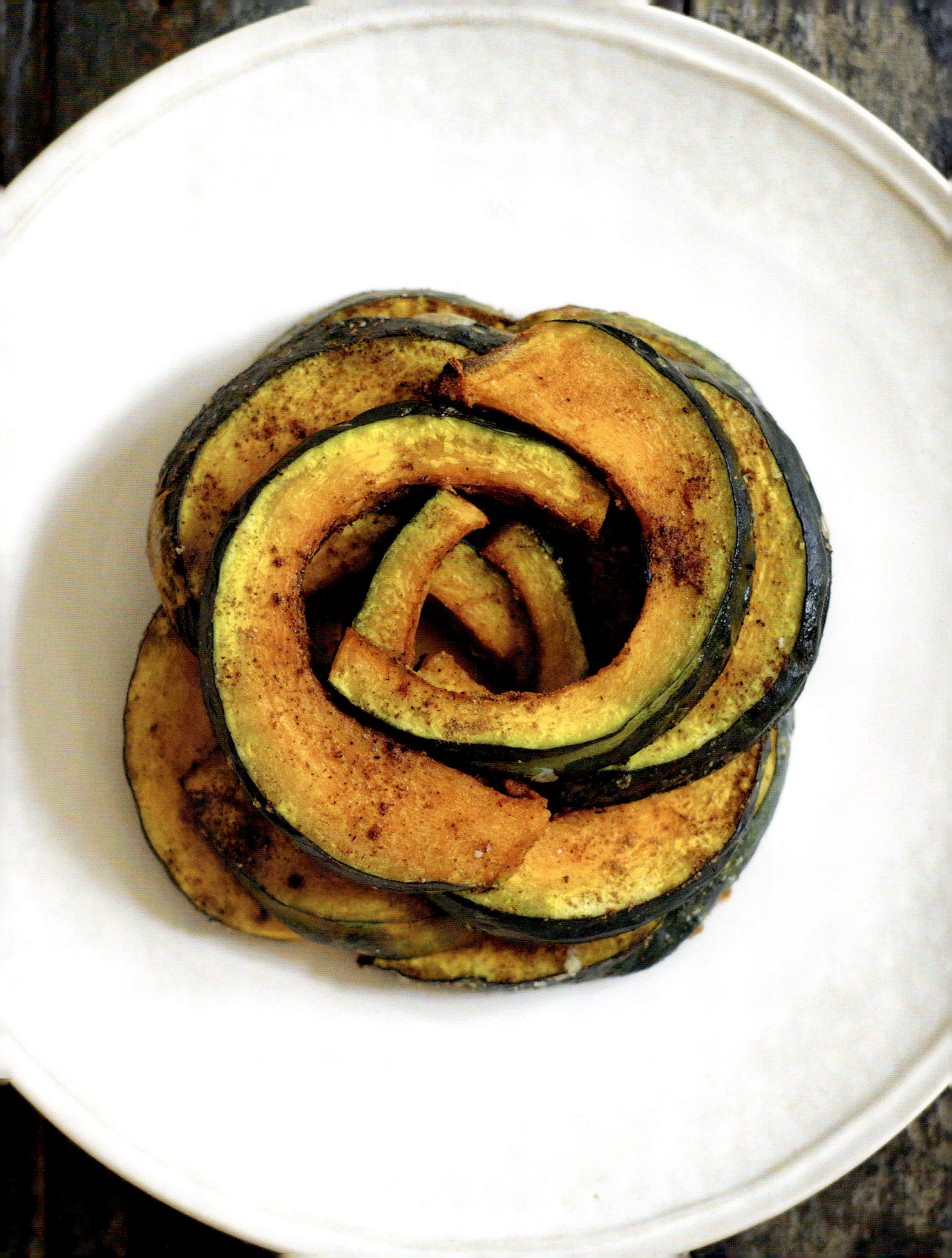

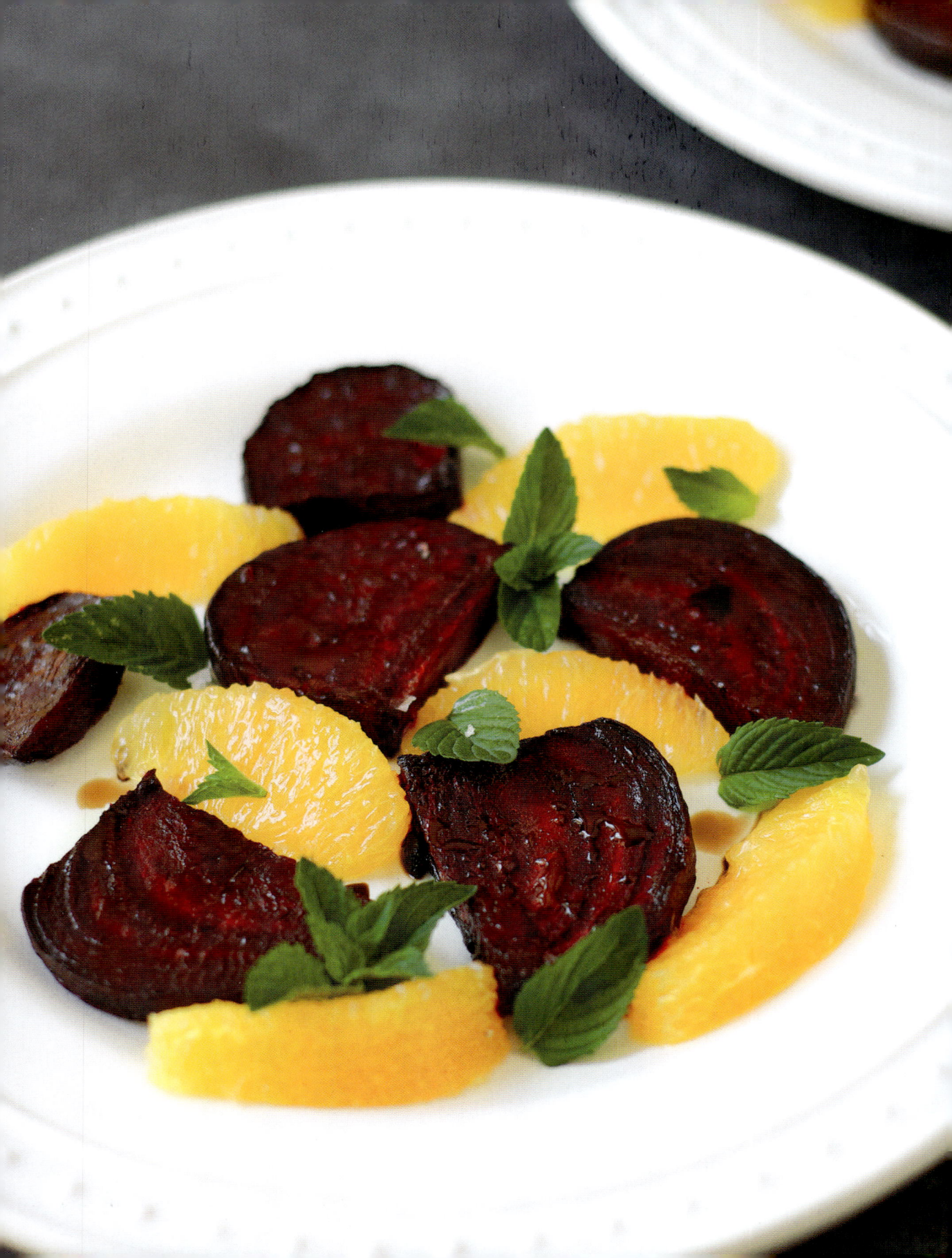

GEBACKENE ROTE BETE MIT ORANGEN UND MINZE

SUPER FRISCHER BEILAGENSALAT

Diese Kombination hat etwas wohltuend Frisches und Klassisches und schmeckt am besten, wenn sie an einem heißen Tag gekühlt serviert wird. Sie können bei der Zubereitung Zeit sparen, wenn Sie die Rote Bete schon vorab an Ihrem großen Kochtag rösten. Wenn Sie den Salat dann essen möchten, brauchen Sie ihn nur noch mit Orangen, einer Vinaigrette und Minzeblättern anzurichten!

ERGIBT 4 PORTIONEN

- 1800 g Rote Bete, ohne Blattansätze und in 2,5 cm große Würfel geschnitten
- 2 EL Avocadoöl
- 1 TL + 1/4 TL Meersalz
- 2 Orangen, in Spalten geschnitten
- Schale von 1 Orange
- 4 TL Olivenöl
- 2 TL Balsamico
- 1/4 TL schwarzer Pfeffer
- 2 EL Minzeblätter, fein geschnitten

Ofen auf 200 °C vorheizen und ein Backblech mit Alufolie oder Backpapier auslegen. Die Rote Bete auf das Backblech legen, mit Avodadoöl beträufeln und mit 1 TL Salz bestreuen. Alles mit den Händen hin- und herwälzen, bis die Bete gleichmäßig mit Gewürzen bedeckt ist. Etwa 45 bis 60 Minuten im Ofen backen, dabei nach der Hälfte der Garzeit einmal wenden. Die Bete ist weich, wenn sie sich mit einer Gabel gut einstechen lässt. Aus dem Ofen nehmen und zum Abkühlen beiseitestellen.

Die geröstete Rote Bete auf einer Servierplatte mit den Orangen anrichten. Orangenschale, Olivenöl, Balsamico, 1/4 TL Salz und Pfeffer in einer kleinen Schüssel miteinander vermischen. Über die Rote Bete und die Orangen gießen und alles mit Minzeblättern garnieren.

GESAMTE MAKRONÄHRSTOFFE (IN GRAMM PRO PORTION)

EIWEISS	6 g
FETT	12 g
GESAMTKOHLENHYDRATE	37 g
NETTOKOHLENHYDRATE	27 g

DOPPELT GEBACKENE GEFÜLLTE SÜßKARTOFFELN

NÄHRSTOFFREICHE VARIANTE EINES BEWÄHRTEN KLASSIKERS

Doppelt gebackene Kartoffeln sind nichts Neues, doch habe ich in diesem Rezept die Nährstoffdichte erhöht, indem ich der Füllung Grünkohl und Brokkoli zugefügt habe. Wenn Sie das Aroma mit Knoblauch, Schalotten und noch dazu mit Speck abrunden, entsteht ein Gericht, das selbst den wählerischsten Gemüsefan zufriedenstellen wird. Möchten Sie lieber normale Kartoffeln verwenden, ist das in diesem Rezept kein Problem, allerdings müssen Sie vielleicht die Backzeit im ersten Durchgang ein wenig anpassen.

ERGIBT 4 PORTIONEN

- 2 kleine gelbe Süßkartoffeln (ca. 450 g)
- 1 EL Ghee
- 1 mittelgroße Schalotte (ca. 60 g), gehackt
- 2 Knoblauchzehen, fein gehackt
- 1/8 TL + 1/4 TL Meersalz
- 1/8 TL + 1/4 TL schwarzer Pfeffer
- 230 g Brokkoliröschen, gehackt
- 1 mittelgroßer Bund Grünkohl (ca. 285 g), ohne Strünke und dünn geschnitten
- 4 Scheiben gerösteter Speck, gehackt
- 1/4 TL Cayennepfeffer
- Geräucherte Chipotle-Mayo (Seite 209), optional

Ofen auf 220 °C vorheizen und ein Backblech mit Alufolie auslegen. Die Süßkartoffeln mit Schale 60 bis 75 Minuten backen, bis sie so weich sind, dass man leicht eine Gabel hineinstechen kann. Aus dem Ofen nehmen und die gekochten Süßkartoffeln der Länge nach halbieren. Etwa 10 Minuten auskühlen lassen, bis man sie ohne Probleme anfassen kann. Die Ofentemperatur auf 190 °C absenken.

Unterdessen die Füllung vorbereiten. Hierfür eine große Pfanne auf niedriger bis mittlerer Stufe erwärmen und das Ghee hineingeben. Unter Rühren die Schalotte, den Knoblauch, 1/8 TL Salz und 1/8 TL Pfeffer rund 4 Minuten andünsten, bis das Gemüse weich, aber noch nicht gebräunt ist. Nun Brokkoli und Grünkohl mit jeweils 1/4 TL Salz und Pfeffer in die Pfanne geben. Etwa 5 Minuten bei mittlerer Hitze garen, bis der Brokkoli durch ist, dabei ab und zu umrühren. Vom Feuer nehmen.

Mit einem Löffel den Großteil des Fruchtfleisches aus den Süßkartoffeln kratzen und zu den anderen Bestandteilen der Füllung in die Pfanne geben. Alles gut vermischen, bis sich die Zutaten verbunden haben.

Zeit, die Süßkartoffeln zu füllen: Dazu die Füllung auf die Süßkartoffelhälften verteilen, den gerösteten Speck darüberstreuen und nochmals etwa 15 Minuten lang bei 190 °C im Ofen überbacken, bis alles gut durcherhitzt ist.

Zum Servieren einen Klecks geräucherte Chipotle-Mayo auf die Füllung geben.

GESAMTE MAKRONÄHRSTOFFE (IN GRAMM PRO PORTION)	
EIWEIß	6 g
FETT	7 g
GESAMTKOHLENHYDRATE	44 g
NETTOKOHLENHYDRATE	38 g

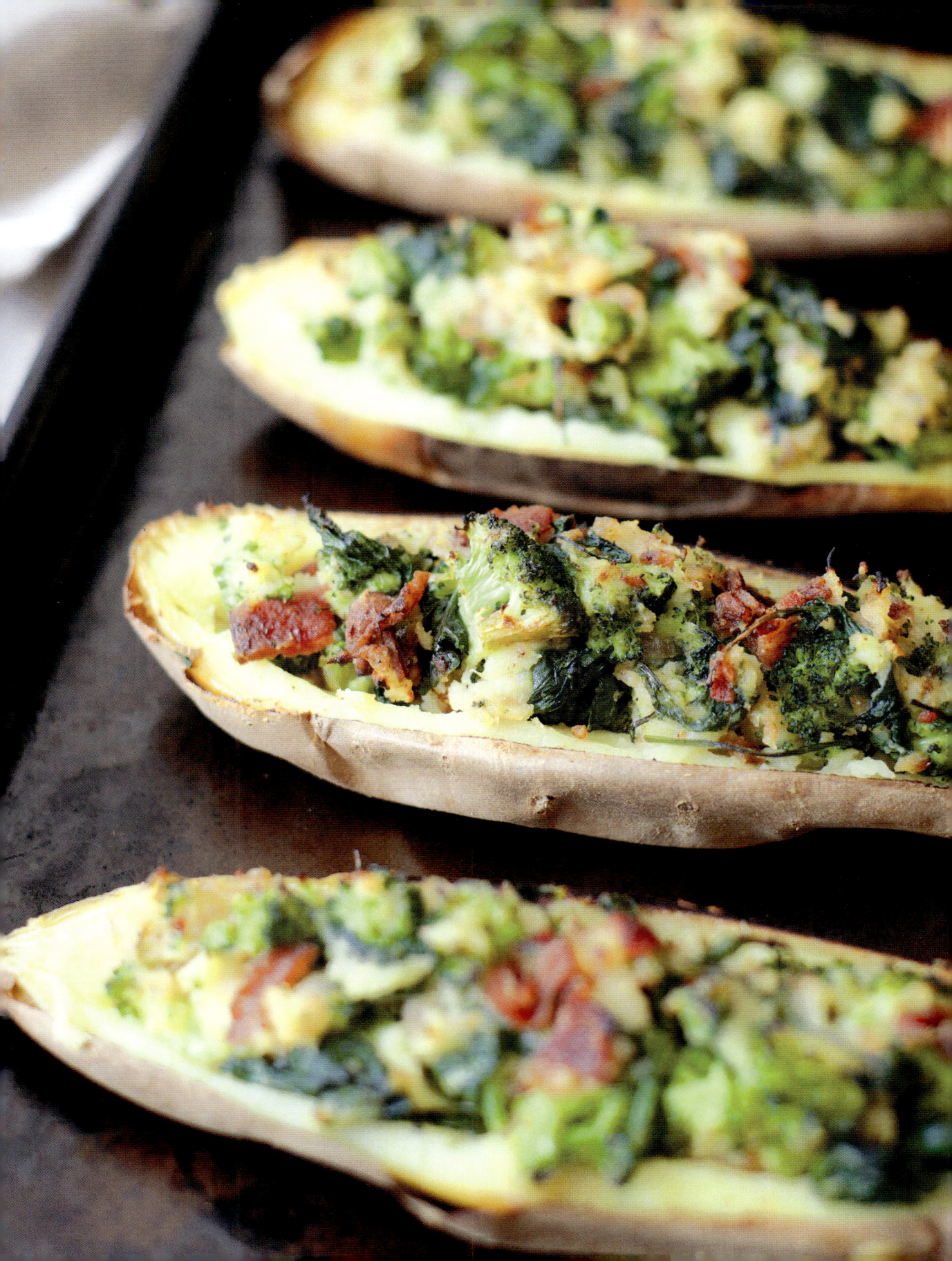

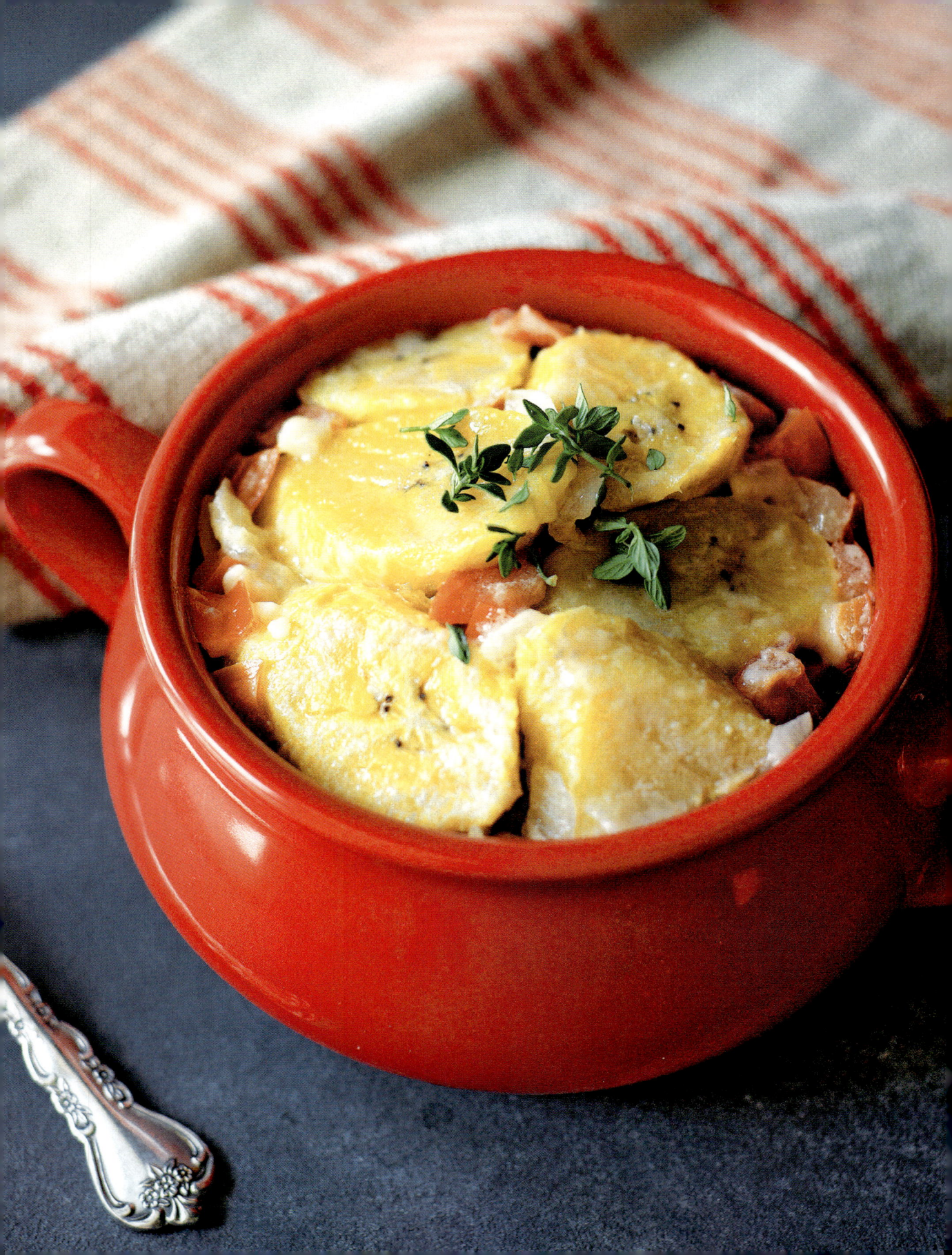

CREMIG GESCHMORTE KOCHBANANEN

KOHLENHYDRATREICHE NERVENNAHRUNG

In der Paläo-Ernährung erweisen sich Kochbananen als hervorragende Kohlenhydratquelle. Noch grün sind sie hart und stärkehaltig wie Kartoffeln. Werden sie schwarz, sind sie weich und in idealer Weise für Gerichte mit süßer Geschmacksrichtung geeignet. Für dieses Rezept sind gelbe Kochbananen mit ein paar schwarzen Flecken perfekt, da sie bereits leicht süßlich schmecken, aber beim Kochen noch nicht zu Mus zerfallen.

ERGIBT 4 PORTIONEN

- 1 EL Kokosöl
- 1 mittelgroße Zwiebel (ca. 280 g), gewürfelt
- 1 rote Paprikaschote (ca. 230 g), gewürfelt
- 1 TL Meersalz
- 2 Lorbeerblätter
- 3 Knoblauchzehen, fein gehackt
- 1/4 Tasse Hühnerbrühe
- 4 mittelgroße reife (gelbe) Kochbananen, geschält und in 1,5 cm große Stücke geschnitten
- 1 Dose (400 ml) vollfette Kokosmilch
- 1 gewürfelte Tomate (ca. 120 g)

Eine große Pfanne mit hohem Rand oder einen Schmortopf auf mittlerer Stufe erhitzen und das Kokosöl hineingeben. Unter Rühren die Zwiebel und die rote Paprikaschote zusammen mit dem Salz etwa 10 Minuten andünsten, bis das Gemüse weich und hellbraun ist. Lorbeerblätter und Knoblauch zufügen und unter Rühren 30 Sekunden lang mitbraten, bis der Knoblauch zu duften beginnt. Dann alles mit Hühnerbrühe ablöschen und dabei alle am Pfannenboden haftenden braunen Partikel loskochen. Nun Kochbananen, Kokosmilch und Tomatenwürfel zufügen. Zum Kochen bringen, dann die Hitze reduzieren. Bei geschlossenem Deckel etwa 10 Minuten lang leise köcheln lassen. Abschließend bei geöffnetem Deckel weitere 3 bis 4 Minuten simmern lassen, bis die Kokosmilch angedickt ist.

Dieses Gericht schmeckt auch köstlich, wenn Sie die Kochbananen auf Blumenkohl-Reis oder weißem Reis anrichten.

GESAMTE MAKRONÄHRSTOFFE (IN GRAMM PRO PORTION)	
EIWEISS	5 g
FETT	19 g
GESAMTKOHLENHYDRATE	67 g
NETTOKOHLENHYDRATE	60 g

PIKANTE PILZ-TAPIOKA

TAPIOKA SCHMECKT NICHT NUR ZUM NACHTISCH!

Tapioka ist als glutenfreies Verdickungsmittel wohlbekannt und findet oftmals in Süßspeisen wie Tapiokapudding Verwendung. Ich drehe hier den Spieß um und schlage eine pikante Zubereitung vor! Tapioka wird aus der Wurzel von Maniok bzw. Kassava gewonnen, zeichnet sich durch einen hohen Gehalt stärkereicher Kohlenhydrate aus und dickt beim Kochen an. Getrocknete Pilze, Hühnerbrühe und frische Kräuter verleihen der ansonsten recht faden Tapioka Geschmack.

ERGIBT 4 PORTIONEN

- 1/2 Tasse kleine Tapioka-Perlen (ca. 90 g)
- 1 Tasse + 1 Tasse Wasser
- 30 g getrocknete Shiitake-Pilze
- 15 g getrocknete Steinpilze
- 2 Tassen Hühnerbrühe
- 2 EL Ghee
- 1/4 TL schwarzer Pfeffer
- 1 TL frischer Thymian
- 1 Bund gehackte frische Petersilie (ca. 50 g)
- Meersalz zum Abschmecken

Die Tapioka-Perlen rund 20 Minuten lang in 1 Tasse kaltem Wasser einweichen. Unterdessen 1 weitere Tasse Wasser zum Kochen bringen und die getrockneten Pilze in eine hitzebeständige Schüssel legen. Mit dem kochenden Wasser übergießen und die Pilze etwa 10 Minuten darin aufquellen lassen, bis sie weich geworden sind. Das Wasser abgießen und die Pilze auf die Seite stellen. Sind die Tapioka-Perlen lange genug gewässert worden, das Einweichwasser abgießen.

Eingeweichte Tapioka, Hühnerbrühe, Ghee und Pfeffer in einen mittelgroßen Topf geben. Alles zum Kochen bringen, dann die Hitze reduzieren. Auf niedriger Stufe etwa 8 Minuten lang köcheln lassen, bis die Tapioka weich ist und die Flüssigkeit aufgenommen hat. Die gewässerten Pilze, den Thymian und die Petersilie unterrühren. Ggf. mit Salz abschmecken.

GESAMTE MAKRONÄHRSTOFFE (IN GRAMM PRO PORTION)

EIWEIß	4 g
FETT	8 g
GESAMTKOHLENHYDRATE	26 g
NETTOKOHLENHYDRATE	24 g

TARO-PÜREE

EXTRA-KOHLENHYDRATE FÜR JEDEN SHAKE

Zum ersten Mal kostete ich Taro auf Hawaii, wo man ihn einem tropischen Frucht-Shake zugesetzt hatte. Ich war sofort hin und weg. Das Taro-Püree war so neutral, dass ich es nicht herausschmecken konnte, doch es machte den Shake cremig und wohlig-lecker. Ganz klar: Ich musste mir diese Methode zu eigen machen, um auf diese Weise nach dem Workout gereichte Eiweißshakes mit zusätzlichen stärkereichen Kohlenhydraten anzureichern. Das hier vorgestellte Taro-Püree entspricht dem Grundrezept, das ich für diese Shakes nutze. Ich bereite eine bestimmte Menge davon zu, die ich dann in Eiswürfelbehältern einfriere, um später ganz einfach darauf zugreifen zu können.

ERGIBT 4 TASSEN

900 g Taro, geschält und gewürfelt

Wasser zum Kochen + 1/2 bis 3/4 Tasse Wasser

Den geschälten und in Würfel geschnittenen Taro in einen großen Topf legen und so viel Wasser zufügen, dass er komplett bedeckt ist. Alles zum Kochen bringen, dann die Hitze zurücknehmen und ungefähr 10 Minuten leise simmern lassen, bis der Taro so weich ist, dass man eine Gabel hineinstechen kann. Abgießen und auskühlen lassen.

Etwa die Hälfte des Taros zusammen mit 1/4 bis 1/3 Tasse Wasser in einen Mixer oder eine Küchenmaschine geben. So lange durcharbeiten, bis ein glattes Püree entstanden ist. Erscheint es zu dick, Wasser zugeben, doch nicht mehr als 1 EL auf einmal, bis die Konsistenz von Apfelmus erreicht ist. Diesen Vorgang mit der anderen Hälfte der Tarowürfel wiederholen.

Das Püree mit einem Löffel in zwei 2 Eiswürfelbehälter füllen und so lange durchfrieren, bis es fest geworden ist. Die Würfel dann in einer Plastiktüte mit Zippverschluss aufbewahren.

Um nach dem Training durch einen Kohlenhydrat-Kick Kraft aufzutanken, geben Sie zwei Würfel in den Shake.

GESAMTE MAKRONÄHRSTOFFE (IN GRAMM PRO PORTION)	
EIWEIß	7 g
FETT	0 g
GESAMTKOHLENHYDRATE	268 g
NETTOKOHLENHYDRATE	220 g

MÖHREN-PASTINAKEN-PUFFER

PUFFER: NICHT MEHR DIE ALLEINIGE DOMÄNE DER KARTOFFELN

Pastinaken und Möhren sind zwei wirklich schmackhafte kohlenhydratreiche Wurzelgemüse, die gut miteinander harmonieren. Hobelt und salzt man sie, wird die überschüssige Feuchtigkeit herausgezogen und kann leicht ausgepresst werden. Durch diese Technik verhindert man, dass sich im Inneren der Puffer zu viel Dampf bildet und sie auseinanderfallen.

ERGIBT 6 PORTIONEN

- 2 mittelgroße Pastinaken (ca. 340 g), gehobelt
- 2 kleine Möhren (ca. 85 g), gehobelt
- 1/2 TL Meersalz
- 3 große Eier, verquirlt
- 1 TL getrockneter Dill
- 2 TL getrocknete Röstzwiebeln
- 1/2 TL getrockneter Thymian
- 1/4 TL schwarzer Pfeffer
- 1/4 TL rote Paprikaflocken
- 1 EL Kokosöl
- Knoblauch-Aioli (Seite 206), optional

Gehobelte Pastinaken und Möhren mit dem Salz in eine große Schüssel geben und etwa 10 bis 15 Minuten lang durchziehen lassen. Dann mit den Händen die Feuchtigkeit aus dem Gemüse pressen. Am besten funktioniert dies, wenn man die Möhren und Pastinaken mithilfe eines mehrfach gefalteten Seihtuchs auswringt. In die Schüssel zurückgeben und so lange mit den verquirlten Eiern, dem Dill, den Röstzwiebeln, dem Thymian, dem Pfeffer und den Paprikaflocken verrühren, bis sich alle Zutaten verbunden haben.

Eine große Pfanne auf mittlerer Stufe erhitzen und das Kokosöl hineingeben. Nun den Pufferteig mit einem gerundeten Esslöffel portionsweise in die Pfanne geben und mit einem Küchenspatel glätten. Nicht zu viele Puffer auf einmal backen. Die Puffer von jeder Seite 3 bis 4 Minuten braten, bis sie leicht gebräunt sind. Auf einem Backrost auskühlen lassen, damit der Boden nicht durchweicht. Diese Arbeitsschritte so lange wiederholen, bis der Teig aufgebraucht ist.

Servieren Sie die Puffer mit einem Klecks Knoblauch-Aioli.

GESAMTE MAKRONÄHRSTOFFE (IN GRAMM PRO PORTION)	
EIWEIß	4 g
FETT	5 g
GESAMTKOHLENHYDRATE	17 g
NETTOKOHLENHYDRATE	12 g

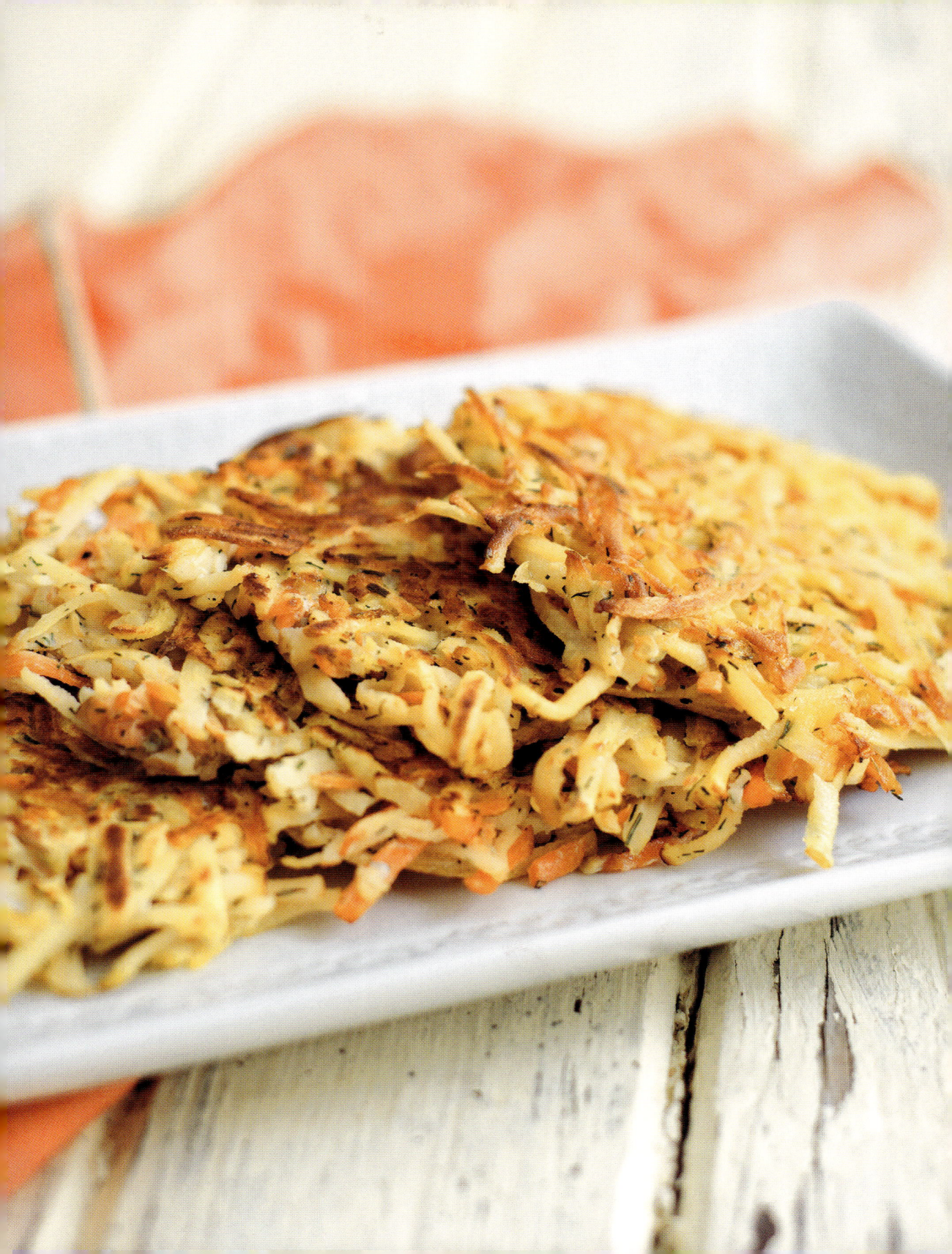

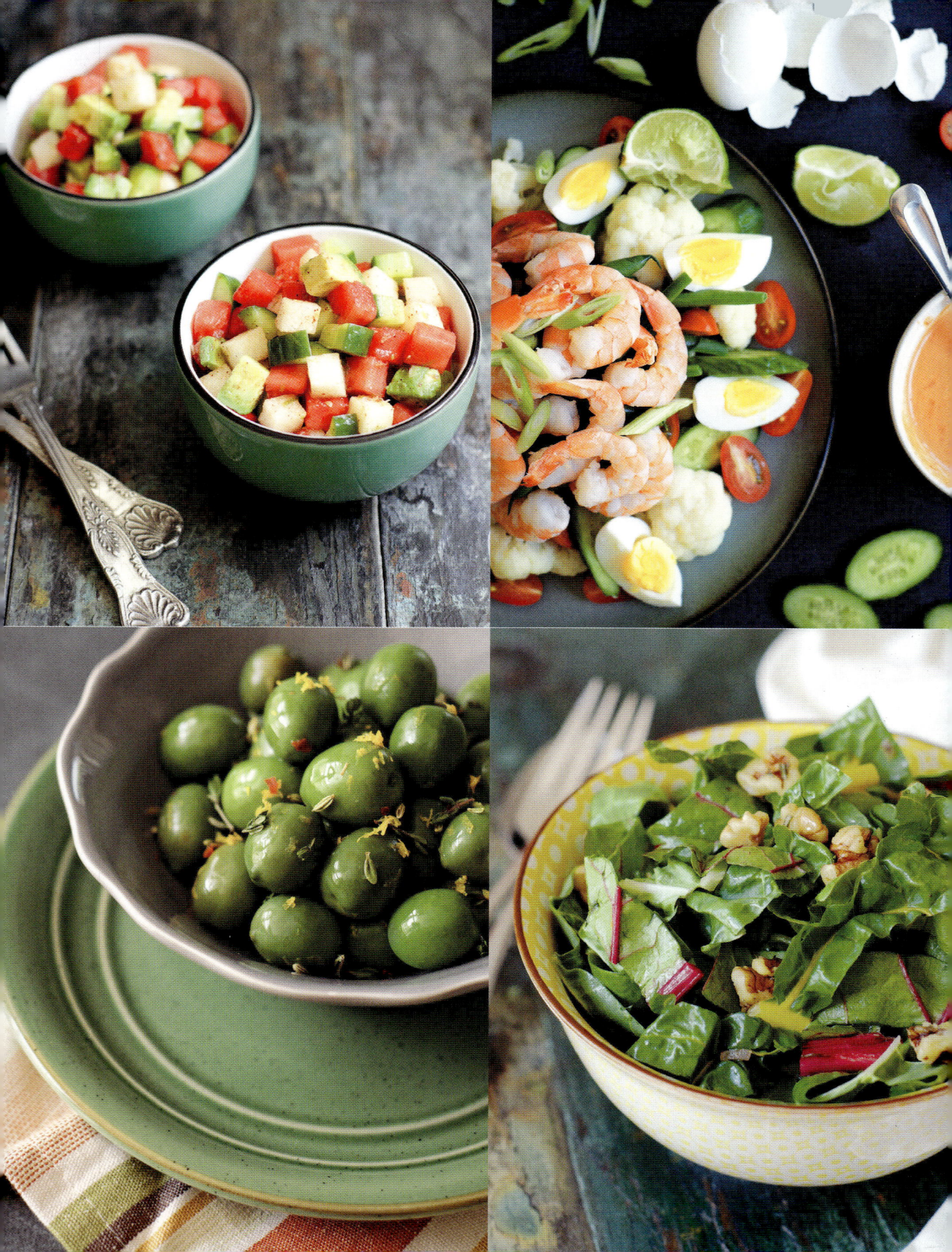

KAPITEL FÜNF

VOR NÄHRSTOFFEN STROTZENDE GEMÜSEBEILAGEN

Es wird wirklich Zeit, dem Gemüse eine Krone aufzusetzen: Hinsichtlich seiner Eigenschaften gleicht es einem Kraftwerk, das uns mit lebenswichtigen Mikronährstoffen versorgt und täglich auf den Tisch kommen sollte. Aus irgendeinem Grund ist die Paläo-Ernährung in den Ruf geraten, vor allem auf Fleisch und Fett zu setzen, doch das ist meilenweit von der Wahrheit entfernt.

Ob roh oder gekocht und ganz gleich welcher Farbe: Gemüse ist der Superstar einer jeden ausgewogenen Hauptmahlzeit. Generell sollten Sie weniger Obst als Gemüse essen, doch schadet es sicher nicht, wenn Sie Ihre Mahlzeiten ein oder zweimal pro Tag mit Obst anreichern. Eine häufig vernachlässigte Art der Gemüsezubereitung ist die Fermentierung. Im Handel leicht zu finden sind schon fertig vergorene Lebensmittel wie Sauerkraut und Kimchi. Sie versorgen uns mit nützlichen probiotischen Bakterien, die dazu beitragen, unseren Darm in Topform zu halten.

Um mit der Nahrung ein möglichst breites Spektrum an Vitaminen, Mineralstoffen und Antioxidantien aufzunehmen, empfiehlt es sich, so viele verschiedene Gemüsesorten wie möglich auf den Speiseplan zu setzen. Kaufen Sie die beste Qualität, die Ihr Budget hergibt, und greifen Sie wann immer möglich zu frischem, regional produziertem Obst und Gemüse.

SOMMERSALAT MIT SALZ-UND-PFEFFER-SHRIMPS

SCHMECKT ERFRISCHEND UND NACH SOMMER

Dieser Salat strotzt vor kräftigen sommerlichen Aromen und kommt am besten auf den Tisch, wenn die Zutaten knackfrisch sind und gerade Saison haben. Hier werden süße Wassermelone und markante Kirschtomaten durch kühlende Avodado und duftenden Basilikum ergänzt und in ein spritziges Zitronen-Dressing gehüllt. Müssen Sie viele hungrige Mäuler stopfen, können Sie das Rezept ganz einfach verdoppeln – und auch ohne Shrimps schmeckt es köstlich.

ERGIBT 4 PORTIONEN

340 g gewürfelte Wassermelone

8 bis 10 Kirschtomaten (ca. 170 g), halbiert

2 mittelgroße Avocados (ca. 280 g), entsteint und gewürfelt

8 EL Basilikumblätter (20 g)

Spritziges Zitronen-Dressing (Seite 211)

450 g große Shrimps, ohne Schale und Darm

1/4 TL Meersalz

1/4 TL schwarzer Pfeffer

1 EL Kokosöl oder Ghee

Wassermelone, Tomaten, Avocados, Basilikum und spritziges Zitronen-Dressing in einer großen Schüssel miteinander vermischen. So lange durchbewegen, bis alle Zutaten mit dem Dressing überzogen sind.

Die Shrimps mit einem Küchenpapier trocken tupfen und von allen Seiten mit Salz und Pfeffer würzen. Eine große Pfanne auf mittlerer bis hoher Stufe erhitzen und das Kokosöl oder das Ghee hineingeben. Die Shrimps nebeneinander in die Pfanne legen und von jeder Seite 1 Minute lang andünsten, bis sie nicht mehr glasig sind und sich zart goldbraun gefärbt haben.

Den Salat auf Tellern anrichten und mit den Shrimps krönen.

Der Sommersalat passt gut zu gegrilltem Hühnchen.

GESAMTE MAKRONÄHRSTOFFE (IN GRAMM PRO PORTION)	
EIWEISS	26 g
FETT	28 g
GESAMTKOHLENHYDRATE	17 g
NETTOKOHLENHYDRATE	10 g

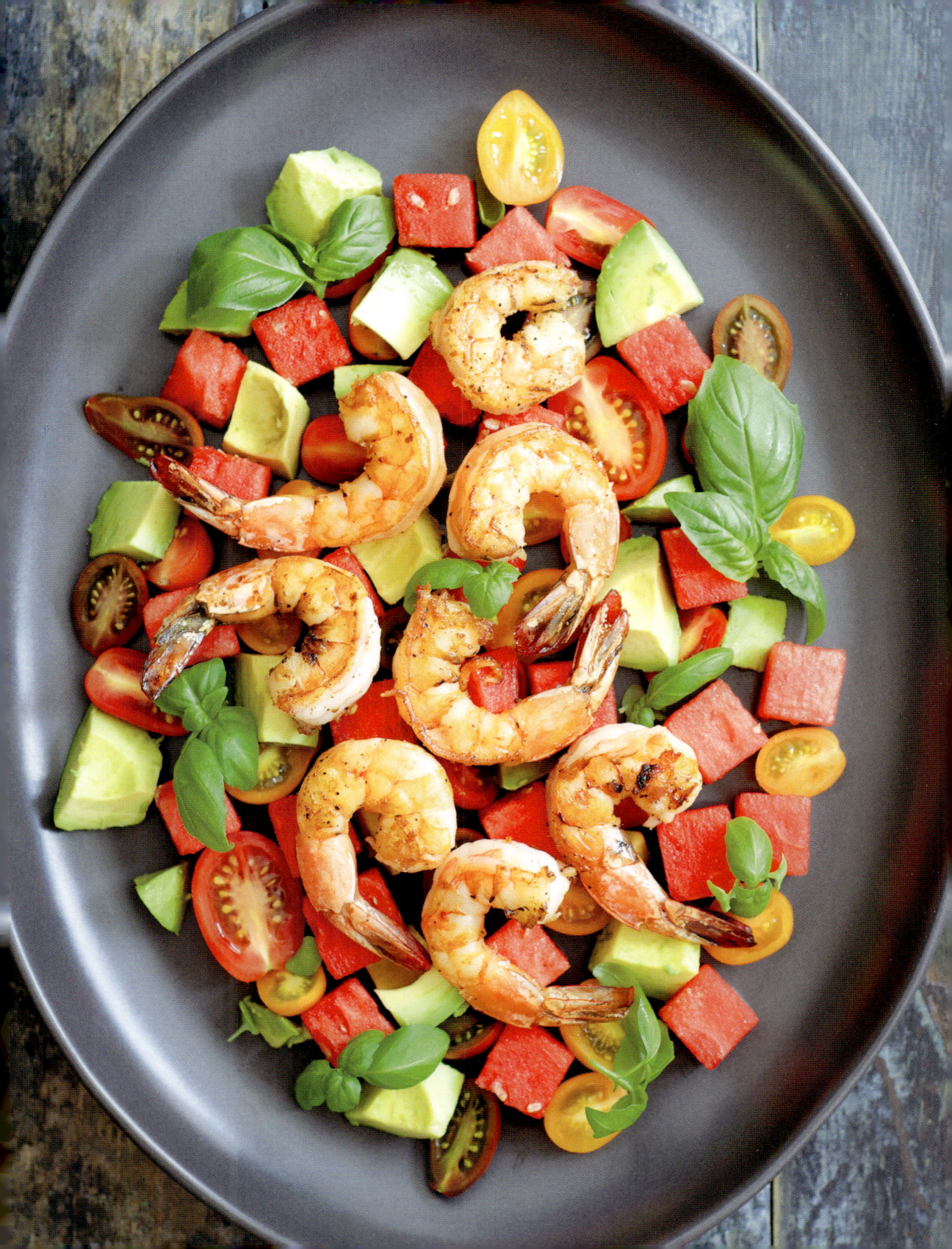

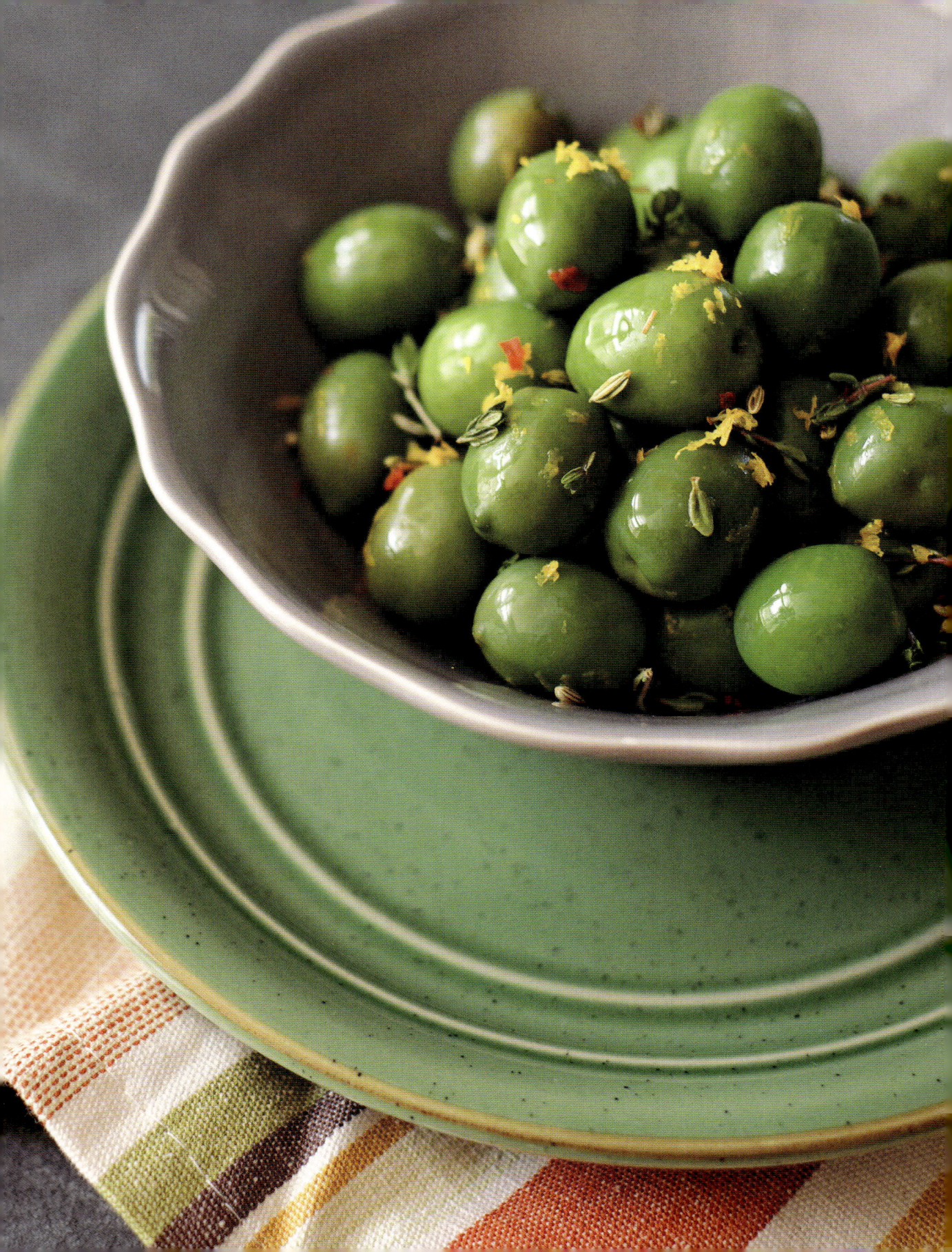

KRÄUTER-OLIVEN
OLIVEN MIT PFIFF

Man vergisst nur allzu leicht, dass die bescheidene Olive eine hervorragende Quelle für gesunde Nahrungsfette darstellt, insbesondere für einfach ungesättigte. Um aus schlichten Oliven eine ganz besondere Köstlichkeit zu machen, habe ich sie hier mit den Geschmacksnoten von Orangen, Fenchel und Thymian kombiniert. Meine Lieblingsolivensorte für dieses Rezept heißt Castelvetrano und stammt aus Sizilien. Sie hat einen milden, butterartigen Geschmack und ein unverwechselbares, lebhaft grünes Fruchtfleisch.

ERGIBT 4 PORTIONEN

- 230 g grüne Oliven
- Schale von 1 kleinen Orange
- 1 EL Orangensaft
- 1 EL Olivenöl
- 1 TL Fenchelsamen
- 1/2 TL frischer Thymian
- 1/4 TL rote Paprikaflocken

Alle Zutaten in eine kleine Schüssel geben und miteinander verrühren. Am besten schmeckt es, wenn man die Oliven vor dem Servieren mindestens eine halbe Stunde lang durchziehen lässt.

GESAMTE MAKRONÄHRSTOFFE (IN GRAMM PRO PORTION)

EIWEIß	1 g
FETT	9 g
GESAMTKOHLENHYDRATE	5 g
NETTOKOHLENHYDRATE	3 g

KNACKIGER KRAUTSALAT MIT HÜHNCHEN

NÄHRSTOFFREICHER KRAUTSALAT MIT KRÄFTIGEM PROTEINKICK, EIN WENIG SÜßE UND EINER SPUR SCHÄRFE

Knackiges, frisches Gemüse ist der Star in diesem Gericht, das durch sein ausgeprägtes Aroma punktet. Weißkohl aus der Familie der Kreuzblütler stellt eine ergiebige Quelle für Vitamine und Mineralstoffe dar: In dieser Hinsicht gleicht er einem Kraftwerk! Die Zuckerschoten, die von der Systematik her zu den Bohnen gehören, sind zart und grün. Da man sie roh essen kann und sie größtenteils aus der fleischigen Pflanzenhülse bestehen, sind sie für die Paläo-Ernährung geeignet. Wenn Sie diesen Krautsalat der gesunden Fette wegen mit einigen Cashewkernen krönen, erhalten Sie eine volle Mahlzeit.

ERGIBT 4 PORTIONEN

1 Weißkohl, ohne Strunk und dünn geschnitten (ca. 450 g)

1/2 mittelgroße Paprikaschote (ca. 120 g) gleich welcher Farbe, dünn geschnitten

2 Stängel Sellerie (ca. 120 g), dünn geschnitten

120 g Zuckerschoten, geputzt und halbiert

3 Frühlingszwiebeln (ca. 60 g), weiße und hellgrüne Teile dünn geschnitten verwenden

4 EL Korianderblätter

450 g gekochte Hühnerbrust, fein zerkleinert

Cremiges Mango-Jalapeño-Dressing (Seite 212)

1/2 TL Meersalz

1/4 TL schwarzer Pfeffer

35 g ungeröstete Cashewkerne, grob gehackt

Weißkohl, Paprikaschote, Sellerie, Zuckerschoten, Frühlingszwiebeln und Korianderblätter in eine sehr große Schüssel geben und die Zutaten gut vermischen. Nun die zerkleinerte Hühnerbrust und das Dressing untermischen. Alles so lange umrühren, bis sich das Dressing gut verteilt hat. Mit Salz und Pfeffer abschmecken und mit den Cashewkernen garnieren.

Soll die Beilage rein vegetarisch sein, lassen Sie das Hühnerfleisch weg.

GESAMTE MAKRONÄHRSTOFFE (IN GRAMM PRO PORTION)

EIWEIß	24 g
FETT	20 g
GESAMTKOHLENHYDRATE	25 g
NETTOKOHLENHYDRATE	19 g

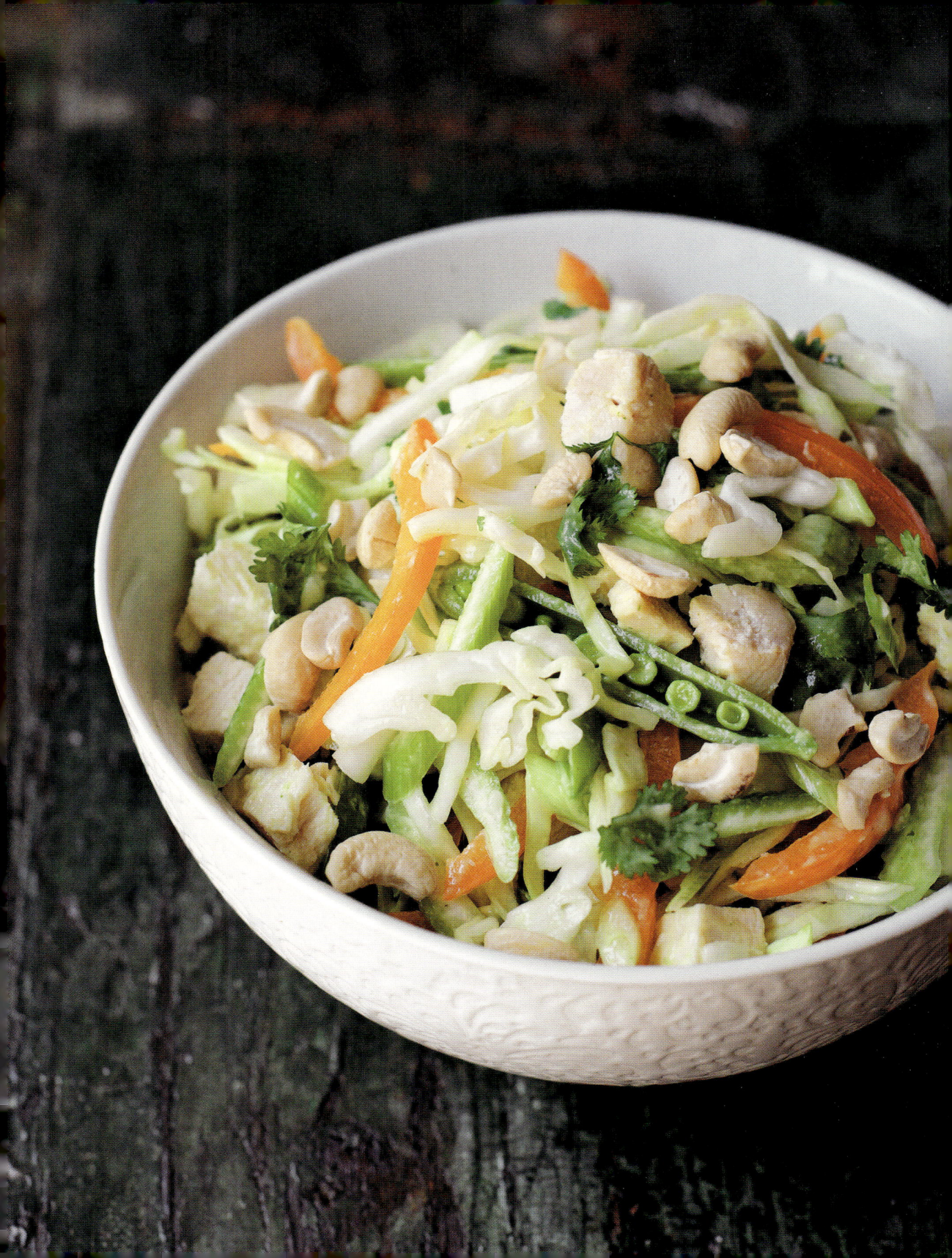

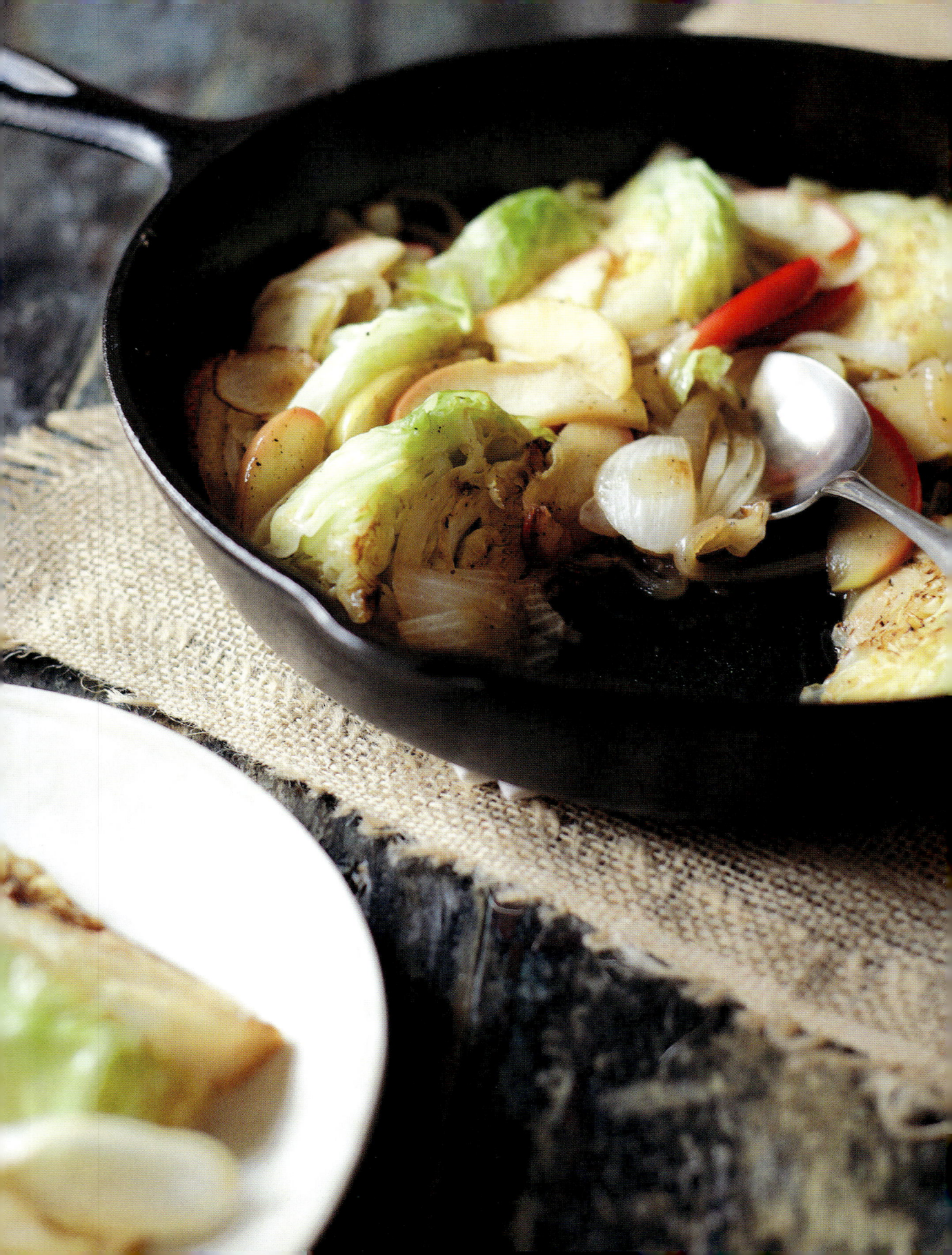

IN APFELWEIN GESCHMORTER KOHL MIT APFEL UND ZWIEBEL

KARAMELLISIERTES GEMÜSE MIT EINEM HAUCH VON SÜßE

Weißkohl ist ein unglaublich nährstoffreiches und gleichzeitig preiswertes Gemüse aus der Familie der Kreuzblütler. Aufgrund seiner durchdringend riechenden Schwefelverbindungen ist er wohlbekannt, doch wenn man ihn zusammen mit süßen Apfel- und Zwiebelscheiben andünstet und dann mit ein wenig Apfelwein schmort, wird er unwahrscheinlich zart und mild. Indem man das Gemüse zuerst karamellisiert, bekommt es einen köstlichen Geschmack. Der im Apfelwein enthaltene Alkohol verkocht. Servieren Sie eine großzügige Portion dieses Kohlgemüses zu saftigem Schweinefleisch, um dieser klassischen Kombination eine neue Geschmacksnote zu verleihen.

ERGIBT 4 PORTIONEN

- 1 mittelgroßer Weißkohl
- 1 EL Ghee
- 1/2 große weiße Zwiebel, dünn geschnitten
- 1 roter Apfel, dünn geschnitten
- 3/4 TL Meersalz
- 1/2 TL schwarzer Pfeffer
- 1 Tasse Apfelwein

Den Kohlkopf vorbereiten: dazu die äußeren harten Blätter entfernen und den Kohlkopf von oben nach unten in zwei Hälften schneiden. Dann aus jeder Hälfte 4 bis 6 Keile herausschneiden. Sie sollten dünn genug sein, um relativ rasch gar zu werden, aber nicht so dünn, dass sie auseinanderfallen.

Eine sehr große Pfanne oder einen Schmortopf auf mittlerer Stufe erhitzen und das Ghee, die Zwiebel- und Apfelscheiben sowie Salz und Pfeffer hineingeben. Unter Rühren etwa 5 Minuten lang andünsten, bis die Zutaten anfangen weich zu werden und sich goldbraun färben. Nun die Weißkohlkeile in die Pfanne legen und etwa 5 Minuten garen lassen, bis sie ein wenig Farbe angenommen haben. Die Stücke umdrehen und weitere 5 Minuten dünsten. Den Apfelwein zufügen und die Flüssigkeit zum Kochen bringen. Dann einen Deckel auf die Pfanne bzw. den Schmortopf legen und die Hitze so weit zurücknehmen, dass alles nur noch leise simmert.

Das Gemüse etwa 15 Minuten köcheln lassen. Nun den Deckel abnehmen und die Hitze rund 8 Minuten lang auf mittlere bis hohe Stufe hochdrehen, sodass der Apfelwein zu einer dicken Soße einkocht, die das Gemüse überzieht.

Möchten Sie keinen Apfelwein verwenden, ersetzen Sie ihn einfach durch Hühnerbrühe.

GESAMTE MAKRONÄHRSTOFFE (IN GRAMM PRO PORTION)	
EIWEIß	1 g
FETT	4 g
GESAMTKOHLENHYDRATE	15 g
NETTOKOHNHYDRATE	13 g

KARAMELLISIERTER ROSENKOHL MIT SONNENGETROCKNETEN TOMATEN UND PINIENKERNEN

KLEIN, ABER VOLLER GESCHMACK

Rosenkohl wird mitunter als massiver Mini-Kohlkopf verunglimpft, doch wenn man ihn karamellisiert und mit Knoblauch, sonnengetrockneten Tomaten und Pinienkernen würzt, ist er absolut köstlich. Das Geheimnis besteht darin, ihn zunächst zu dämpfen und die Schnittkanten dann in einer gusseisernen Pfanne knusprig zu braten. Rosenkohl gehört ebenfalls zu den Kreuzblütlern, ist überaus nährstoffreich und mit Spurenelementen vollgepackt.

ERGIBT 4 PORTIONEN

- 450 g Rosenkohl, die Röschen halbiert
- 2 EL Avocadoöl
- 80 g sonnengetrocknete Tomaten, in Scheiben geschnitten
- 4 Knoblauchzehen, fein gehackt
- 35 g Pinienkerne
- 1/2 TL Meersalz
- 1/4 TL schwarzer Pfeffer

Die halbierten Rosenkohlröschen in einem mittelgroßen Topf etwa 10 Minuten lang dämpfen. Dazu einen Garbehälter verwenden und den Topf mit ein wenig Wasser füllen. Wenn der Rosenkohl weich ist, beiseitestellen.

Eine große Pfanne auf mittlerer bis hoher Stufe erhitzen und das Avocadoöl hineingeben. Den Rosenkohl unter gelegentlichem Umrühren etwa 8 Minuten andünsten, bis er an den Rändern braun zu werden beginnt. Dann die sonnengetrockneten Tomaten, den Knoblauch, die Pienienkerne sowie Salz und Pfeffer zugeben. Alles unter Rühren eine weitere Minute lang kochen lassen, bis der Knoblauch zu duften beginnt und die Pinienkerne ein wenig angeröstet sind.

GESAMTE MAKRONÄHRSTOFFE (IN GRAMM PRO PORTION)

EIWEISS	8 g
FETT	11 g
GESAMTKOHLENHYDRATE	22 g
NETTOKOHLENHYDRATE	15 g

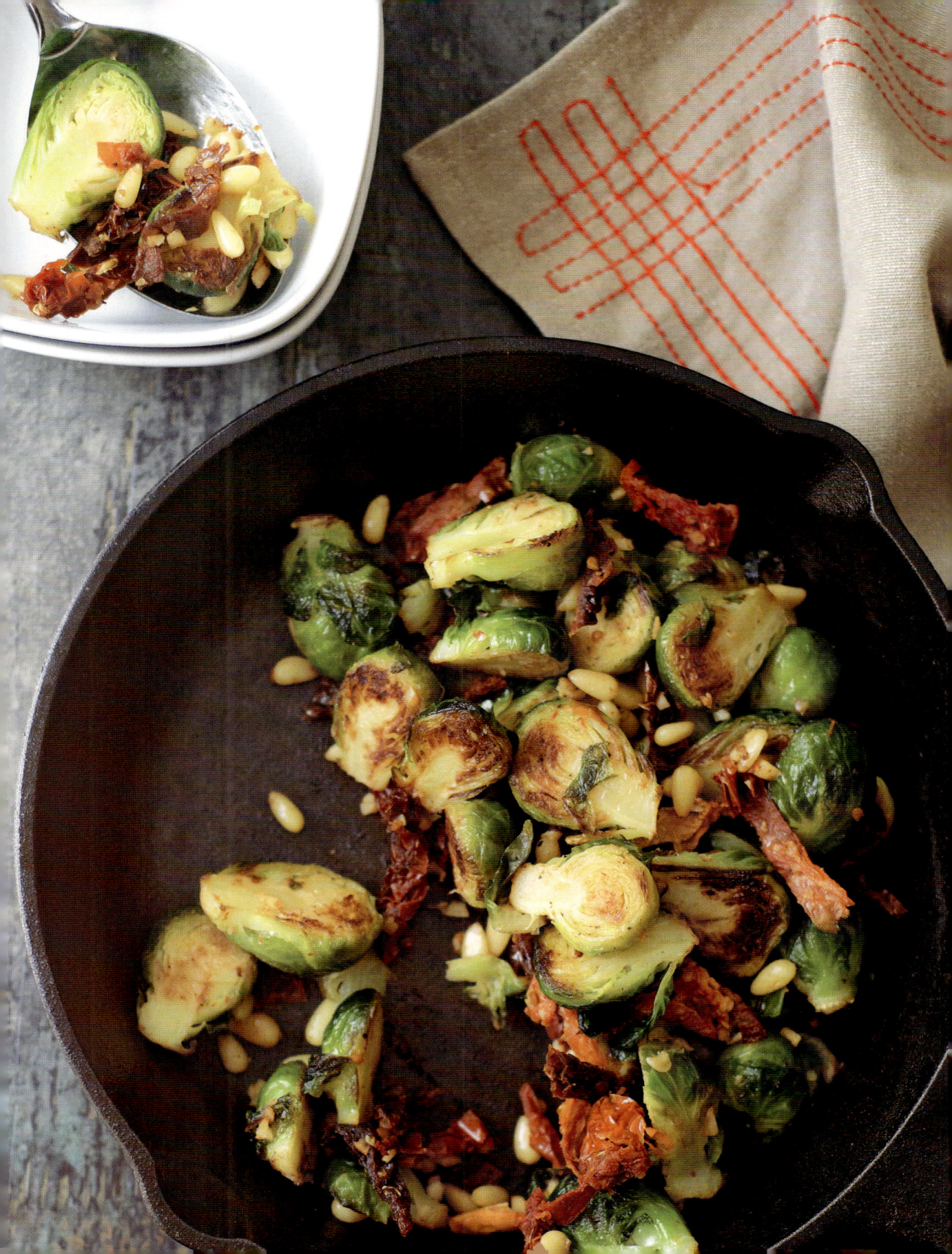

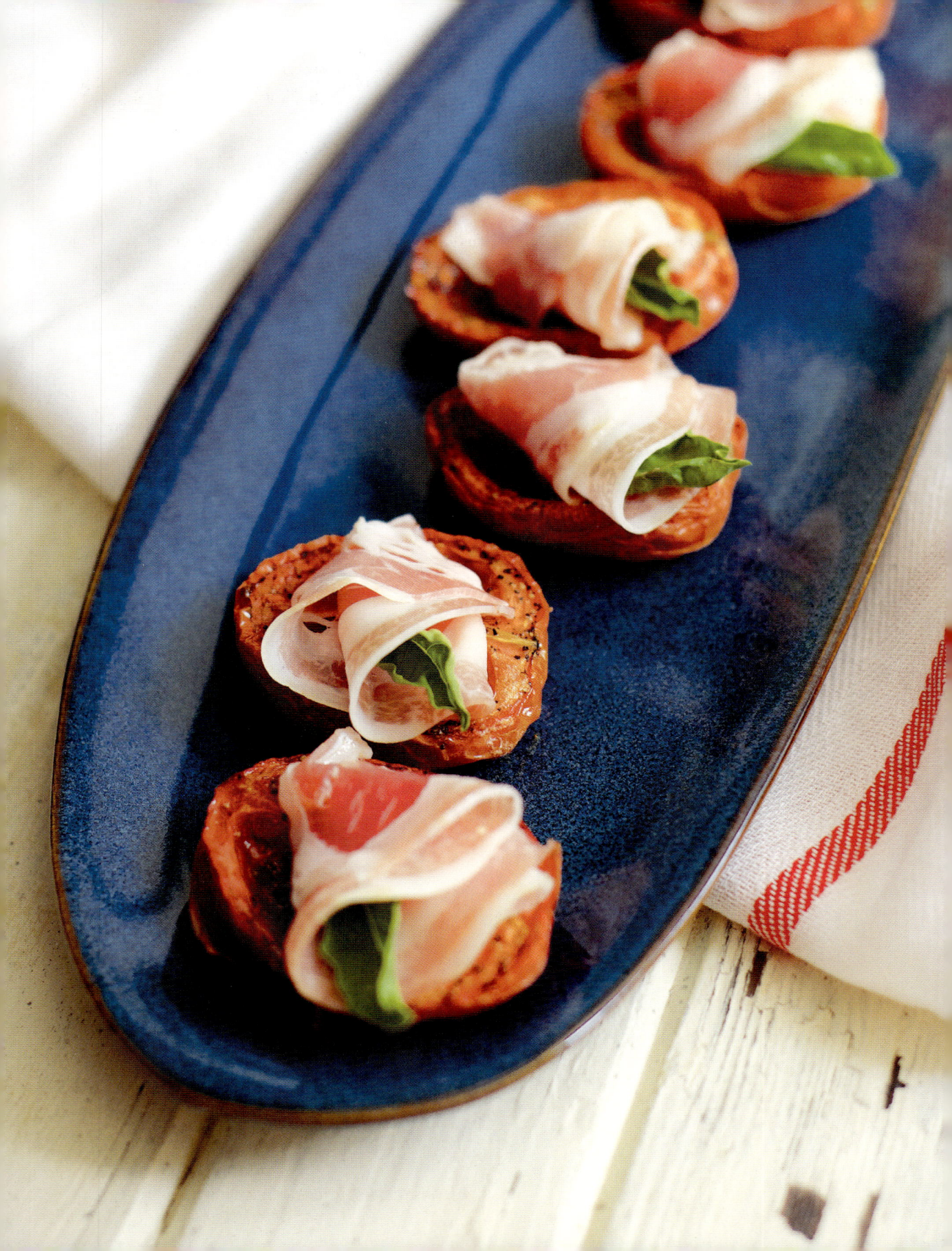

GEBACKENE FLASCHENTOMATEN MIT PANCETTA

DIE SCHLICHTE TOMATE IN NEUEM GEWAND

Röstet man Tomaten im Backofen, wird ihre natürliche Süße so konzentriert, dass sich ein umwerfendes Aroma entwickelt. An meinem wöchentlichen Kochtag bereite ich im Ofen einfach die doppelte Menge davon zu und hebe die Reste auf, um sie im Lauf der Woche zu verwerten. Die Pancetta – geräucherter italienischer Schweinebauch – stellt den Flaschentomaten eine salzige, pikante Note zur Seite. Können Sie keine Pancetta auftreiben, nehmen Sie stattdessen Prosciutto-Scheiben.

ERGIBT 4 PORTIONEN

680 g Flaschentomaten, halbiert und ohne Kerne

1 EL Avocadoöl

2 TL Balsamico

1 TL Meersalz

1/2 TL schwarzer Pfeffer

1/2 TL getrocknete italienische Kräuter

120 g dünn geschnittene Pancetta

Frische Basilikumblätter zum Garnieren, optional

Den Ofen auf 160 °C vorheizen und ein Backblech mit Alufolie oder Backpapier auslegen.

Die halbierten kernlosen Tomaten nebeneinander auf das Blech legen. Mit Avocadoöl und Balsamico beträufeln, dann mit Meersalz, schwarzem Pfeffer und italienischen Kräutern bestreuen. Rund 90 Minuten lang im Ofen backen, bis die Tomaten weich geworden sind und an den Rändern zu karamellisieren beginnen.

Unmittelbar vor dem Servieren jede Tomatenhälfte mit einem kleinen Stückchen Pancetta krönen und nach Wunsch mit Basilikum garnieren.

GESAMTE MAKRONÄHRSTOFFE (IN GRAMM PRO PORTION)	
EIWEISS	9 g
FETT	6 g
GESAMTKOHLENHYDRATE	8 g
NETTOKOHLENHYDRATE	7 g

ERDBEER-KOKOS-GRÜNKOHL-SALAT

DIESES REZEPT SCHENKT DEM SUPERGEMÜSE EINEN SÜSSEN TOUCH

Grünkohl ist im Allgemeinen als überaus nährstoffreiches Gemüse bekannt, doch gilt er roh genossen als bitter und zäh. Wenn man ihn aber mit Olivenöl, Salz und Pfeffer durchknetet, zerkleinert man ihn und glättet seine Struktur. Um den bitteren Geschmack auszugleichen, rundet man ihn mit frischen Erdbeeren, Kokosflocken und Balsamico ab, die für eine süße Note sorgen.

ERGIBT 4 PORTIONEN

230 g Grünkohl, ohne die zähen unteren Stiele und dünn geschnitten

1 EL Olivenöl

1/8 TL Meersalz

1/8 TL schwarzer Pfeffer

230 g Erdbeeren, geputzt und in Scheiben geschnitten

3 EL Balsamico

1/3 Tasse ungesüßte Kokosflocken (ca. 30 g)

1/4 TL rosafarbene Pfefferkörner, mit dem Messerrücken zerdrückt, optional

Salz und Pfeffer zum Abschmecken

Grünkohl, Olivenöl, Salz und Pfeffer in eine große Schüssel geben. Den Grünkohl mit den Händen durchkneten und dabei die Blätter zerbrechen: Hierdurch wird er weicher und weniger zäh. Den durchgearbeiteten Kohl am besten mindestens 30 Minuten lang durchziehen lassen, bevor man den Salat fertigstellt.

Anschließend Erdbeeren, Balsamico, Kokosflocken und rosa Pfefferkörner zum Grünkohl geben. Alle Zutaten gut miteinander vermischen, dann mit Salz und Pfeffer abschmecken.

GESAMTE MAKRONÄHRSTOFFE (IN GRAMM PRO PORTION)

EIWEISS	2 g
FETT	6 g
GESAMTKOHLENHYDRATE	11 g
NETTOKOHLENHYDRATE	8 g

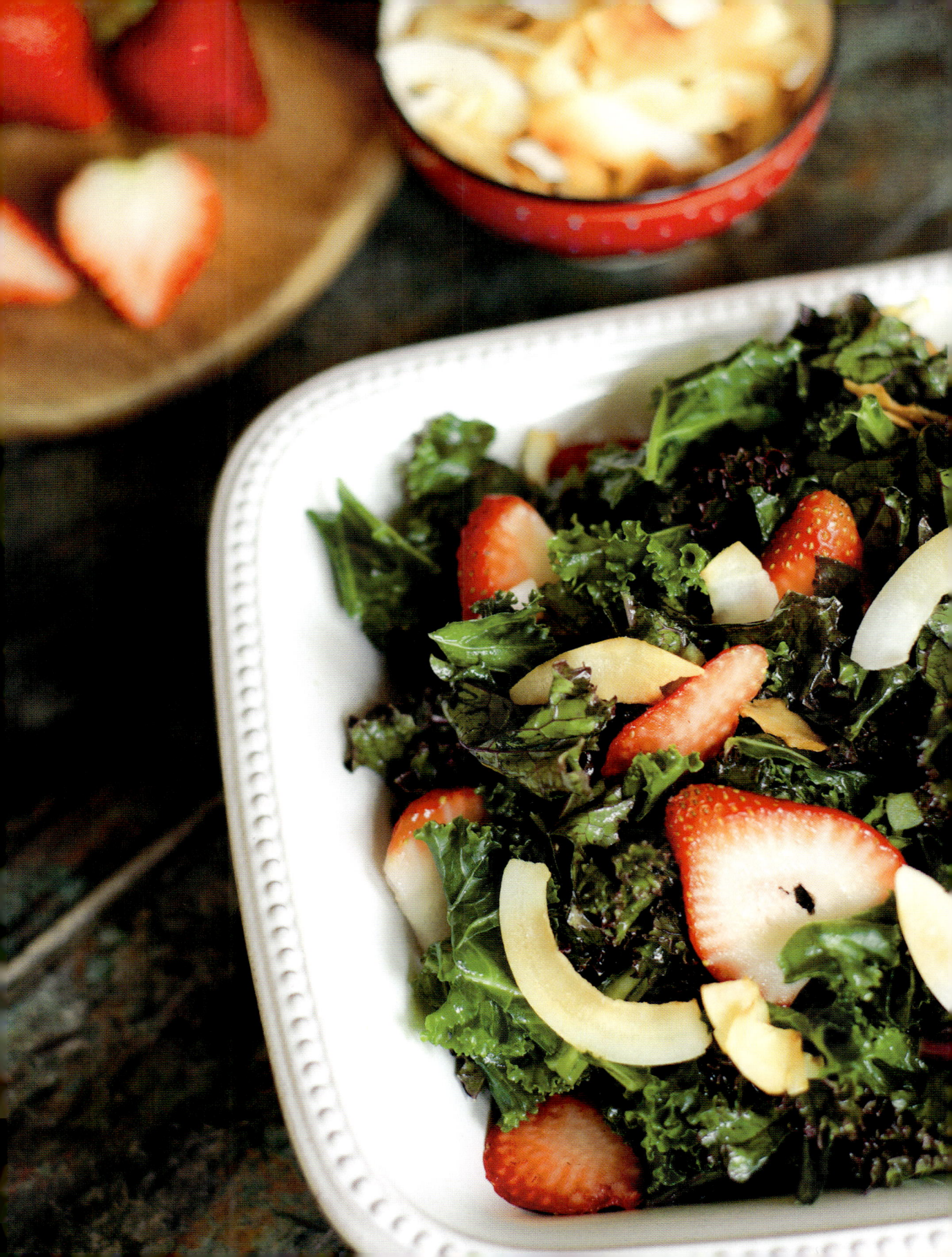

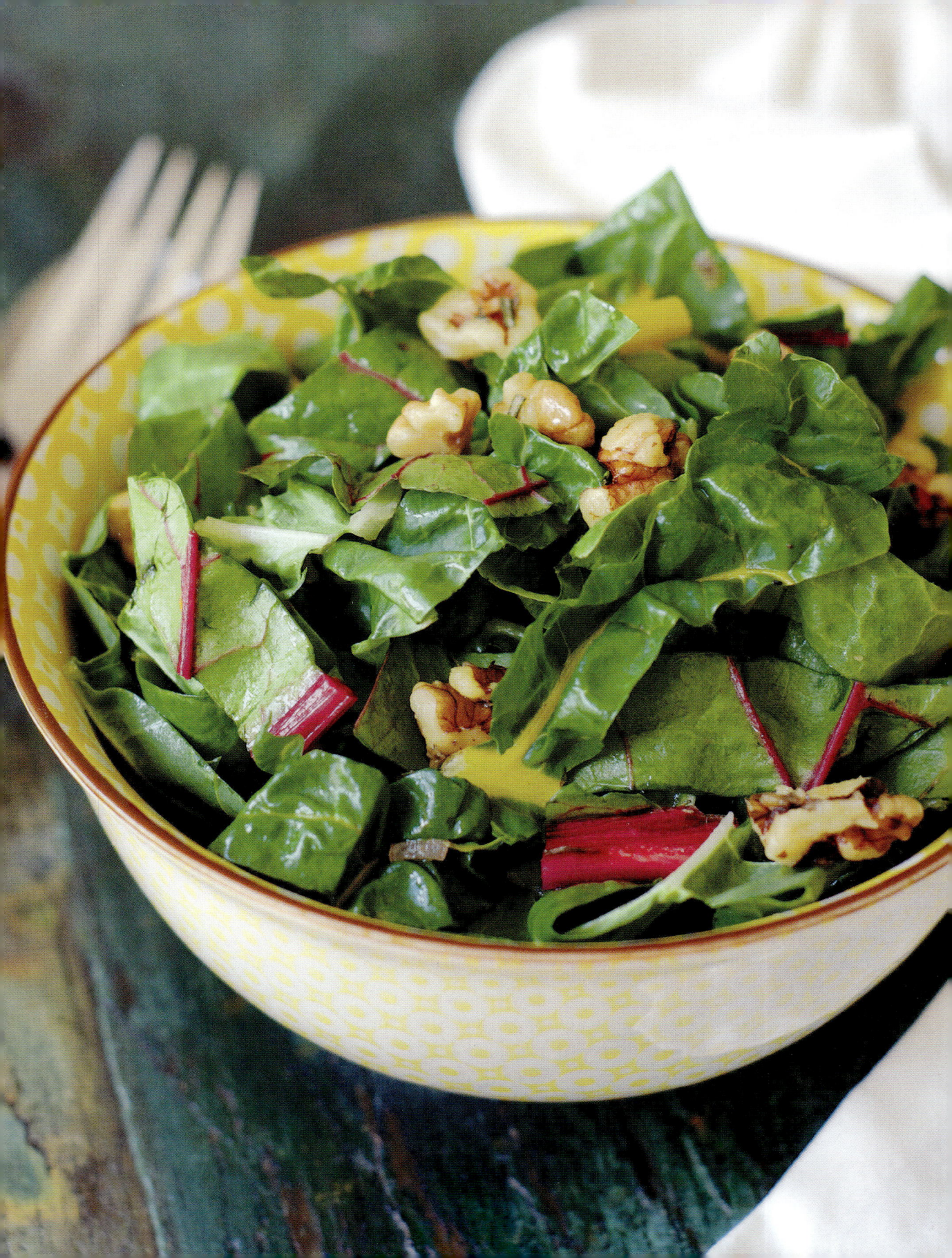

MANGOLD-SALAT MIT GERÖSTETEN WALNÜSSEN

GERÖSTETE WALNÜSSE, ZITRONE UND KRÄUTER VERLEIHEN DEM UNSCHEINBAREN GEMÜSE GESCHMACK

Mangold ist ein überaus vielseitiges Blattgemüse und schmeckt roh wie gekocht gleichermaßen gut. Es ist besonders reich an Vitamin A und enthält große Mengen an Antioxidantien. Das warme Walnussdressing lässt den Mangold beim Übergießen nur ein wenig zusammenfallen. Wenn Sie den Salat schon einige Zeit vor dem Servieren zubereiten, wärmen Sie das Dressing nochmals kurz auf, bevor Sie es über den Mangold-Salat geben.

ERGIBT 4 PORTIONEN

1 mittelgroße Schalotte (ca. 60 g), fein gehackt

1 Knoblauchzehe, fein gehackt

1 TL gehackter frischer Rosmarin

2 EL Avocadoöl

1 TL Meersalz

1/2 TL schwarzer Pfeffer

170 g Walnusshälften

250 g Mangold, geschnitten

1 EL Zitronensaft

1 EL Apfelessig

Eine mittelgroße Pfanne auf niedriger Stufe erhitzen und Schalotte, Knoblauch, Rosmarin, Avocadoöl, Salz und Pfeffer hineingeben. Unter Rühren etwa 3 Minuten lang andünsten, bis die Schalotte glasig ist und anfängt weich zu werden. Nun die Walnüsse zufügen und alles bei geringer Hitze weiter garen lassen, bis die Nüsse gleichmäßig geröstet und leicht gebräunt sind. Dabei gelegentlich umrühren. Pfanne vom Feuer nehmen.

In einer großen Schüssel den Mangold mit Zitronensaft und Apfelessig mischen. Die Walnussmischung über den Mangold geben und alles gut miteinander vermengen.

GESAMTE MAKRONÄHRSTOFFE (IN GRAMM PRO PORTION)	
EIWEIß	11 g
FETT	31 g
GESAMTKOHLENHYDRATE	7 g
NETTOKOHLENHYDRATE	5 g

TAJÍN-SALAT

ERFRISCHENDE BEILAGE FÜR SOMMERABENDE

2007, als ich mit dem Mountainbike Abfahrtsrennen fuhr, kam ich während einer Wettfahrt auch nach Ensenada in Baja California. Die Pista Escalones war eine staubige Rennstrecke, die viel Fahrspaß bot, und ich war froh, sie heil hinter mich gebracht zu haben. Nach dem Rennen kaufte ich mir bei einem Händler in der Nähe der Ziellinie frisches Obst mit Limettensaft und Tajín (Ta-hiin ausgesprochen) – eine mexikanische Gewürzmischung aus Limette, Salz und Chilipfeffer. Die Kombination von süß, salzig und würzig war unvergesslich! Ich reiche diesen Tajín-Salat gern an warmen Sommerabenden als fantastische Ergänzung zu gegrilltem Hühnchen oder Fisch. Bei den Gurken bevorzuge ich Sorten mit dünner Schale, da man sie nicht zu schälen braucht.

ERGIBT 6 PORTIONEN

- 285 g gewürfelte Wassermelone
- 150 g gewürfelte Jícama (Yambohnen)
- 1/3 Salatgurke (ca. 140 g), gewürfelt
- 2 mittelgroße Avocados (ca. 285 g), entsteint und in Würfel geschnitten
- Schale von 2 Limetten
- 2 EL Limettensaft
- 1 TL gemahlenes Ancho-Chilipulver
- 1/4 TL gemahlener Chipotle-Pfeffer
- 1/2 TL Meersalz

Alle Zutaten in eine große Schüssel geben und so lange durchmengen, bis sich alle Bestandteile gut verbunden haben.

Um den Salat geschmacklich zu verändern, fügen Sie gewürfelte Mango oder Ananas zu.

GESAMTE MAKRONÄHRSTOFFE (IN GRAMM PRO PORTION)

EIWEISS	1 g
FETT	6 g
GESAMTKOHLENHYDRATE	8 g
NETTOKOHLENHYDRATE	5 g

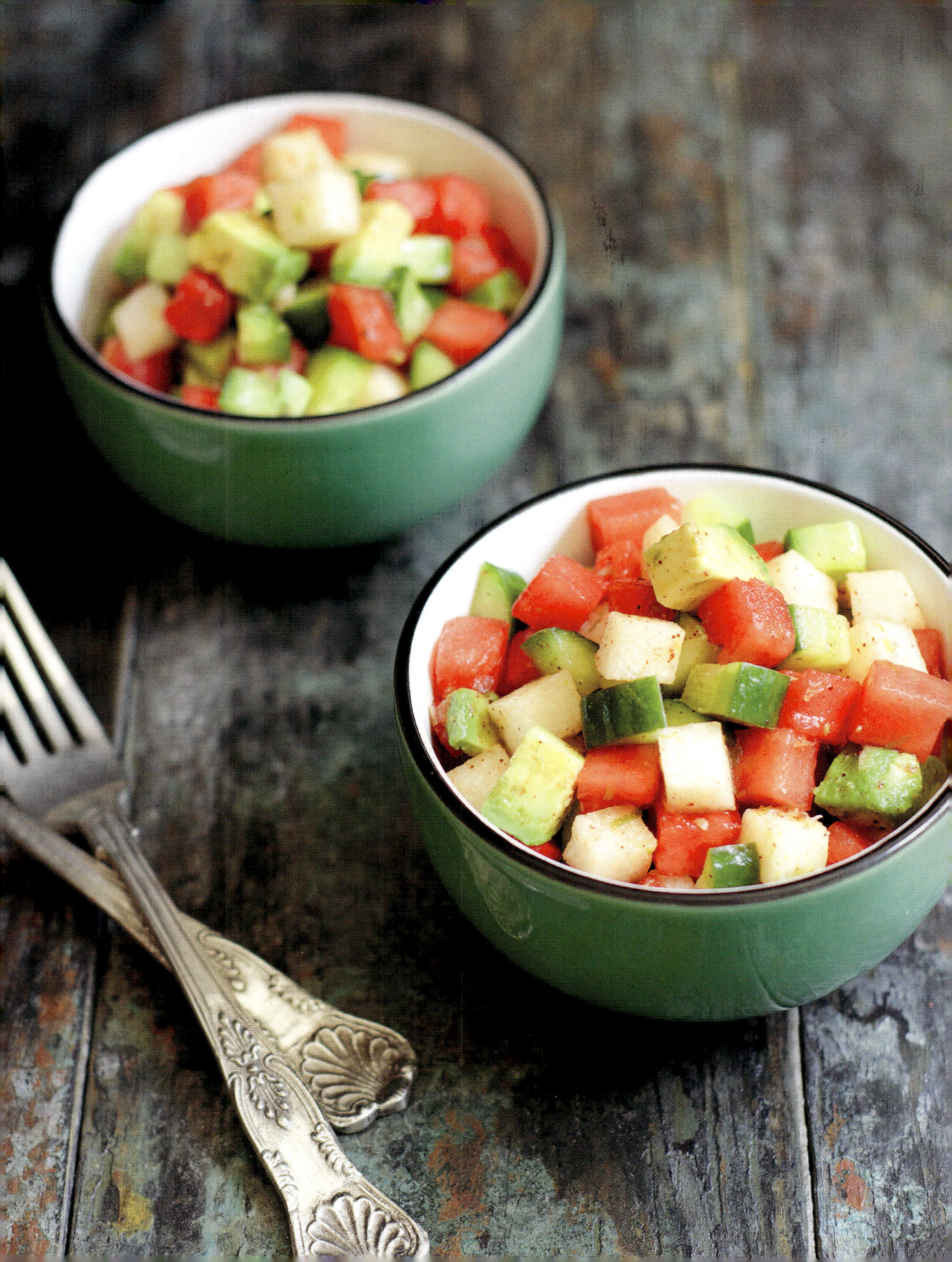

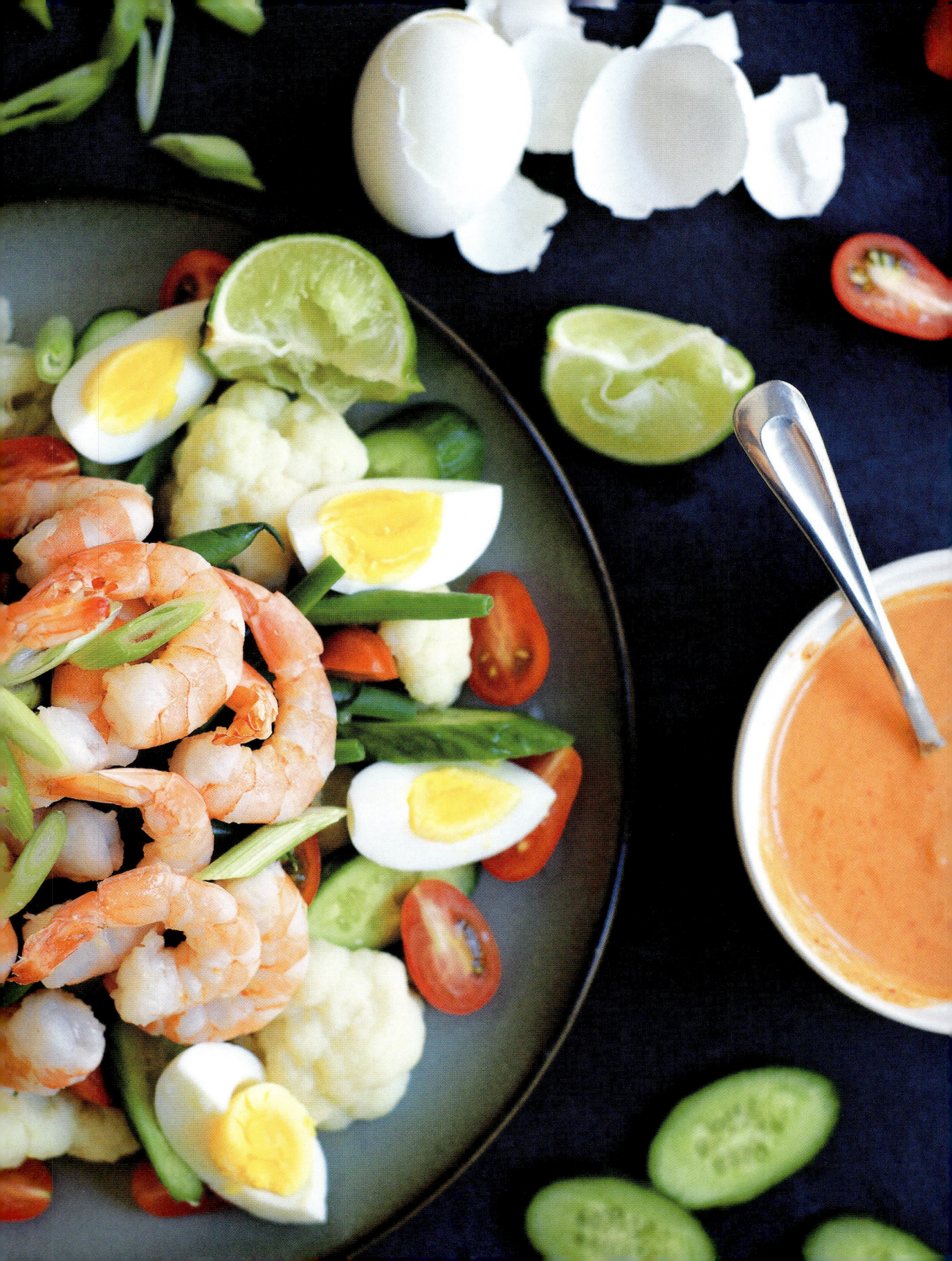

GADO-GADO MIT WÜRZIGER SATAY-SAUCE

PERFEKT FÜR PARTY ODER PICKNICK

Zum ersten Mal aß ich Gado-Gado 2011, als ich nach Indonesien reiste. Auf der Insel Bali wurde Gado-Gado an den Straßenverkaufsständen – Warungs genannt – auf großen Tellern als zwangloses Mittagessen oder als Snack serviert. Die Zutaten variierten ein wenig, doch handelte es sich immer um eine Mischung aus rohem und gedämpftem Gemüse, das durch eine Eiweißquelle wie etwa Tofu ergänzt wurde. Da Soja nicht paläo-gerecht ist, habe ich es durch Shrimps ersetzt, doch kann man stattdessen auch eiweißreiche Hühnerfleischwürfel nehmen. In der Satay-Soße habe ich die Erdnüsse durch Tahini – Sesampaste – ausgetauscht, um dem Geschmack dieser traditionellen süß-würzigen Soße möglichst nahe zu kommen.

ERGIBT 6 PORTIONEN

FÜR DAS GADO-GADO

- 110 g Blumenkohlröschen
- 110 g grüne Bohnen, geputzt und halbiert
- 450 g Shrimps, ohne Schale und Darm
- 1/2 Salatgurke (ca. 225 g), geschält und in Scheiben geschnitten
- 6–7 Kirschtomaten (ca. 110 g), halbiert
- 4 hart gekochte Eier, geschält und halbiert

FÜR DIE WÜRZIGE SATAY-SOßE

- 1 rote Jalapeño
- 1/4 Tasse Tahini
- 1/4 Tasse Wasser
- 5 Knoblauchzehen
- 1 EL roher Honig
- 1 TL Coconut-Aminos-Soße
- 1 TL Fischsoße
- 1/4 TL Meersalz
- 1 EL gehackte Cashewkerne zum Garnieren

Zunächst das Gemüse dämpfen. Dafür den Blumenkohl in einen mittelgroßen Topf mit Garbehälter geben und so viel Wasser zufügen, dass der Boden des Topfes 2,5 cm hoch bedeckt ist. Deckel auflegen und das Wasser zum Kochen bringen. Den Blumenkohl 3 bis 4 Minuten lang dämpfen, dann die grünen Bohnen in den Garbehälter legen und weitere 2 bis 3 Minuten im Wasserdampf garen. Gemüse in eine Schüssel umfüllen und abkühlen lassen.

Anschließend die Shrimps garen. In demselben Topf mit Garbehälter etwa 2 Minuten lang dämpfen, bis sie sich rosa färben. Vor dem Servieren abkühlen lassen.

Gedämpftes Gemüse zusammen mit dem frischen Gemüse, den Shrimps und den Eiern auf einer Servierplatte anrichten.

Für die Satay-Soße alle Zutaten mit Ausnahme der Cashewkerne in einen Hochgeschwindigkeitsmixer oder eine Küchenmaschine geben und so lange verarbeiten, bis eine glatte Konsistenz entstanden ist. Die Soße in einem kleinen Topf zum Kochen bringen, dann die Hitze reduzieren und 5 Minuten lang leise köcheln. Abkühlen lassen und zum Dippen in einem kleinen Schüsselchen servieren, das man auf die Servierplatte stellt. Die Soße mit gehackten Cashewkernen bestreuen.

Servieren Sie zusätzlich gedämpfte Kartöffelchen, um den Kohlenhydratgehalt zu steigern.

GESAMTE MAKRONÄHRSTOFFE (IN GRAMM PRO PORTION)	
EIWEIß	23 g
FETT	11 g
GESAMTKOHLENHYDRATE	12 g
NETTOKOHLENHYDRATE	9 g

PIKANTER BLUMENKOHL-REIS

EINE BEILAGE, DIE ZU ALLEM PASST

»Blumenkohl-Reis« ist ein Grundnahrungsmittel, das Sie für eine Fülle von Rezepten nutzen können, entweder als Grundlage oder als Beilage. Zerkleinert man den Blumenkohl entsprechend stark, gleicht er Reiskörnern und hat einen neutralen Geschmack, auf dem man aufbauen kann. Sie werden tatsächlich feststellen, dass dieses Rezept sich gut mit anderen in diesem Kochbuch verträgt, etwa mit dem Koreanischen Bibimbap (S. 98) oder dem Handfesten Gericht für harte Jungs (S. 97). Wenn Sie erst einmal mit der grundlegenden Zubereitungsart vertraut sind, können Sie anfangen, mit verschiedenen Geschmacksrichtungen zu spielen, die sich in jegliche Küche einfügen werden.

ERGIBT 4 PORTIONEN

- 680 g Blumenkohl, vom Strunk befreit
- 1 EL Kokosöl
- 3 Knoblauchzehen, fein gehackt
- 1 EL Coconut-Aminos-Soße
- 1,3 cm langes Stück Ingwer, geschält und gehackt
- 1/2 TL Meersalz
- 1/4 TL schwarzer Pfeffer

Am besten lässt sich Blumenkohl-Reis in einer Küchenmaschine herstellen, die mit einer Raspelscheibe ausgestattet ist. Es funktioniert jedoch auch mit einer normalen Schneidscheibe, wenn man den Blumenkohl nach und nach in die Maschine gibt und ihn zu kleinen Partikeln zerkleinert, die an Reiskörner erinnern.

Eine große Pfanne auf mittlerer Stufe erhitzen, dann Kokosöl und gehackten Knoblauch zugeben. Unter Rühren etwa 30 Sekunden andünsten, bis der Knoblauch zu duften beginnt. Den Temperaturregler auf starke Hitze stellen und den Blumenkohl in die Pfanne geben. Damit nichts am Boden anhaftet, häufig umrühren. Nun die Coconut-Aminos-Soße, den Ingwer sowie Salz und Pfeffer zufügen. Unter Rühren 6 bis 8 Minuten weiterkochen, bis der Blumenkohl weich, aber noch nicht breiig ist.

GESAMTE MAKRONÄHRSTOFFE (IN GRAMM PRO PORTION)	
EIWEISS	4 g
FETT	4 g
GESAMTKOHLENHYDRATE	11 g
NETTOKOHLENHYDRATE	6 g

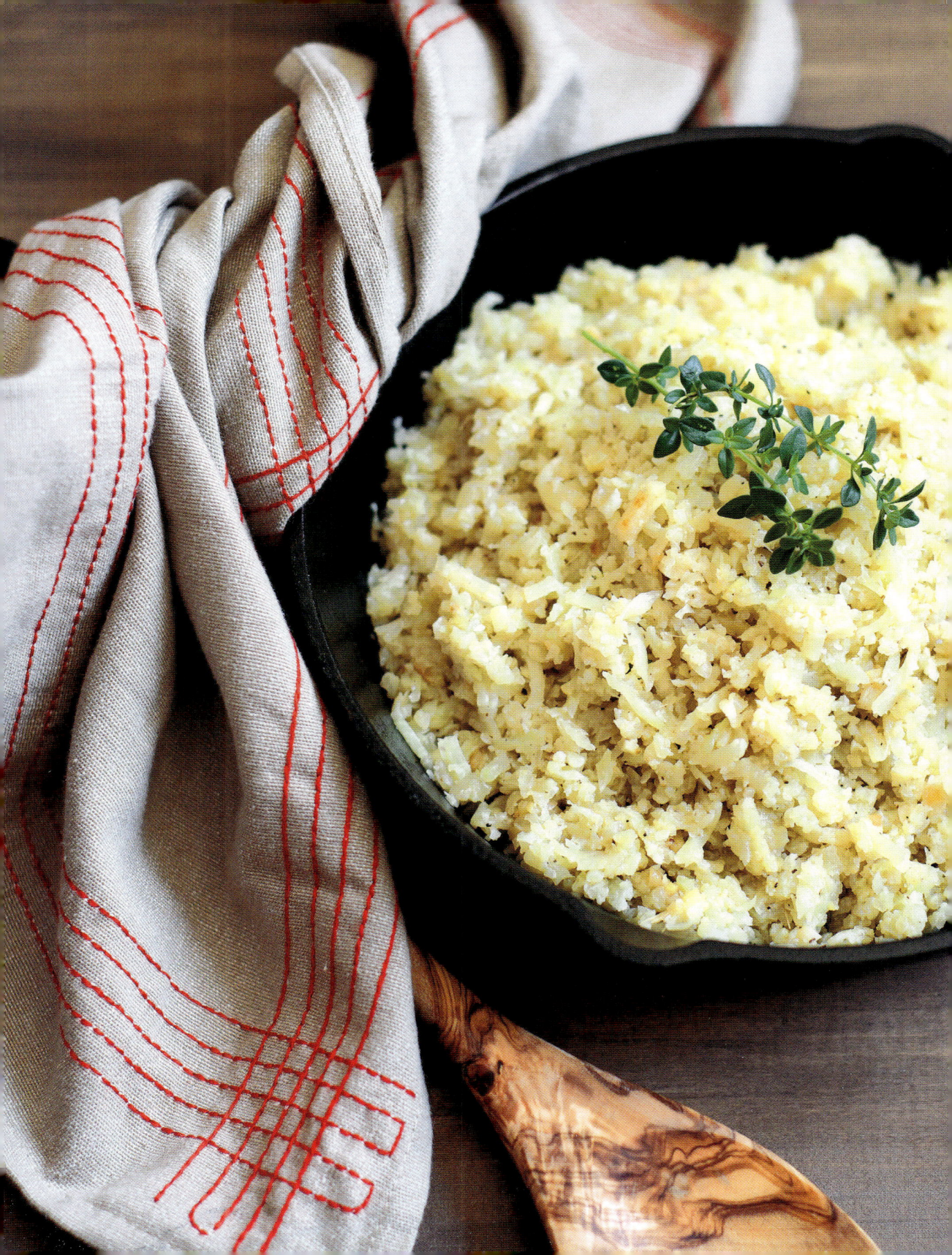

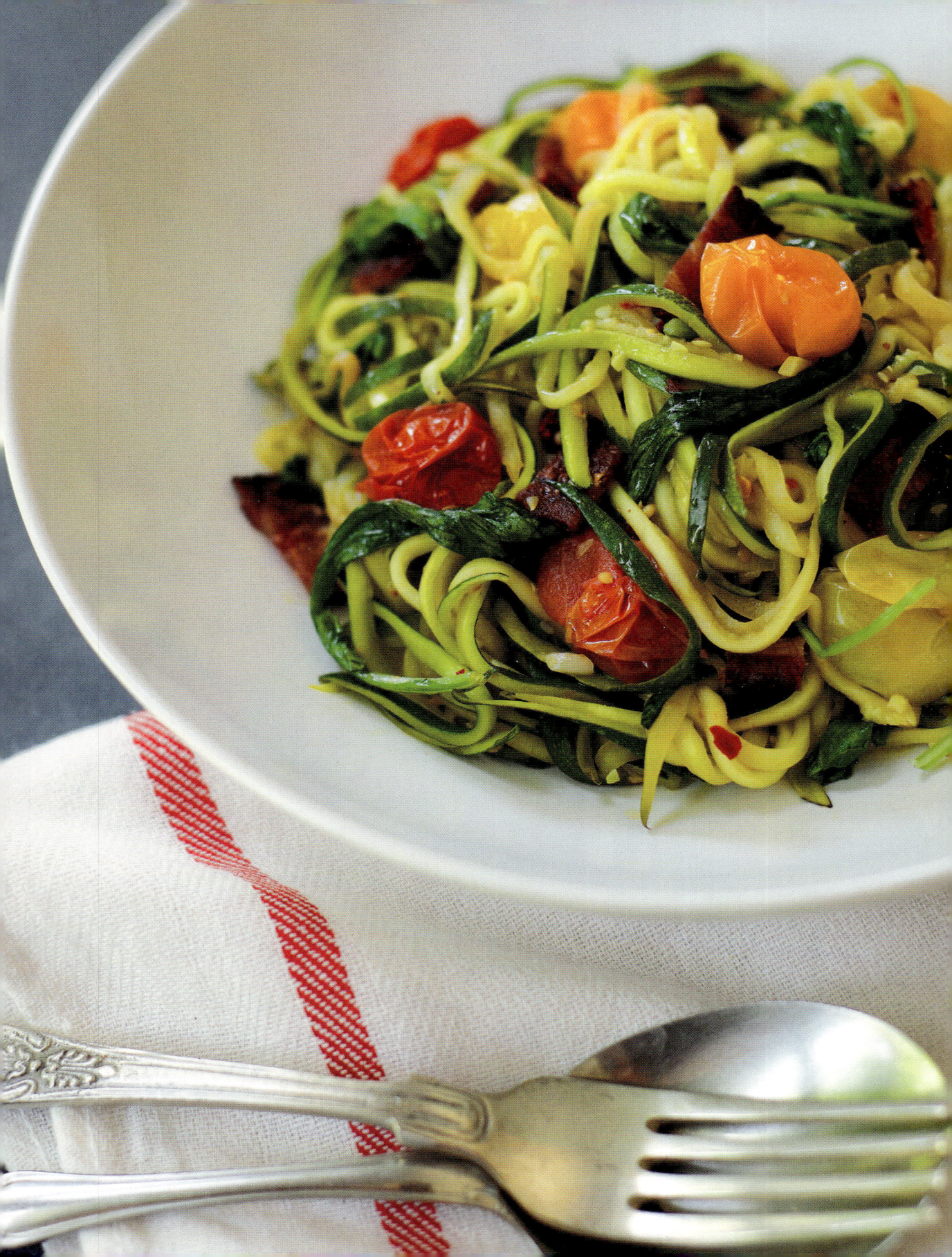

ZUCCHINI-NUDELN MIT RUCOLA, SPECK UND KIRSCHTOMATEN

ÜBERRASCHEND EINFACHE UND ERFRISCHENDE BEILAGE FÜR JEDES GERICHT

Zucchini-Nudeln – oder Zoodles, wie man sie liebevoll nennt – sind in der Paläo-Küche ungemein vielseitig einsetzbar. Der sichere Weg zur perfekten Konsistenz besteht darin, die Zucchini zu salzen, nachdem man sie in Julienne-Streifen geschnitten hat. Dadurch wird ein Teil der Feuchtigkeit herausgezogen und die Nudeln saugen sich nicht so stark mit Wasser voll. Der Rucola bringt eine pfeffrige Note hinein, die gut mit der Süße der Kirschtomaten kontrastiert. Diese Salatpflanze weist einen hohen Betacarotingehalt auf und ist eine der reichsten pflanzlichen Quellen für Vitamin K.

ERGIBT 2 PORTIONEN

- 3 mittelgroße Zucchini (ca. 680 g)
- 1 TL Meersalz
- 250 g Kirschtomaten
- 1 EL Olivenöl
- 2 Knoblauchzehen, fein gehackt
- 35 g Rucola
- 1/4 TL schwarzer Pfeffer
- 1/8 TL rote Paprikaflocken
- 4 Scheiben knusprig gerösteter Speck, gehackt
- Salz zum Abschmecken

Zunächst die Zucchini-Nudeln zubereiten. Dafür am besten einen Julienne-Schäler – mein Lieblingsgerät, da es dünne „nudelartige" Streifen produziert und nicht teuer ist – oder einen Spiralschneider benutzen. Die Zucchini-Nudeln in einen Durchschlag oder ein Sieb legen und mit Salz bestreuen. Das Salz gut einarbeiten und mindestens 15 Minuten lang einwirken lassen, dabei das Sieb zum Abtropfen über eine Schüssel hängen oder den Durchschlag in die Spüle stellen. Anschließend die Zucchini-Nudeln gut mit Wasser abspülen und leicht ausrücken, damit so viel Feuchtigkeit wie möglich austritt. Dann beiseitestellen.

Als Nächstes die Kirschtomaten vorbereiten. Eine große Pfanne auf mittlerer Stufe erhitzen und das Olivenöl sowie die Kirschtomaten zufügen. Etwa 10 Minuten lang garen, bis die Tomaten weich werden und aufplatzen. Tipp: Damit es nicht spritzt, einen halb geöffneten Deckel auf die Pfanne legen. Nun den Knoblauch zugeben und unter Rühren etwa 30 Sekunden lang anschwitzen, bis er zu duften beginnt. Zucchini-Nudeln untermischen und nochmals 2 Minuten kochen lassen, bis sie durcherhitzt sind. Dann die Pfanne vom Feuer nehmen und den Rucola unterrühren, bis er zusammenfällt. Mit Pfeffer, Paprikaflocken und ggf. noch mit etwas zusätzlichem Salz abschmecken.

Die Zucchini-Nudeln auf Tellern anrichten und mit dem gerösteten Speck bestreuen.

GESAMTE MAKRONÄHRSTOFFE (IN GRAMM PRO PORTION)

EIWEISS	9 g
FETT	14 g
GESAMTKOHLENHYDRATE	17 g
NETTOKOHLENHYDRATE	12 g

WOHLTUENDE CREMIGE BROKKOLI-SUPPE

CREMIGE, LECKERE UND MILCHFREIE SUPPE

Verzichtet man auf Milch, stehen cremige Suppen auf der Grundlage von Milch normalerweise nicht mehr auf dem Speisezettel – doch mit diesem Rezept wird alles anders. Die Basis hierfür bildet Kokosmilch in Verbindung mit Hühnerbrühe und Gewürzen. Lässt man Brokkoli darin gar ziehen und greift am Schluss zum Pürierstab, entsteht eine cremige Suppe, die Sie lieben werden. Manchmal gebe ich noch geröstetes Hühnchen obenauf – auf diese Weise kommen Sie zu einer kompletten Mahlzeit.

ERGIBT 3 BIS 4 PORTIONEN

1 große Stange Lauch (ca. 230 g), weiße und hellgrüne Teile gewaschen und in Scheiben geschnitten verwenden

1/2 kleine weiße Zwiebel (ca. 60 g), gehackt

450 g Brokkoliröschen, gehackt

4 Tassen Hühnerbrühe

1 Tasse vollfette Kokosmilch

1 EL Ghee

2 Knoblauchzehen, fein gehackt

1/2 TL Meersalz

1/4 TL schwarzer Pfeffer

Salz und Pfeffer zum Abschmecken

Alle Zutaten in einen großen Topf geben und zum Kochen bringen. Dann die Hitze reduzieren und alles ohne Deckel rund 30 Minuten leise köcheln lassen. Die Suppe vorsichtig in einen Mixer umfüllen und so lange pürieren, bis eine glatte Konsistenz entstanden ist. Ggf. noch mit etwas zusätzlichem Salz und Pfeffer abschmecken.

Sie können den Brokkoli auch durch Blumenkohl ersetzen.

GESAMTE MAKRONÄHRSTOFFE (IN GRAMM PRO PORTION)	
EIWEISS	9 g
FETT	20 g
GESAMTKOHLENHYDRATE	13 g
NETTOKOHLENHYDRATE	9 g

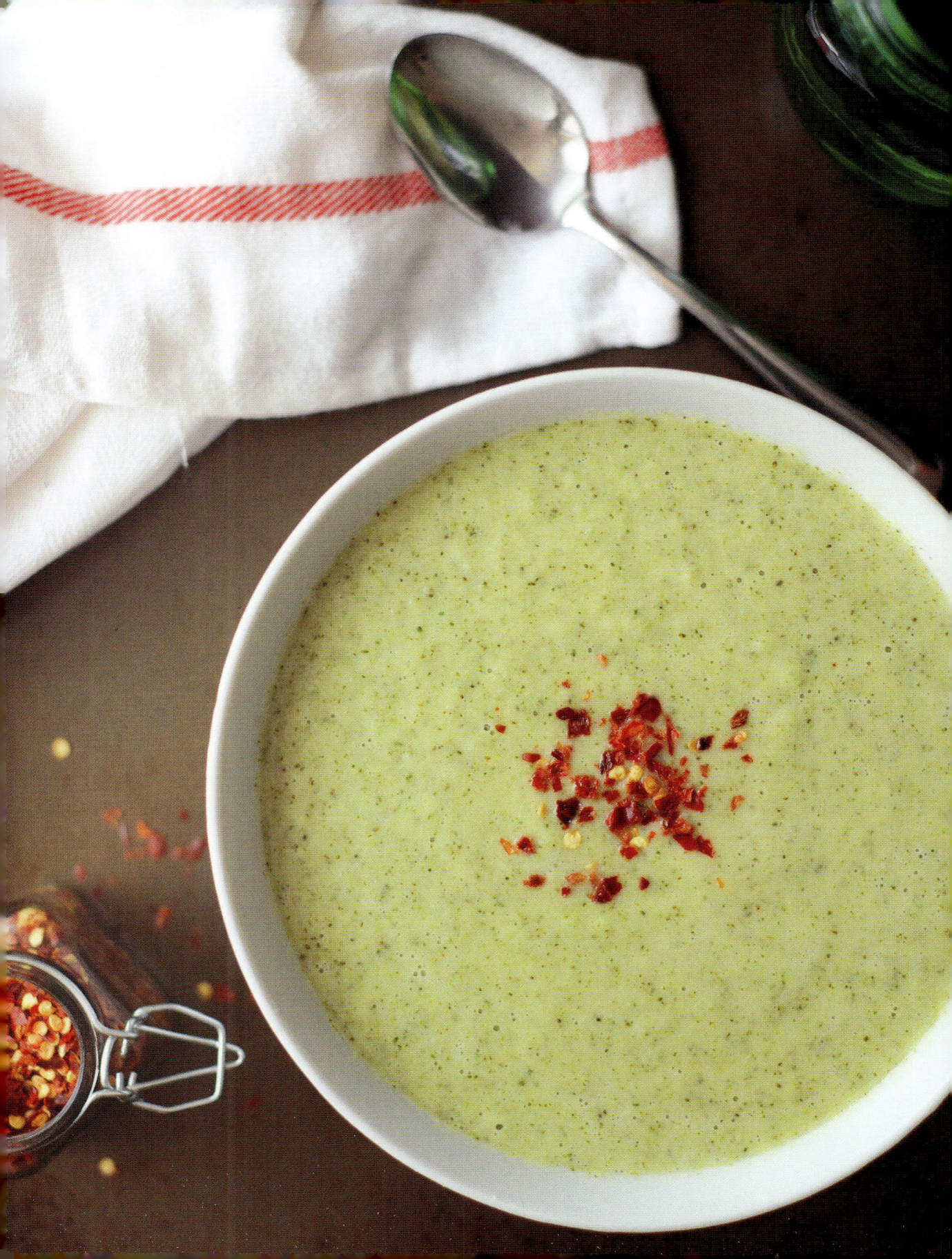

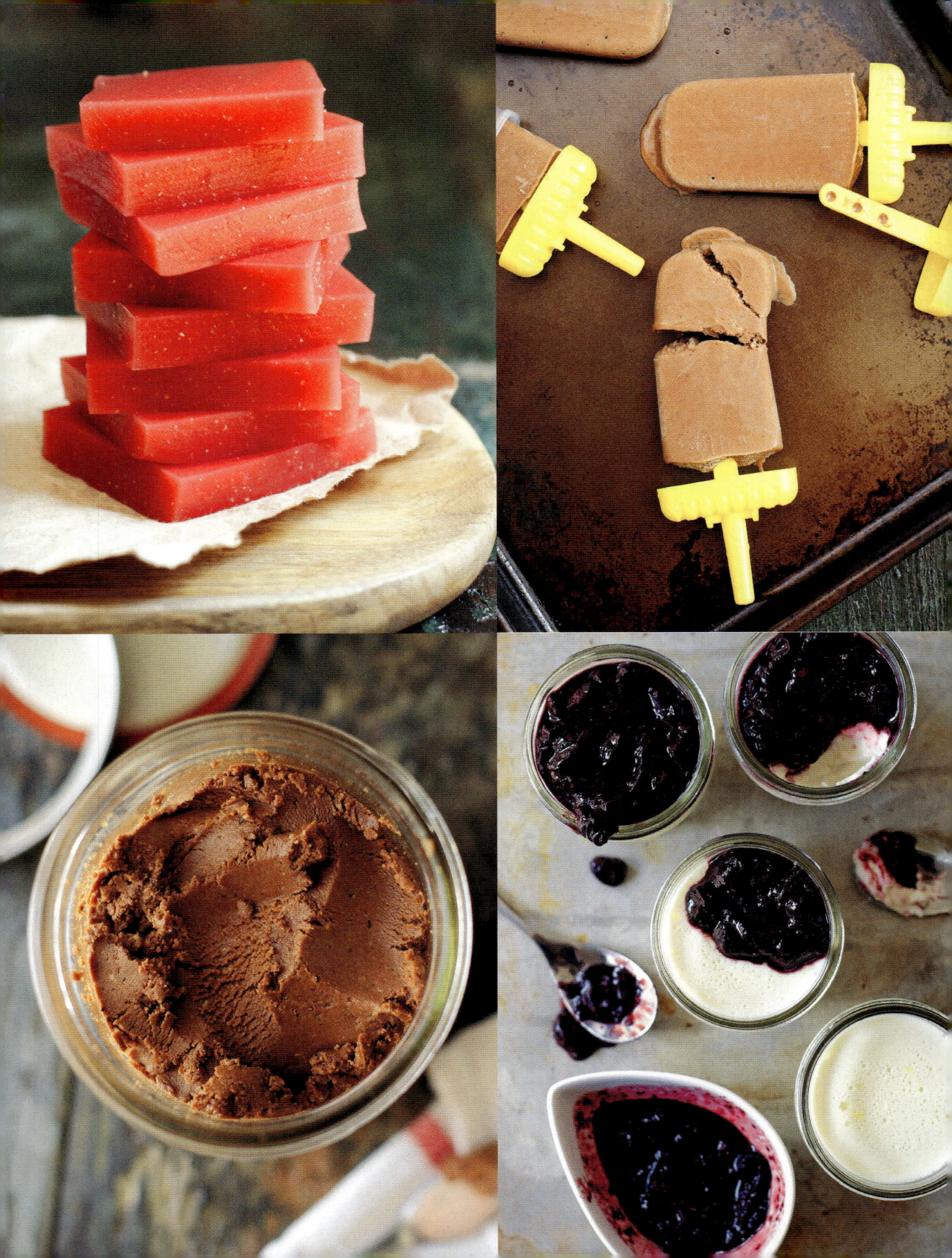

KAPITEL SECHS

KÖSTLICHE UND NAHRHAFTE LECKEREIEN

Manchmal hat man einfach Lust auf etwas Süßes – und die hier präsentierten Leckereien sind obendrein mit gesunden Nährstoffen vollgepackt. Wenn ich meine Gier nach Süßem befriedigen möchte, greife ich nicht zu Paläo-Keksen, Paläo-Kuchen oder Backwaren, sondern bereite eine dieser Köstlichkeiten zu, da sie meine Schwäche für Süßigkeiten nicht allzu sehr beflügeln.

Viele dieser köstlichen Leckereien sind mit gesunden Zutaten wie hochwertiger Gelatine, zusätzlichem Protein und rasch abbaubaren Fetten gespickt, damit Ihnen der Genuss einen höheren ernährungsphysiologischen Nutzen beschert. Außerdem stellen die hier präsentierten Verführungen die eindeutig bessere Wahl dar, da sie ihre Süße primär aus Früchten anstelle von Zuckern mit geringem Nährwert beziehen. Ich versuche, nur einmal pro Woche schwach zu werden – dann bleiben die Leckereien etwas ganz Besonderes.

PIKANTE KOKOS-CHIPS MIT SALZ UND ESSIG

WENN MAN EINMAL ANGEFANGEN HAT, KANN MAN KAUM NOCH AUFHÖREN!

Dieser Snack ist so lecker, dass er erhebliches Suchtpotenzial birgt. Ich habe die Geschmacksnoten der wohlbekannten Salz-und-Essig-Chips einfach auf diese knusprig gebackenen Kokos-Chips übertragen. Kokosnüsse sind mit gesunden gesättigten Fetten gespickt und der Kokosessig bringt den Geschmack noch intensiver zur Geltung.

ERGIBT 8 PORTIONEN

- 100 g ungesüßte Kokosflocken
- 2 EL Kokosessig
- 1/2 TL Honig
- 1/2 TL Meersalz

Den Ofen auf 180 °C vorheizen und ein Backblech mit Alufolie oder Backpapier auslegen.

Kokosflocken, Kokosessig, Honig und Salz in eine mittelgroße Schüssel geben. Die Zutaten gut vermischen, bis die Kokosflocken gleichmäßig von dem Gewürz ummantelt sind.

Die Kokosflocken in einer gleichmäßigen Lage auf dem Backblech verteilen und in etwa 8 Minuten knusprig und goldbraun backen. Nach der Hälfte der Backzeit die Chips einmal wenden. Abkühlen lassen und in einem luftdicht verschlossenen Behälter aufbewahren.

Sollen die Chips nach Limette und Chipotle-Pfeffer schmecken, nehmen Sie für das Rezept einfach 100 g ungesüßte Kokosflocken, die Schale von 1 Limette, 2 EL Limettensaft, 1/2 TL gemahlenen Chipotle-Pfeffer und 1/2 TL Meersalz. Folgen Sie bei der Zubereitung den oben stehenden Anweisungen.

GESAMTE MAKRONÄHRSTOFFE (IN GRAMM PRO PORTION)	
EIWEIß	1 g
FETT	7 g
GESAMTKOHLENHYDRATE	4 g
NETTOKOHLENHYDRATE	2 g

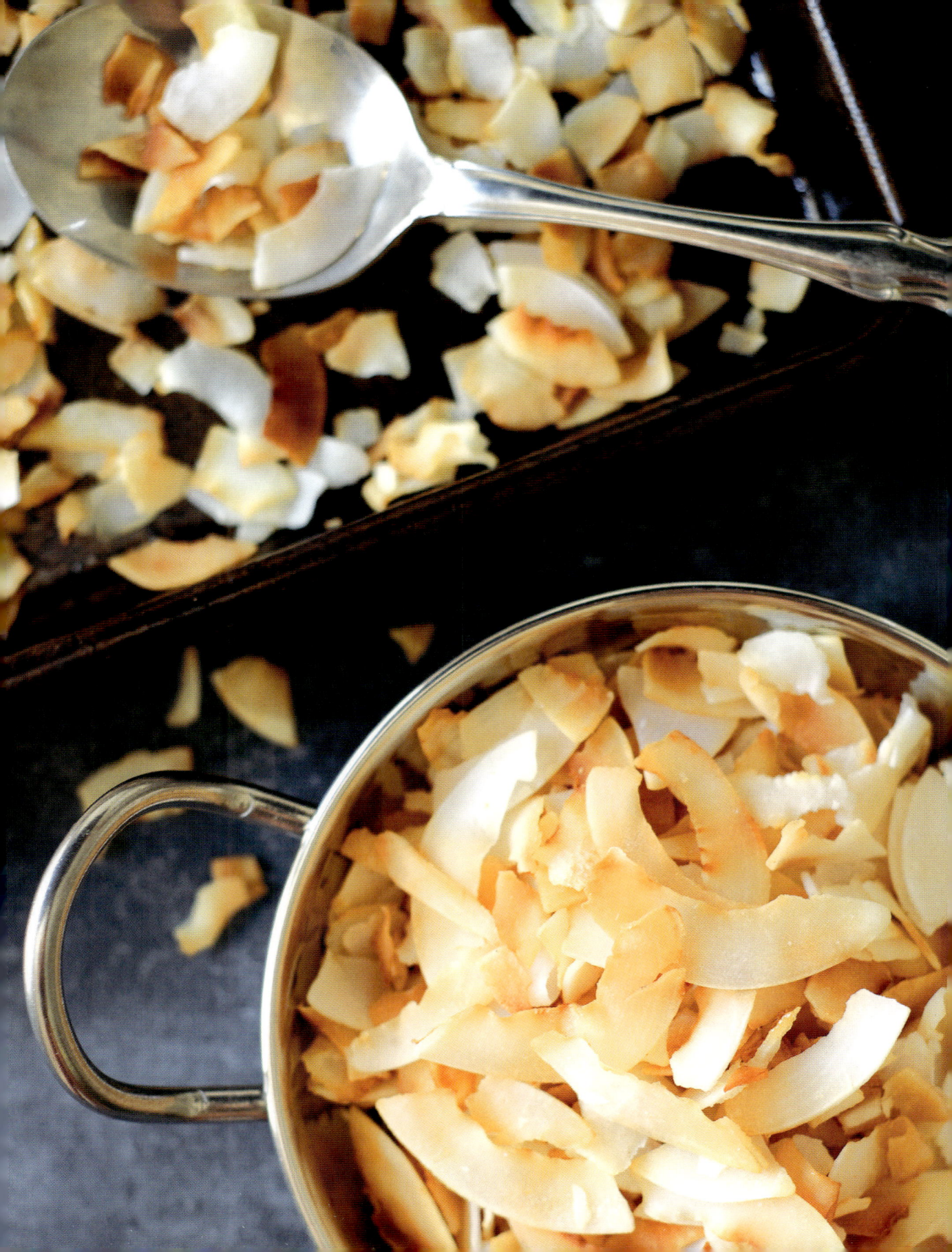

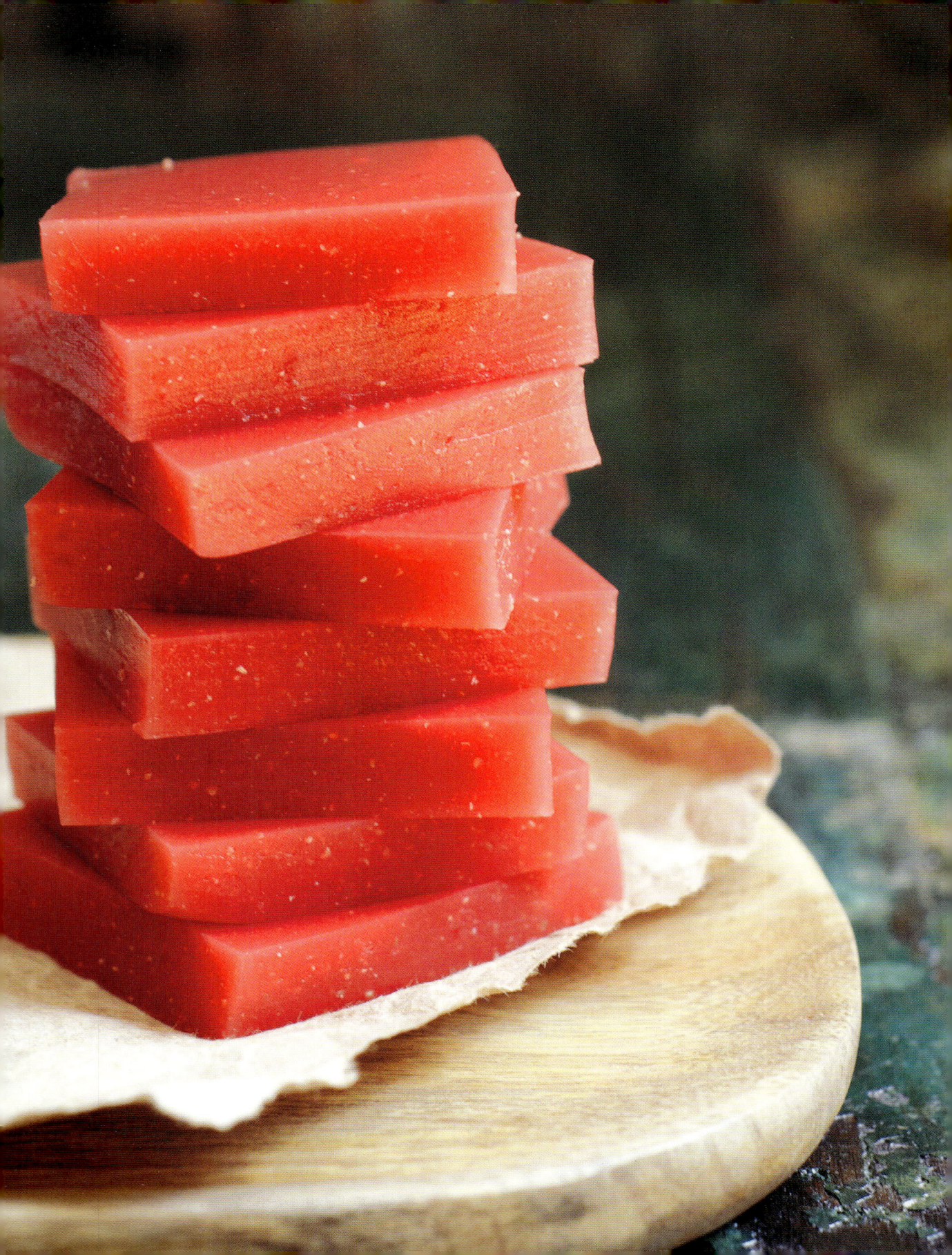

HIMBEER-LIMETTEN-FRUCHTGUMMI

GELENKFREUNDLICHE GELATINE IN EINEM SÜß-SAUREN BISSEN

Diese Fruchtgummis stellen die perfekte Verbindung von süßen Himbeeren und säuerlich schmeckenden Limetten dar und enthalten noch dazu gesunde Gelatine. Körperliches Training belastet Ihren Körper und Gelatine hat nachweislich einen beruhigenden Einfluss auf schmerzende Gelenke. Und noch ein Pluspunkt: Sie ist auch Balsam für einen gesunden Darm. Obwohl es hervorragende natürliche Quellen für Gelatine gibt – dazu zählt etwa Knochenbrühe –, ist es manchmal einfacher, zu diesen mundgerechten Fruchtgummis mit natürlichen Aromen zu greifen.

ERGIBT 12 PORTIONEN

- 1 TL Kokosöl
- 260 g Himbeeren
- 1 Tasse ungesüßtes Kokoswasser
- Schale von 2 Limetten
- 1 EL Limettensaft
- 1 EL roher Honig
- 3 EL hochwertige Gelatine aus Grasfütterung

Eine 20 x 20 cm große Glasform mit Kokosöl einfetten und beiseitestellen.

Himbeeren und Kokoswasser in einem Mixer oder in einer Küchenmaschine pürieren. Die Mixtur anschließend durch ein feines Sieb streichen, um die Kerne zu entfernen. Den Himbeer-Kokoswasser-Saft in einer mittelgroßen Kasserolle auffangen.

Limettenschale, Limettensaft und Honig zufügen und alles gut miteinander verrühren. Den Saft auf niedriger Stufe vorsichtig erwärmen. Nicht kochen lassen, da das Erhitzen nur dazu dient, die Gelatine aufzulösen. Hat sich der Saft erwärmt, mit dem Schneebesen die Gelatine portionsweise unterrühren, doch nicht mehr als 1 EL auf einmal.

Den Topf vom Feuer nehmen und die Mischung in die gefettete Glasform gießen. Ungefähr 1 bis 2 Stunden lang in den Kühlschrank stellen, bis die Masse fest geworden ist.

Die Fruchtgummi-Masse stramm verpackt im Kühlschrank aufheben und innerhalb von 1 bis 3 Tagen verzehren. Je länger die Fruchtgummis lagern, desto mehr Wasser verlieren sie, wodurch sie zäh werden.

Sie können die Himbeeren auch durch Erdbeeren ersetzen.

GESAMTE MAKRONÄHRSTOFFE (IN GRAMM PRO PORTION)	
EIWEIß	1 g
FETT	1 g
GESAMTKOHLENHYDRATE	9 g
NETTOKOHLENHYDRATE	7 g

KÖSTLICHE UND NAHRHAFTE LECKEREIEN

MANDELBUTTER MIT KAFFEE UND PROTEIN

MANDELBUTTER FÜR GEHOBENE ANSPRÜCHE

Hausgemachte Mandelbutter ist preisgünstig und eine hervorragende Quelle für gesunde Fette, kann aber ein bisschen langweilig schmecken. Um einen intensiven Kaffeegeschmack zu erzielen, habe ich das Rezept mit Kakao und Kaffee angereichert. Eine großzügige Dosis Ihres Lieblings-Proteinpulvers hilft dem Aminosäuregehalt auf die Sprünge. Wenn es Ihnen gelingt, geschälte Mandeln aufzutreiben, nehmen Sie diese, dann schmeckt die Mandelbutter noch besser. Ich durchforste immer die Gewürzstände meines lokalen Wochenmarktes nach Mandelstiften!

ERGIBT 10 PORTIONEN

- 130 g Mandelstifte
- 2 EL Kakaopulver
- 2 EL Proteinpulver, optional
- 1 EL Kokosöl, geschmolzen
- 1 EL roher Honig
- 1 gehäufter TL gemahlener Kaffee
- 1/4 TL Meersalz

Den Ofen auf 180 °C vorheizen und ein großes Backblech mit Alufolie oder Backpapier auslegen. Die Mandelstifte in nur einer Lage auf das Blech streuen und etwa 8 Minuten lang backen, bis sich die Mandeln goldbraun gefärbt haben. Am besten nach ungefähr der Hälfte der Backzeit einmal durchmischen und dabei wenden, damit sie gleichmäßig bräunen.

Geröstete Mandelstifte, Kakao, Proteinpulver, Kokosöl, Honig, Kaffee und Salz in einen Hochgeschwindigkeitsmixer oder eine Küchenmaschine geben. Auf hoher Stufe so lange durcharbeiten, bis die Mandeln zerkleinert sind und eine glatte Konsistenz entstanden ist. Um wirklich alle Mandelstifte zu erwischen, müssen Sie den Mixer eventuell ein paar Mal ausschalten und die Buttermasse von den Seiten des Mixers abschaben.

Mandelbutter in einem luftdicht verschlossenen Behälter im Kühlschrank aufbewahren.

GESAMTE MAKRONÄHRSTOFFE (IN GRAMM PRO PORTION)

EIWEISS	4 g
FETT	9 g
GESAMTKOHLENHYDRATE	6 g
NETTOKOHLENHYDRATE	4 g

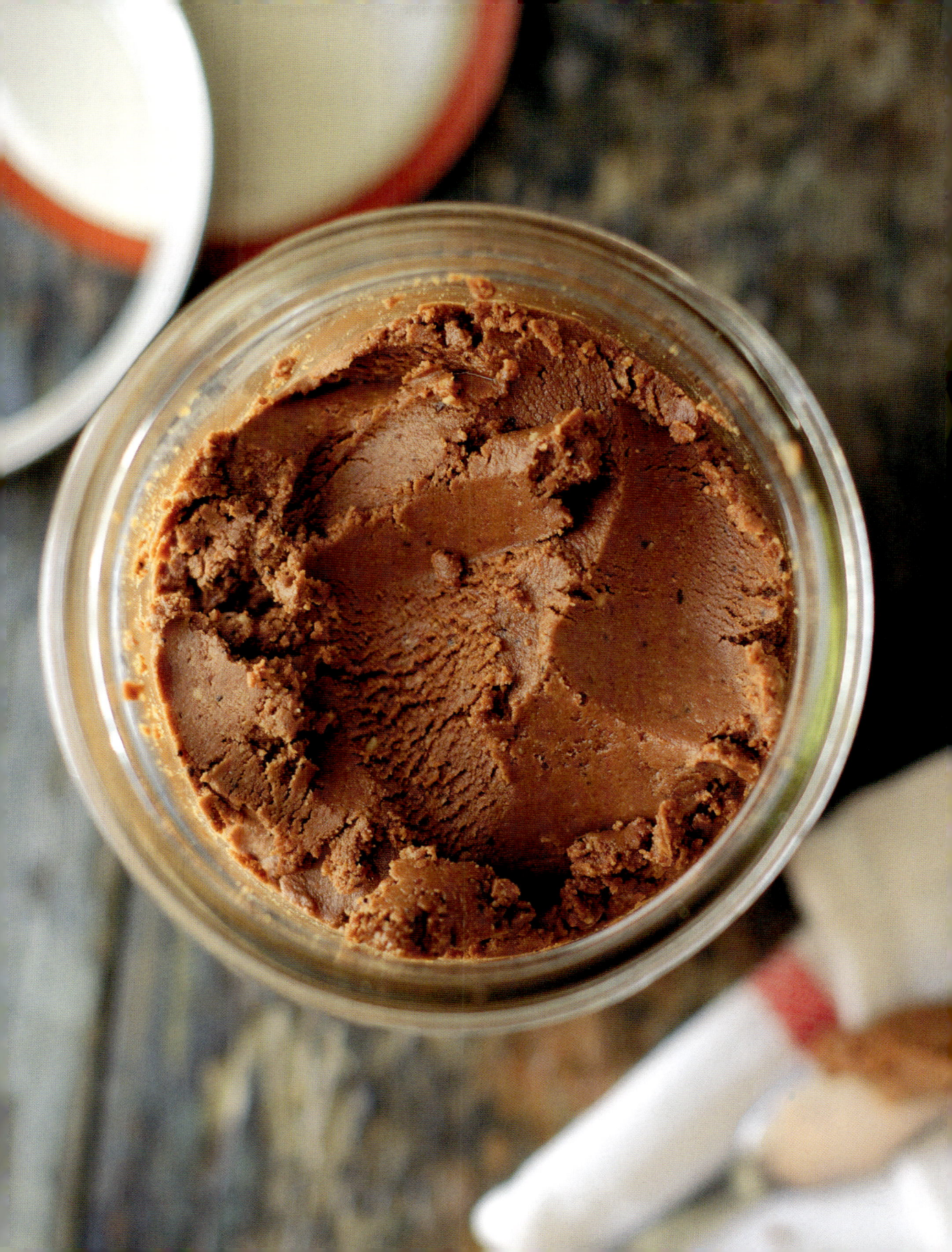

MANDELBUTTER-GELEE-KUGELN
DER VOLLE GESCHMACK – ABER OHNE BROT

In meiner Jugend gab es für uns Kinder oftmals ein Sandwich mit Erdnussbutter und Gelee zum Mittagessen, da die Geschmackskombination – geben wir es zu – einfach genial ist. In der Paläo-Ernährung sind Erdnüsse nicht akzeptiert, doch lassen sie sich großartig durch Mandeln ersetzen. In diesem Rezept übernehmen getrocknete Aprikosen die Rolle des Gelees und werden mit Mandeln und gesalzener Mandelbutter kombiniert. Das Ergebnis ist eine leicht süßliche Leckerei, die man sich nur allzu gern in den Mund schiebt.

ERGIBT ETWA 24 STÜCK

250 g ungeröstete Mandeln
20 g ungesüßte Kokosflocken
15 Medjool-Datteln (ca. 230 g), entsteint
170 g getrocknete Aprikosen, gehackt
65 g gesalzene Mandelbutter
1/2 TL Meersalz

Mandeln und Kokosflocken in eine Küchenmaschine geben und so lange verarbeiten, bis die Mandeln grob zerkleinert sind. Es ist kein Problem, wenn einige Stücke größer, andere dagegen kleiner sind – es soll ja keine Mandelbutter daraus entstehen! Datteln, Aprikosen, Mandelbutter und Salz zufügen und alles zu groben Krümeln verarbeiten.

Mit einem großen Löffel eine kleine Menge aus der Masse abstechen und zu einer Kugel rollen. So lange wiederholen, bis die gesamte Fruchtmasse aufgebraucht ist.

GESAMTE MAKRONÄHRSTOFFE (IN GRAMM PRO PORTION)

EIWEISS	3 g
FETT	7 g
GESAMTKOHLENHYDRATE	14 g
NETTOKOHLENHYDRATE	11 g

PISTAZIEN-ZITRONEN-KOKOS-BISSEN

EIN SÜßER BISSEN MIT EIWEIß-KICK

Hier habe ich den allgegenwärtigen, auf Datteln basierenden Frucht-Nuss-Riegel veredelt: Die Zitrone schenkt ihm ein frisches Aroma und das zusätzliche Eiweiß ist ein weiterer Pluspunkt. Möchte man diese Bissen ganz ohne Nüsse herstellen, tauscht man einfach die Pistazien durch Kokosraspeln aus. Da die Dattelmasse beim Rollen der Kugeln an den Händen kleben bleibt, geben Sie einfach ein paar Tropfen Kokosöl auf die Hände – dann geht es leichter.

ERGIBT 6 PORTIONEN

- 15 Medjool-Datteln (ca. 230 g), entsteint und grob gehackt
- 70 g ungesüßte Kokosflocken
- 2 EL Vanille-Proteinpulver
- Schale von 1 Zitrone
- 1 EL Zitronensaft
- 1/4 TL Meersalz
- 35 g Pistazien, gehackt

Alle Zutaten mit Ausnahme der Pistazien in eine Küchenmaschine geben und so lange durcharbeiten, bis sich ein klebriger, zusammenhängender Kloß gebildet hat. Die Masse etwa 10 Minuten lang in den Kühlschrank stellen, damit sie sich verfestigt. Die gehackten Pistazien in eine separate Schüssel füllen.

Mit einem kleinen runden Löffel eine kleine Menge aus der Masse abstechen und mit den Händen zu einer Kugel rollen. Diese Kugel dann in den gehackten Pistazien wälzen.

Möchten Sie anstelle von Kugeln Riegel herstellen, streichen Sie die Mischung in eine gefettete rechteckige Backform und frieren Sie die Masse durch, bis sie fest ist und sich schneiden lässt.

GESAMTE MAKRONÄHRSTOFFE (IN GRAMM PRO PORTION)	
EIWEIß	2 g
FETT	6 g
GESAMTKOHLENHYDRATE	32 g
NETTOKOHLENHYDRATE	27 g

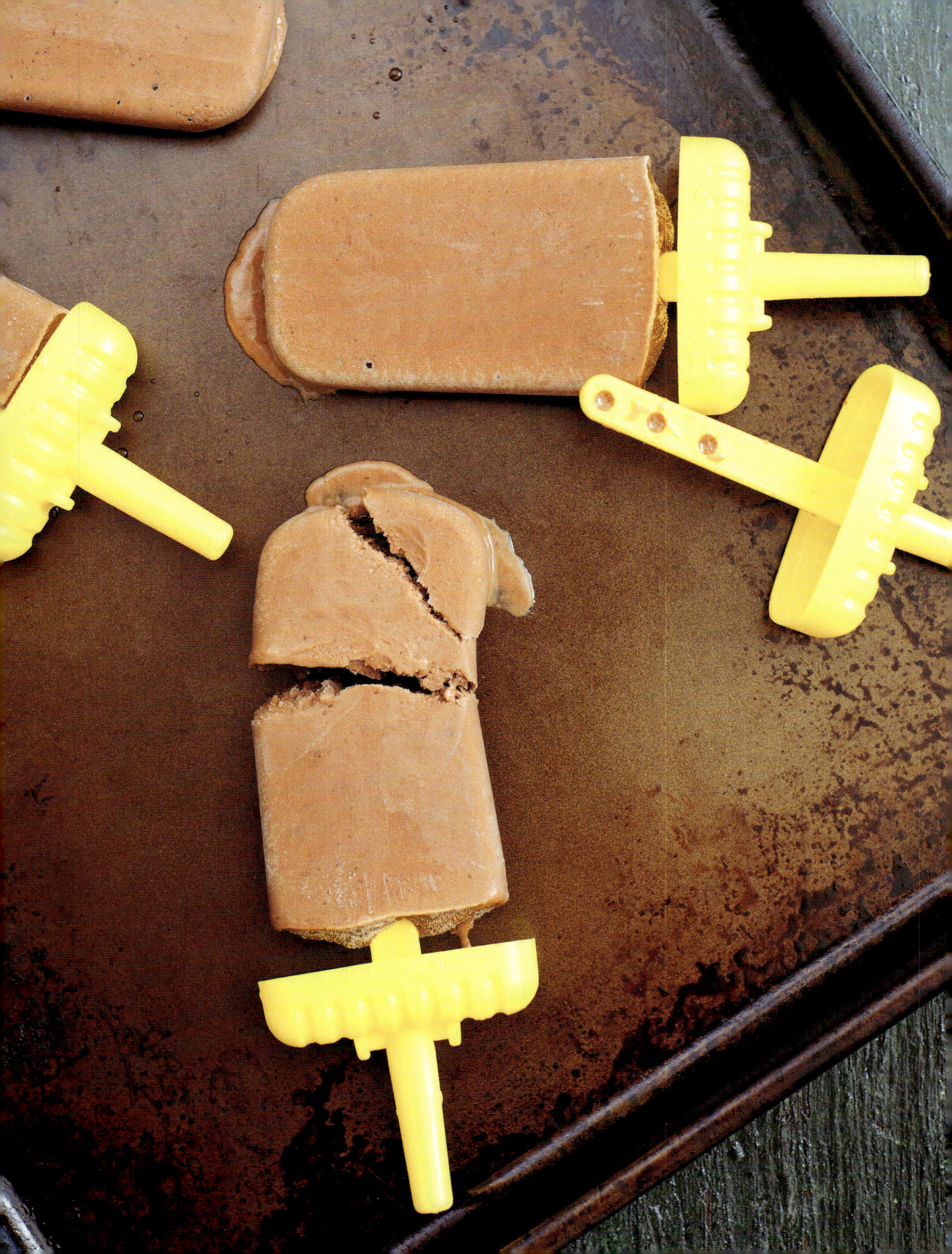

BANANEN-SCHOKO-EIS
SECHS EINFACHE ZUTATEN UND EIN KÄLTESCHOCK

In meiner Jugend war Schoko-Eis am Stiel der große Sommerhit. Als Kinder versuchten wir immer, den kalten Schokotraum aufzuessen, bevor er dahinschmolz. Dieses Erlebnis wollte ich wieder zum Leben erwecken, doch diesmal mit gesunden Zutaten und ohne zusätzlichen Zucker. Avocados und Mandelmilch liefern gesunde Fette und die Datteln tragen einen Hauch von Süße bei, gerade dann, wenn die Bananen noch ein wenig grün sind.

ERGIBT 6 PORTIONEN

2 kleine reife Bananen (ca. 285 g), geschält

1/2 mittelgroße Avocado (85 g), entsteint

1 1/4 Tasse Mandelmilch

3 EL Kakaopulver

3 Medjool-Datteln (ca. 40 g), entsteint

1 TL Vanilleextrakt

Alle Zutaten in einen Hochgeschwindigkeitsmixer oder eine Küchenmaschine geben. Auf hoher Stufe etwa 30 Sekunden lang verrühren, bis die Mischung cremig und glatt geworden ist.

Die Masse nun in Eisförmchen gießen – mein Set besteht aus 6 Förmchen mit einem Fassungsvermögen von jeweils 60 ml – und mindestens 3 Stunden lang durchfrieren lassen, bis das Eis fest geworden ist.

GESAMTE MAKRONÄHRSTOFFE (IN GRAMM PRO PORTION)

EIWEIß	3 g
FETT	3 g
GESAMTKOHLENHYDRATE	16 g
NETTOKOHLENHYDRATE	13 g

ZITRONEN-VANILLE-CREME MIT BLAUBEER-SOßE

EINFACHE, ABER WOHLTUENDE LECKEREI MIT DARMGESUNDER GELATINE

Diese Köstlichkeit ist überaus nahrhaft: Die Kokosmilch stellt eine gute Quelle für mittelkettige Triglyzeride – ein Fett, das schnell verbrannt werden kann – dar und die Gelatine beruhigt den Darm und die Gelenke. Die üppige Soße besteht aus eingedickten Früchten, die reich an Antioxidantien sind.

ERGIBT 4 BIS 5 PORTIONEN

FÜR DIE SOßE
150 g Blaubeeren
2 EL Wasser

FÜR DIE CREME
1 Dose (400 ml) Kokosmilch
2 Eigelbe
Schale von 2 Zitronen
3 EL Zitronensaft
2 EL Honig
1 TL Vanilleextrakt
1 EL hochwertige Gelatine (Grasfütterung)

Für die Soße Blaubeeren und Wasser in einen kleinen Topf geben und auf niedriger bis mittlerer Stufe erwärmen. Die Blaubeeren köcheln lassen, bis sie aufplatzen und eine dickere Konsistenz entsteht. Um die Soße noch mehr anzudicken, nach dem Kochen eine Zeit lang kühl stellen.

Unterdessen die Creme zubereiten. Hierfür Kokosmilch, Eigelbe, Zitronenschale, Zitronensaft und Honig in einen mittelgroßen Topf geben und so lange mit dem Schneebesen verquirlen, bis sich alle Zutaten miteinander verbunden haben. Die Mischung etwa 5 Minuten lang bei niedriger bis mittlerer Hitze köcheln lassen, bis sie leicht andickt und an der Rückseite eines Löffels haften bleibt. Vom Feuer nehmen und den Vanilleextrakt mit der Kokosmilch-Eier-Masse verschlagen. Nun unter kontinuierlichem Weiterschlagen die Gelatine zugeben und erst aufhören zu schlagen, wenn sie sich komplett aufgelöst hat.

Die Creme gleichmäßig auf 4 kleine Schälchen verteilen und mindestens 2 Stunden lang kühl stellen, bis sie fest geworden ist. Kurz vor dem Servieren die Blaubeersoße mit einem Löffel auf der Creme verteilen.

GESAMTE MAKRONÄHRSTOFFE (IN GRAMM PRO PORTION)	
EIWEIß	3 g
FETT	14 g
GESAMTKOHLENHYDRATE	20 g
NETTOKOHLENHYDRATE	17 g

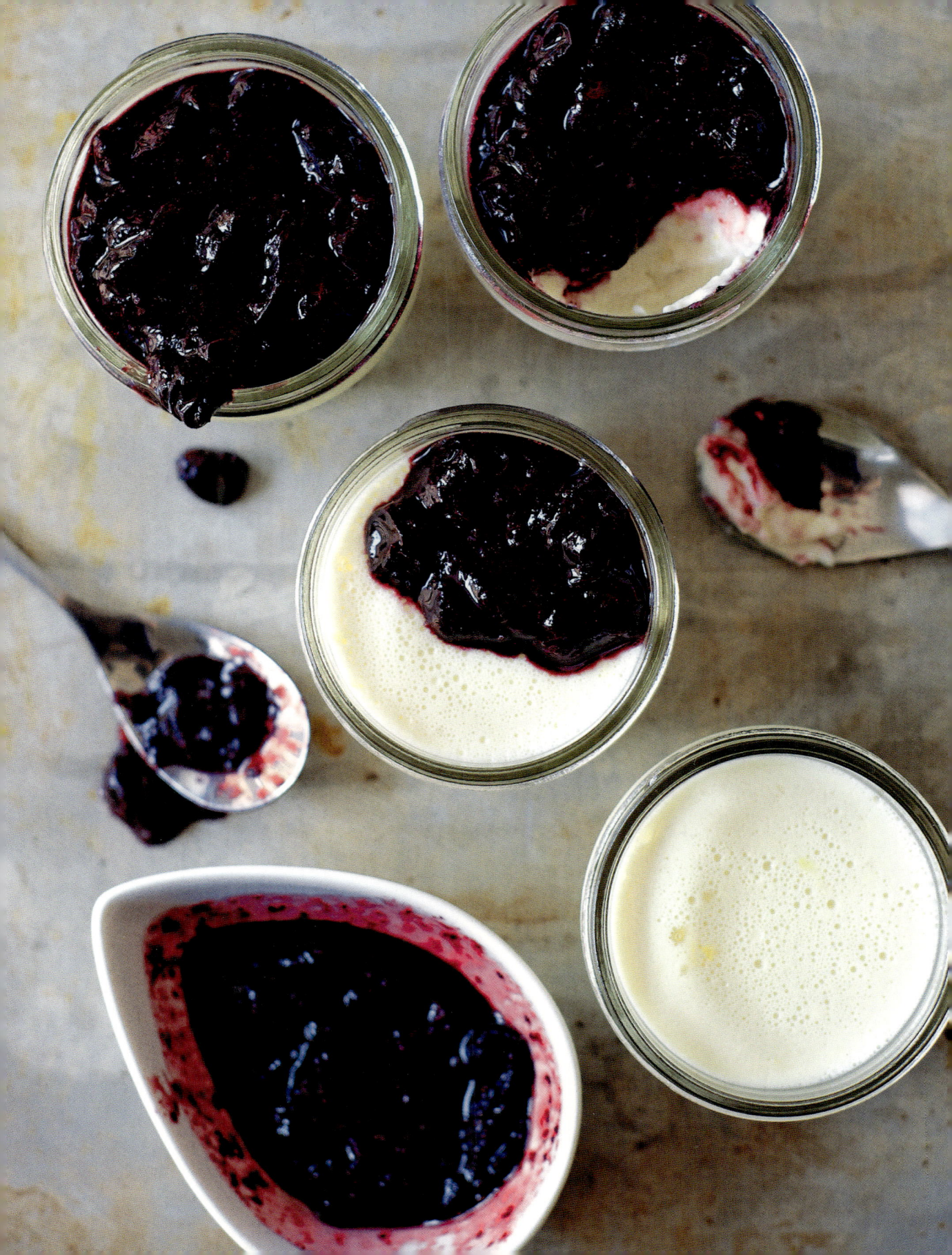

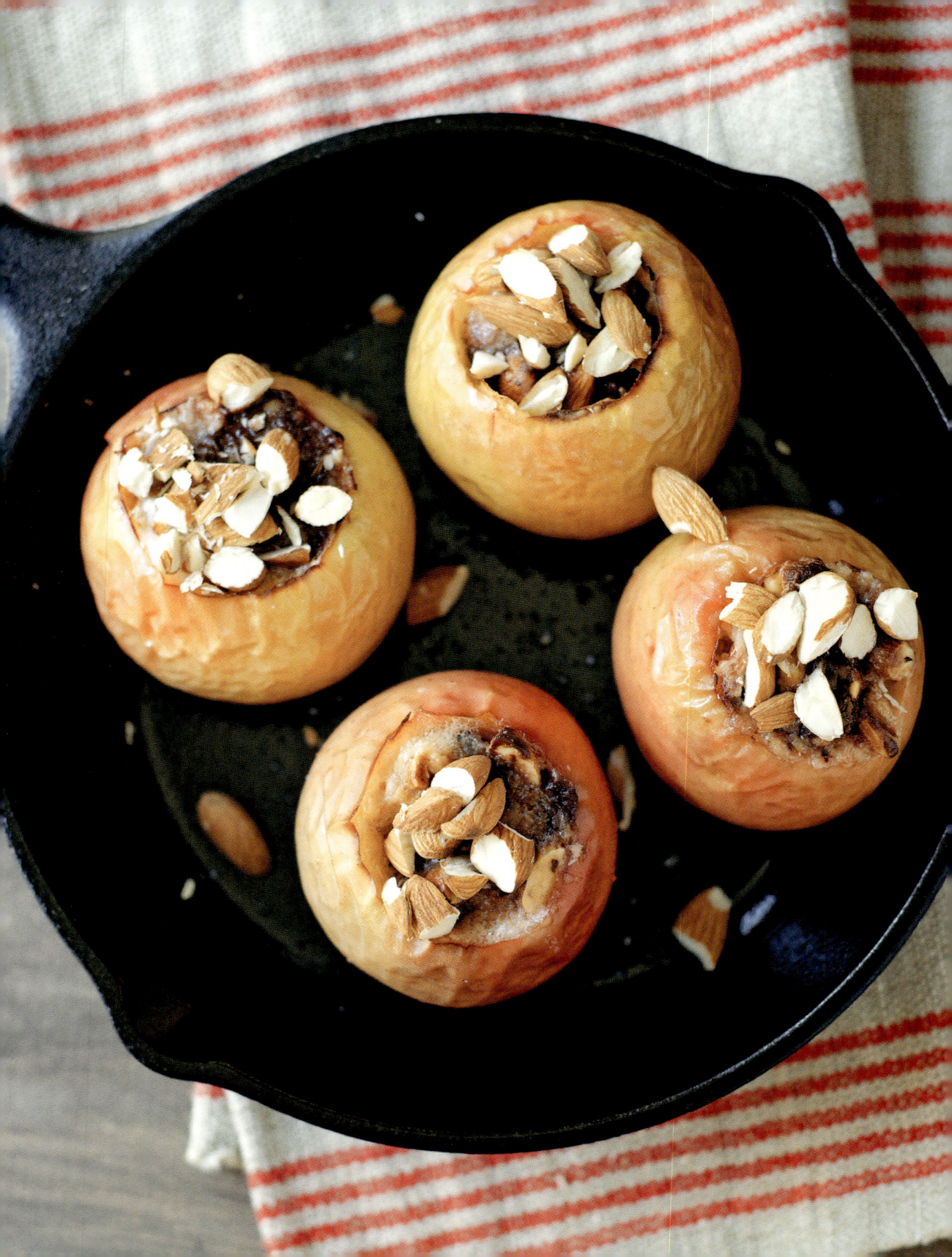

ÜBERBACKENE KOKOS-SCHOKOLADEN-ÄPFEL

VÖLLIG DEKADENT MIT NUR FÜNF ZUTATEN

Bratäpfel sind so einfach zuzubereiten, dabei aber so befriedigend und unaufgeregt, dass man sie schon fast als ein bisschen dekadent bezeichnen könnte. Um sie vorzubereiten, entferne ich das Kerngehäuse, steche die Äpfel dabei aber nicht völlig durch – auf diese Weise verhindert man, dass die Kokosbutter am Boden austritt. Sie können Ihre eigene Kokosbutter herstellen oder, wenn Sie dafür keine Zeit haben, ein fertiges Produkt kaufen. Ich nehme dafür immer eine dunkle Schokolade, die kein Sojalecithin, dafür aber mindestens 80 Prozent Kakao enthält.

ERGIBT 4 PORTIONEN

- 4 rote Äpfel mit festem Fleisch, etwa Pink Lady
- 75 g Kokosbutter
- 30 g gehackte Mandeln
- 30 g gehackte dunkle Schokolade
- 1/4 TL Meersalz

Den Ofen auf 190 °C vorheizen und eine kleine Backform bereitlegen. Gut geeignet ist eine 20 x 20 cm große Form oder eine kleine gusseiserne Pfanne.

Mit einem sehr scharfen Schälmesser jeweils einen kreisförmigen Schnitt rund um das Kerngehäuse anbringen, dabei den Apfel aber nicht bis zum Boden durchschneiden. Das Kerngehäuse mit einem Löffel herausholen, sodass eine runde Höhlung entsteht, die tief in den Apfel hineinreicht – lediglich das unterste Viertel bleibt unverletzt. Nun die Kokosbutter, die gehackten Mandeln, die Schokolade und das Salz in einer kleinen Schüssel miteinander verrühren. Diese Mischung mit einem Löffel in die ausgehöhlten Äpfel geben und die Früchte in die Form setzen. Die Äpfel ohne Deckel etwa 35 bis 40 Minuten braten, bis sie weich geworden, aber noch nicht breiig sind.

Bevorzugen Sie einen stärker säuerlichen Geschmack, probieren Sie das Rezept mit Granny Smith aus.

GESAMTE MAKRONÄHRSTOFFE (IN GRAMM PRO PORTION)	
EIWEISS	2 g
FETT	17 g
GESAMTKOHLENHYDRATE	31 g
NETTOKOHLENHYDRATE	24 g

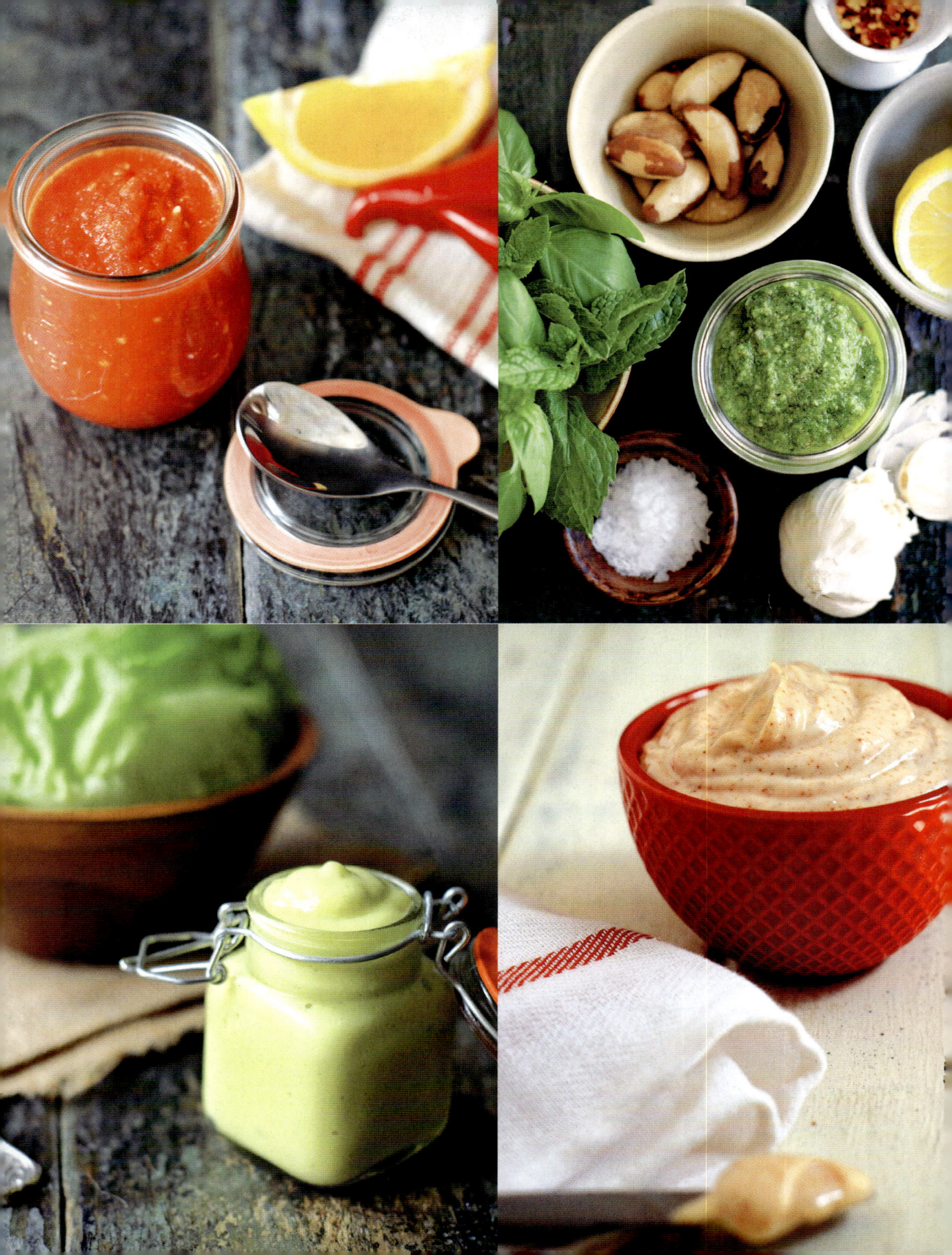

FABELHAFTE SOßEN UND GEWÜRZE

Erweitern Sie Ihr Arsenal an Soßen und Gewürzen, um Ihr Essen auf einfache und nahrhafte Weise mit Geschmack anzureichern. Finden Sie Grundgerichte wie Fleisch oder Gemüse eher langweilig, kreieren Sie ein paar Soßen, um das Essen mithilfe entsprechender Gewürze aufzumischen.

Zu meinen Lieblings-Geschmacksverstärkern und Soßenzutaten gehören gesunde Fette, wie sie in Olivenöl, Avocados und Nüssen enthalten sind. Sie können ein Gericht sowohl cremig als auch knackig machen und verbessern seine Fettzusammensetzung nachhaltig. Denken Sie daran, dass eine paläo-gerechte Ernährung nicht fettarm ist. Nahrhafte Produkte wie kalt gepresstes Pflanzenöl, qualitativ hochwertige tierische Fette, Avocados, Nüsse, Oliven und Kokoserzeugnisse spielen eine wichtige Rolle in der gesunden Ernährung leistungsorientierter, sportlicher Menschen.

Fett trägt dazu bei, die Gesundheit der Zellen zu erhalten und die Vorstufen für wichtige Hormone zu bilden. Ferner liefert es Energie, hilft uns bei der Absorption fettlöslicher Vitamine und sorgt dafür, dass sich beim Essen ein Sättigungsgefühl einstellt.

Um unserem Essen Geschmack und Pepp zu schenken, bieten sich Gewürze als weitere fantastische Methode an. Viele von ihnen, wie etwa Kurkuma und Ingwer, sind wegen ihrer Fähigkeit bekannt, Entzündungen zu bekämpfen und den Regenerationsprozess zu unterstützen.

SCHWÄRZENDES WÜRZPULVER

VERLEIHT JEDER ART VON FLEISCH EINEN WÜRZIGEN KICK

Es ist wichtig, dass Sie in Ihrem Gewürzarsenal ein großartiges schwärzendes Würzpulver vorhalten. Das hier vorgestellte trägt auf der Basis von geräuchertem Paprikapulver jede Menge Geschmack bei, wobei der Cayenne-Pfeffer eine kräftige Dosis Schärfe ins Spiel bringt. Da diese Mischung kein Salz enthält, vergessen Sie nicht, zusätzlich mit Salz zu würzen. Bestreuen Sie Hühnchen vor dem Grillen mit schwärzendem Würzpulver oder benutzen Sie es für Geschwärzte Fisch-Tacos mit Mango-Krautsalat (Seite 106).

ERGIBT 40 G

- 1 EL geräuchertes Paprikapulver
- 1 EL Knoblauchpulver
- 1 EL Zwiebelpulver
- 1/2 EL schwarzer Pfeffer
- 1 TL getrockneter Thymian
- 3/4 TL Cayenne-Pfeffer
- 1/2 TL gemahlener Koriander

Alle Zutaten in eine kleine Schüssel geben und gut vermischen. In einem luftdichten Behälter aufbewahren.

GESAMTE MAKRONÄHRSTOFFE (IN GRAMM PRO PORTION)

EIWEISS	SPUREN
FETT	SPUREN
GESAMTKOHLENHYDRATE	2 g
NETTOKOHLENHYDRATE	2 g

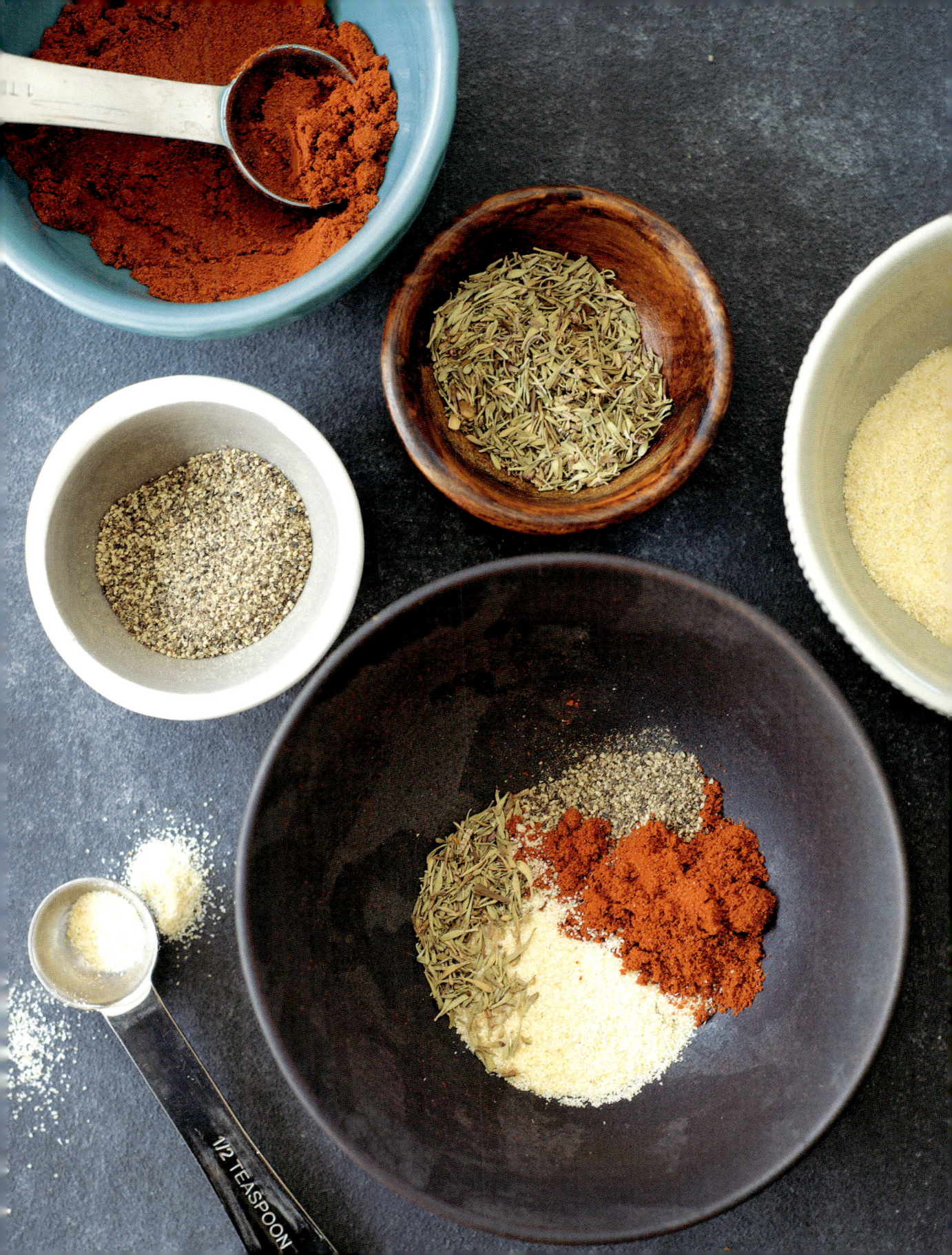

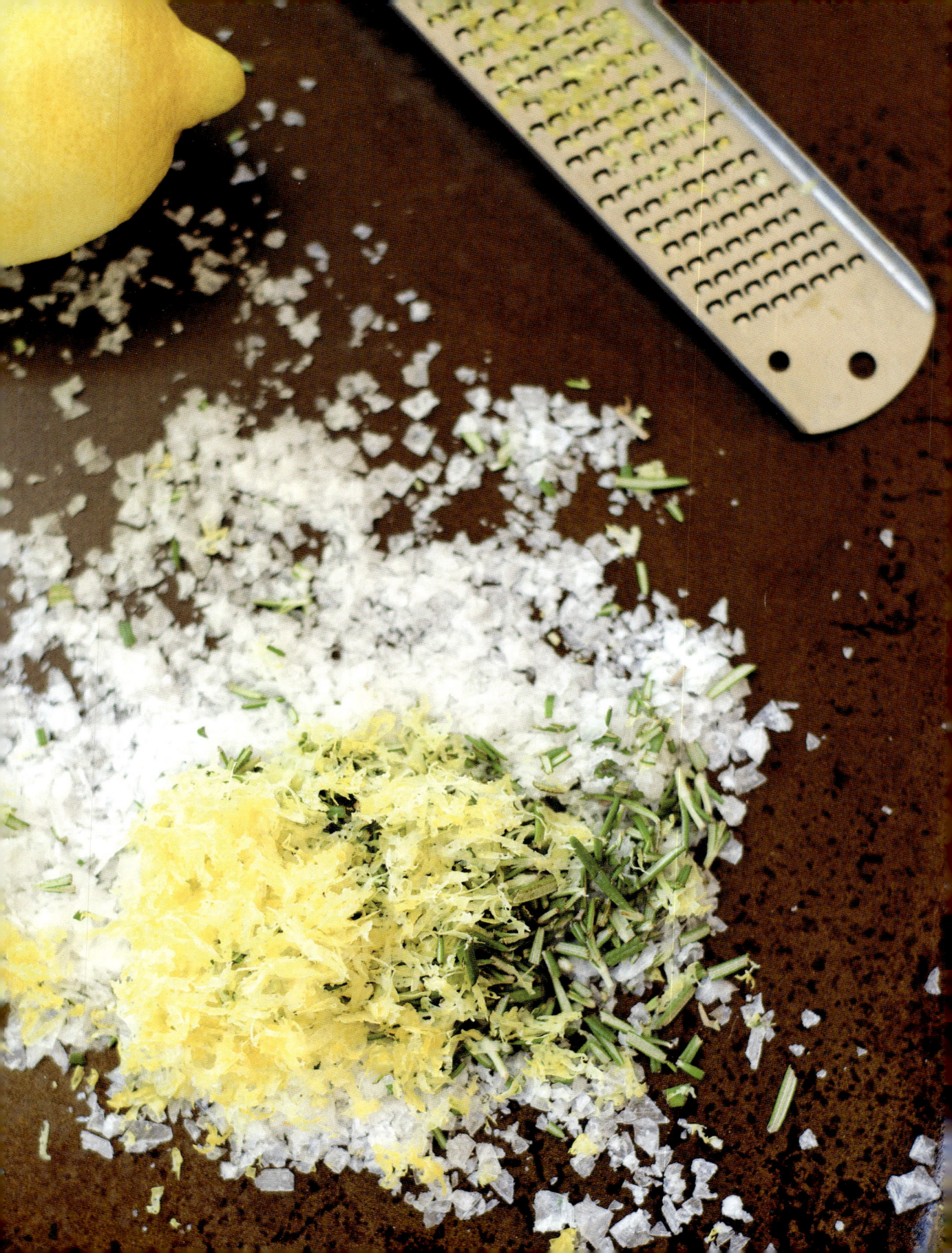

ZITRONEN-ROSMARIN-SALZ ZUM ABRUNDEN

SCHENKT HÜHNCHEN, FISCH UND GEMÜSE DAS GEWISSE ETWAS

Mit Kräutern oder Gewürzen veredeltes Salz wird immer beliebter, da sich damit bereits fertig gekochte Speisen abrunden lassen und zusätzliches Aroma bekommen. Die Zubereitung ist denkbar einfach: Sie mischen Zitronenschale und gehackten Rosmarin mit Meersalz und lassen die Mischung dann bei sehr geringer Hitze im Ofen austrocknen. Das Zitronen-Rosmarin-Salz hält sich problemlos ein paar Monate lang.

ERGIBT CA. 65 G

4 EL grobes Meersalz (60 g)
Schale von 2 Zitronen
1/2 EL frischer Rosmarin, gehackt

Den Ofen auf 90 °C vorheizen. Die Zutaten auf einem sauberen Backblech verteilen und gut miteinander vermischen. Das Zitronen-Rosmarin-Salz etwa 45 Minuten lang backen, bis die Zitronenschale und der Rosmarin ausgetrocknet sind, dabei die Mischung alle 15 Minuten durchbewegen.

In einem luftdichten Behälter aufbewahren.

Verwenden Sie gehackten Schnittlauch anstelle von Rosmarin.

GESAMTE MAKRONÄHRSTOFFE (IN GRAMM PRO PORTION)	
EIWEIß	SPUREN
FETT	SPUREN
GESAMTKOHLENHYDRATE	2 g
NETTOKOHLENHYDRATE	0 g

MINZE-BASILIKUM-PARANUSS-PESTO

PESTO OHNE KÄSE, ABER MIT JEDER MENGE GESCHMACK

Pesto ist ein klassisches Gewürz, das traditionell Käse enthält – deswegen verzichten viele Leute darauf, wenn sie anfangen, sich nach Paläo-Grundsätzen zu ernähren. Glücklicherweise schmeckt Pesto auch ohne Milchprodukte genauso lecker wie in der klassischen Variante. In diesem Rezept habe ich des frischen Geschmacks wegen Minze zugegeben und die Pinienkerne durch Paranüsse ausgetauscht, um den Selen-Gehalt zu erhöhen. Servieren Sie das Pesto etwa zu Zucchini-Nudeln, Eiern oder gegrilltem Hühnchen. Die Möglichkeiten sind unbegrenzt!

ERGIBT 4 PORTIONEN

6 EL Basilikumblätter
2 EL Minzeblätter
55 g ungeröstete Paranüsse
5 EL Olivenöl
1 EL Zitronensaft
1 Knoblauchzehe
1/4 TL Meersalz
1/8 TL rote Paprikaflocken

Alle Zutaten in eine Küchenmaschine oder in einen Mixer geben und so lange miteinander verrühren, bis eine glatte Konsistenz entstanden ist.

Sie können das Pesto 1 bis 2 Tage lang im Kühlschrank aufbewahren.

GESAMTE MAKRONÄHRSTOFFE (IN GRAMM PRO PORTION)	
EIWEISS	2 g
FETT	26 g
GESAMTKOHLENHYDRATE	3 g
NETTOKOHLENHYDRATE	1 g

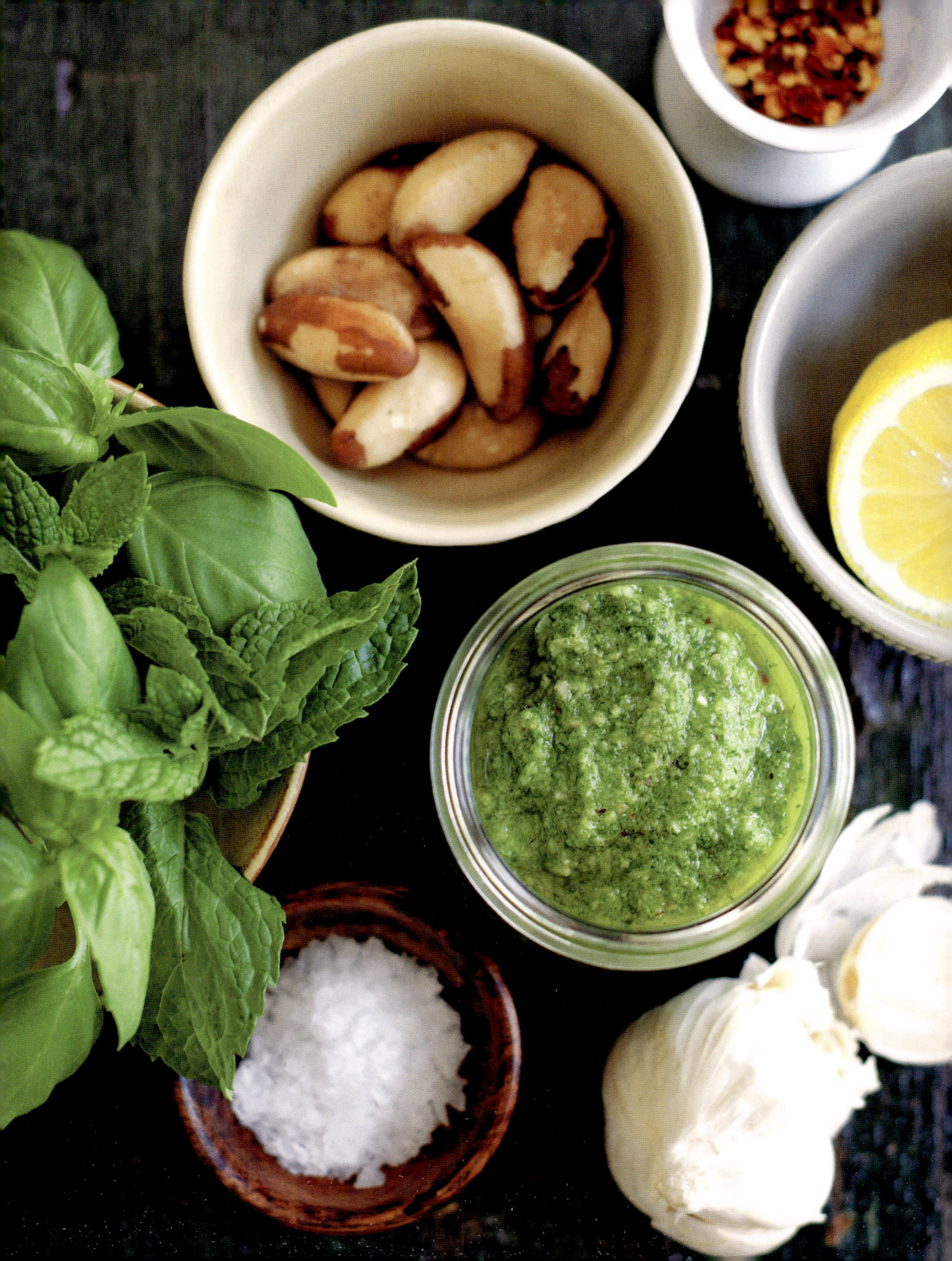

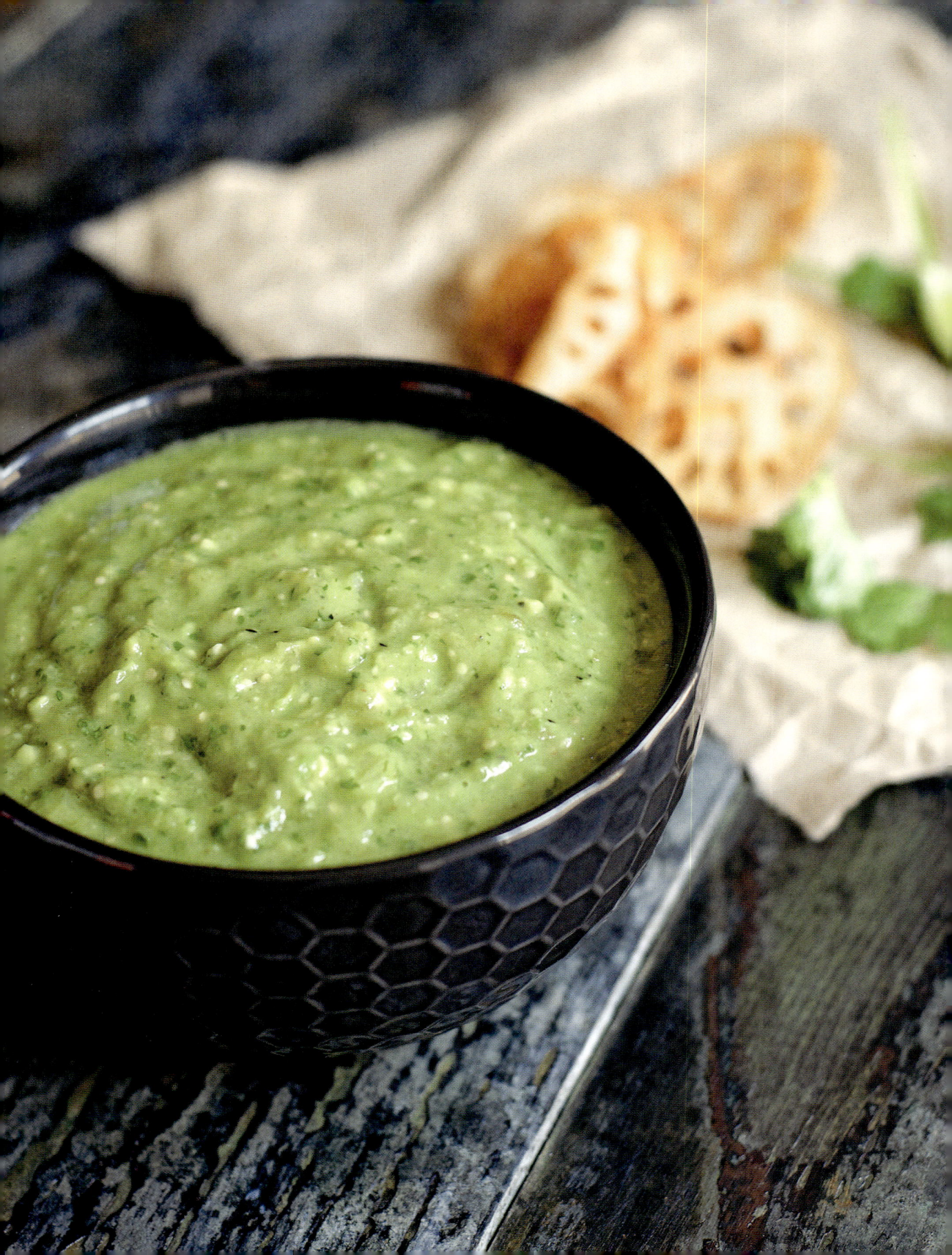

AVOCADO-TOMATILLO-SALSA

GRÜNE SALSA MIT CREMIGER KOMPONENTE

Salsa verde – grüne Salsa – ist eine traditionelle Beilage auf der Basis von Tomatillos, Jalapeños, Kräutern und Gewürzen. Sie schmeckt auch so hervorragend, doch ich mag die cremige Konsistenz der reifen Avocados und den Rauchgeschmack, der dadurch entsteht, dass die Tomatillos und die Jalapeño zuerst geräuchert werden. Diese Salsa passt hervorragend zu Geschwärzten Fisch-Tacos mit Mango-Krautsalat (Seite 106), harmoniert jedoch ebenso gut mit Eiern oder gegrilltem Steak.

ERGIBT 8 BIS 10 PORTIONEN

- 450 g Tomatillos, gehäutet
- 1/2 Jalapeño
- 2 mittelgroße Avocados (ca. 285 g), entsteint
- 8 EL Korianderblätter
- 2 EL Limettensaft
- 1 Knoblauchzehe
- 1/2 TL Meersalz

Die Tomatillos und die halbe Jalapeño auf ein mit Alufolie ausgelegtes Backblech legen. Bei starker Hitze 10 bis 15 Minuten lang rösten, nach der Hälfte der Backzeit einmal wenden. Aus dem Ofen nehmen und auskühlen lassen.

Nun die abgekühlten Tomatillos, die Jalapeño-Hälfte sowie die restlichen Zutaten in einen Hochgeschwindigkeitsmixer oder eine Küchenmaschine geben. Alles so lange verarbeiten, bis die Mixtur nach Belieben völlig glatt oder noch ein wenig stückig ist – Letzteres ist die von mir bevorzugte Konsistenz.

GESAMTE MAKRONÄHRSTOFFE (IN GRAMM PRO PORTION)	
EIWEISS	1 g
FETT	4 g
GESAMTKOHLENHYDRATE	6 g
NETTOKOHLENHYDRATE	4 g

CREMIGE OLIVENÖL-MAYO

EINFACHE CREMIGE HAUSGEMACHTE MAYONNAISE, MIT OLIVENÖL VEREDELT

Mayonnaise hatte lange Zeit einen schlechten Ruf, da die im Laden gekauften Produkte industriell hergestelltes Pflanzenöl enthalten. Der Stein des Anstoßes war das billige Pflanzenöl. Wenn Sie die Mayonnaise jedoch selbst herstellen und dafür Olivenöl nehmen, bekommen Sie eine cremige Soße, die Ihre Gerichte mit gesunden Fetten anreichert. Einfache Mayonnaise kann mit Gewürzen, Kräutern und Aromastoffen zu so vielen Varianten aufgepeppt werden, wie Sie sich nur vorstellen können. Bei der Herstellung von Mayonnaise besteht das Geheimnis darin, zimmerwarme Zutaten zu verwenden – dann verbinden sie sich vollständig miteinander – und das Öl sehr langsam zuzugeben.

ERGIBT 1 1/4 TASSEN

- 4 EL + 1 Tasse leichtes Olivenöl
- 1 EL Zitronensaft
- 1/2 TL Meersalz
- 1 großes Ei

4 EL Olivenöl, Zitronensaft, Salz und Ei in einen Mixer geben. Bedeckt etwa 30 Minuten lang ruhen lassen, bis die Zutaten Zimmertemperatur angenommen haben.

Dann den Mixer einschalten und auf niedriger Stufe etwa 30 Sekunden laufen lassen. Nun die Nachfüllöffnung im Deckel öffnen, damit man das restliche Olivenöl zufügen kann. Dies sollte langsam und in einem dünnen Strahl erfolgen, wobei die Geschwindigkeit des Mixers von niedriger auf mittlere Stufe erhöht wird. Nach der Zugabe von etwa der Hälfte des Öls ändert der Motor des Mixers seine Tonhöhe. Weiterhin langsam Olivenöl in die Mischung tröpfeln lassen, bis das Öl vollständig aufgebraucht ist.

Die Olivenöl-Mayo löffelweise in einen Vorratsbehälter füllen und das Verfallsdatum des Eis darauf notieren: An diesem Tag sollten etwaige Mayo-Reste entsorgt werden.

Um Knoblauch-Aioli herzustellen, rühren Sie 1 TL Dijon-Senf und 4 fein gehackte Knoblauchzehen unter die vorbereitete Olivenöl-Mayo.

GESAMTE MAKRONÄHRSTOFFE (IN GRAMM PRO PORTION)

EIWEIß	6 g
FETT	248 g
GESAMTKOHLENHYDRATE	2 g
NETTOKOHLENHYDRATE	2 g

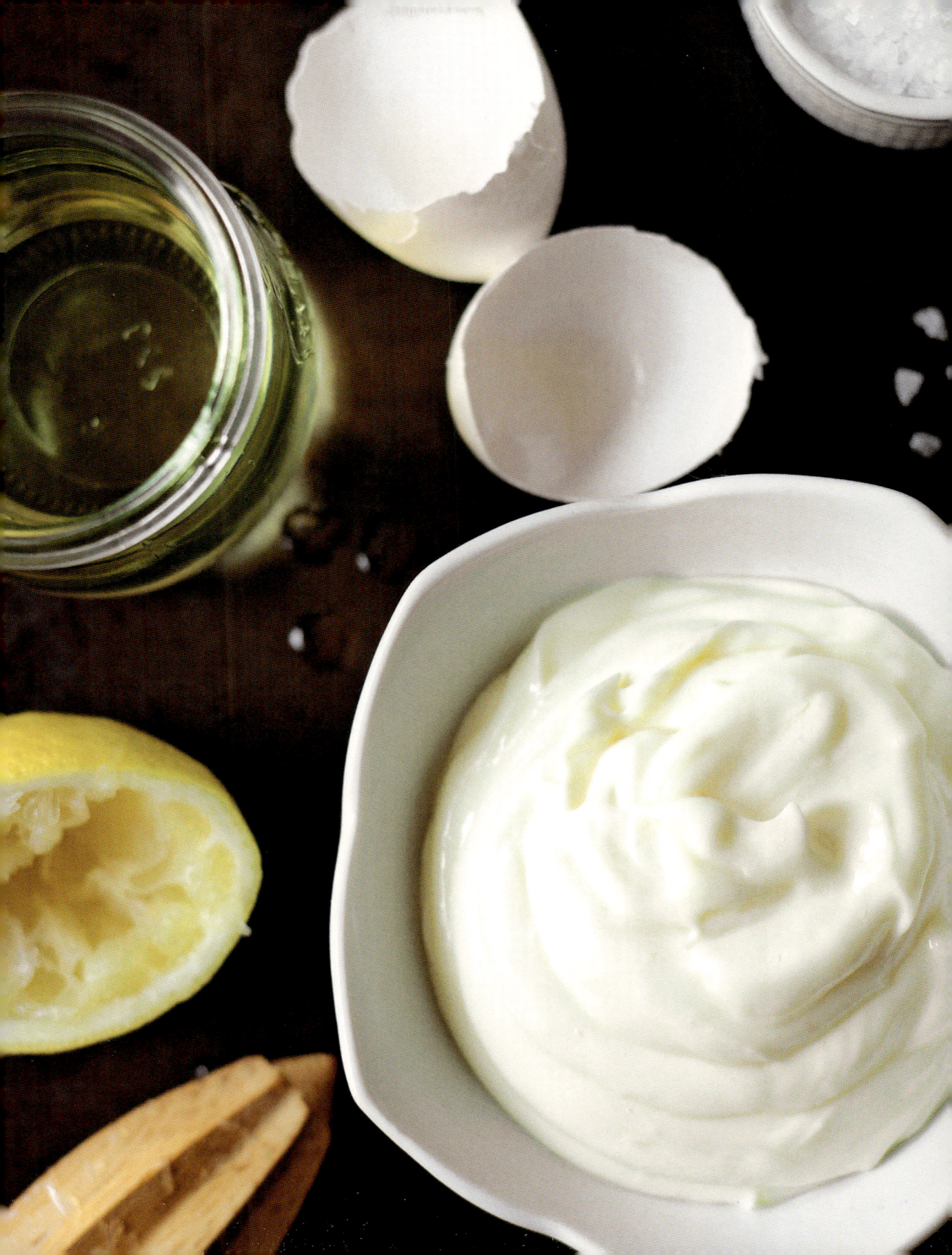

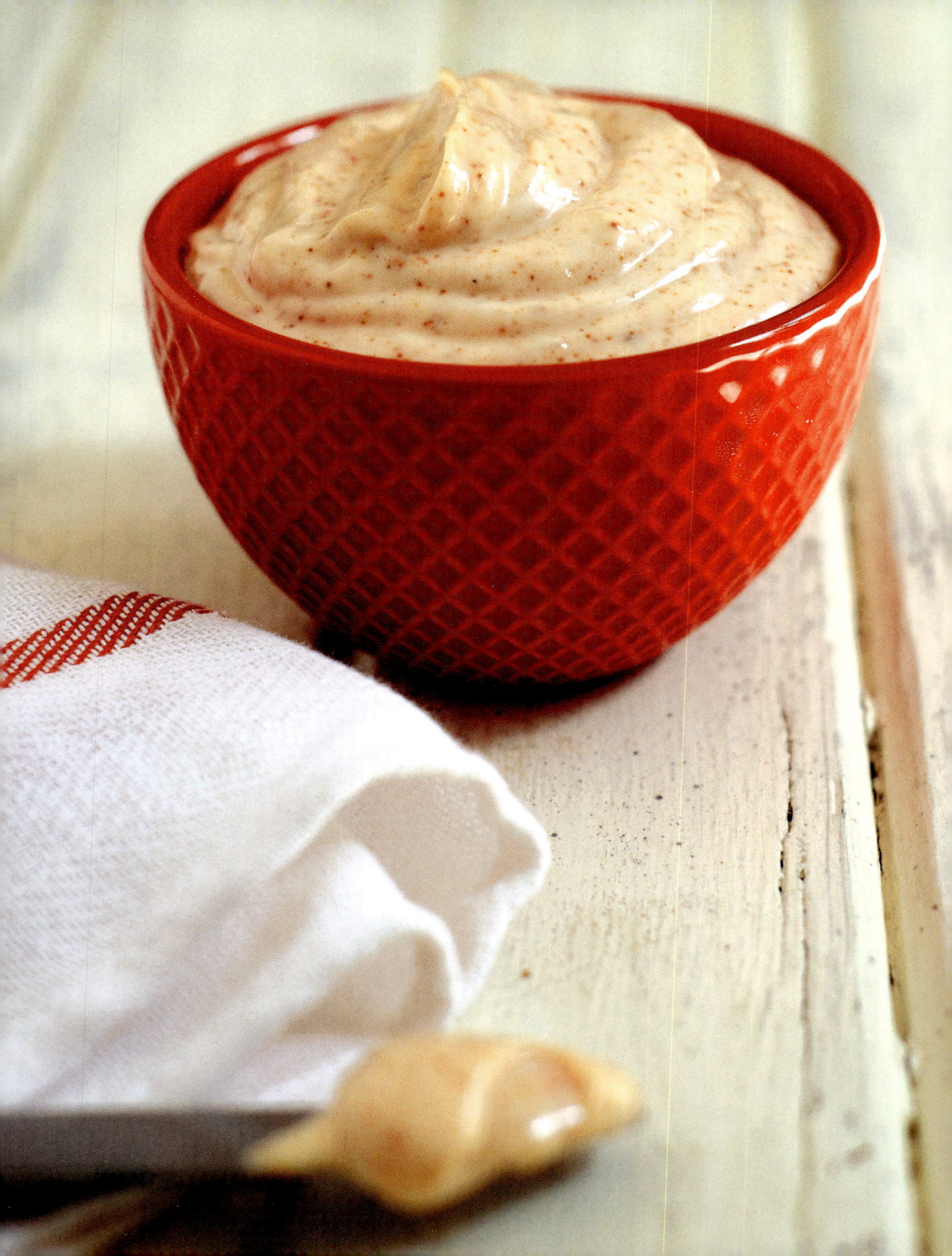

GERÄUCHERTE CHIPOTLE-MAYO

VIELSEITIGE MAYO MIT WÜRZIGEM KICK

Indem Sie Ihrem Essen eine würzige Komponente zufügen, können Sie die verschiedenen Speisearomen auf einfache Weise miteinander verbinden. Diese Mayo passt zu fast allem – vom Steak zum Eiergericht – und eignet sich perfekt dazu, Ihre Mahlzeiten mit ein wenig gesundem Fett anzureichern.

ERGIBT 1/2 TASSE

1/2 Tasse Cremige Olivenöl-Mayo (Seite 206)
1/2 TL gemahlener Chipotle-Pfeffer
1/8 TL Chilisoße

Mayo, Chipotle-Pfeffer und Chilisoße in eine kleine Schüssel geben. Alles gut miteinander verrühren und bis zum Verzehr im Kühlschrank aufbewahren.

Halten Sie Ausschau nach einer Chilisoße mit nur drei Zutaten: Chili, Essig und Salz.

GESAMTE MAKRONÄHRSTOFFE (IN GRAMM PRO PORTION)	
EIWEISS	3 g
FETT	99 g
GESAMTKOHLENHYDRATE	1 g
NETTOKOHLENHYDRATE	1 g

WUNDERSOßE

KÖSTLICHER DIP, DER ZU ALLEM PASST

Meine Wundersoße ist von einem Dip inspiriert, der auf einer Party serviert wurde. Ich habe keine Mühe gescheut, eine Variante zu basteln, die so gut wie das Original und dennoch paläo-freundlich ist. Servieren Sie diese Soße als Dip für rohes Gemüse oder Süßkartoffelfritten oder zu gegrilltem Fleisch.

ERGIBT 8 PORTIONEN

- 150 g Mandeln, 24 Stunden lang in Wasser eingeweicht und abgegossen
- 1/2 Tasse Wasser
- 4 EL Olivenöl
- 4 EL Zitronensaft
- 1 EL Coconut-Aminos-Soße
- 1/2 EL Knoblauchpulver
- 1/2 EL Nährhefe
- 1 TL gemahlener Chipotle-Pfeffer
- 1 TL Meersalz
- 1/4 TL Cayenne-Pfeffer

Alle Zutaten in einen Hochgeschwindigkeitsmixer oder eine Küchenmaschine geben und so lange verrühren, bis eine glatte Konsistenz entstanden ist.

Ersetzen Sie die Mandeln durch Cashewnüsse.

GESAMTE MAKRONÄHRSTOFFE (IN GRAMM PRO PORTION)

EIWEIß	4 g
FETT	16 g
GESAMTKOHLENHYDRATE	5 g
NETTOKOHLENHYDRATE	3 g

SPRITZIGES ZITRONEN-DRESSING

EINFACHES DRESSING, DAS IN KEINEM REPERTOIRE FEHLEN SOLLTE

Dressings und Soßen machen dem Geschmack von Grundnahrungsmitteln wie gegrilltem Fleisch und geröstetem Gemüse Beine. Wenn Sie ein Gewohnheitsmensch sind, verhindern diese Beilagen auf einfache Art und Weise, dass sich beim Essen Langweile oder Monotonie einstellt. Salatdressings sind in der Regel dafür bekannt, dass sie künstliche Zutaten und zugesetzten Zucker enthalten, doch besteht die gute Nachricht darin, dass Sie in nur wenigen Minuten Ihr eigenes Dressing herstellen können und dafür nur wenige Zutaten brauchen. Ich habe dafür immer ein paar Zitronen und Limetten zur Hand.

ERGIBT 1/4 TASSE

Schale von 1 Zitrone
2 EL Zitronensaft
1/8 TL Meersalz
1 Prise schwarzer Pfeffer
2 EL Olivenöl

Zitronenschale, Zitronensaft, Meersalz und schwarzen Pfeffer in eine mittelgroße Schüssel geben und die Zutaten miteinander verquirlen. Dann unter konstantem Schlagen langsam das Olivenöl zufügen.

GESAMTE MAKRONÄHRSTOFFE (IN GRAMM PRO PORTION)	
EIWEIß	SPUREN
FETT	27 g
GESAMTKOHLENHYDRATE	3 g
NETTOKOHLENHYDRATE	3 g

CREMIGES MANGO-JALAPEÑO-DRESSING

SÜSS, SPRITZIG UND EIN BISSCHEN PIKANT

Dieses Dressing verdanke ich einem glücklichen Zufall. Als ich mein Rezept für Knackigen Krautsalat mit Hühnchen (Seite 158) entwickelte, wollte ich ein wenig Süße und Würzigkeit mit ins Spiel bringen. Anstatt einfach Mangowürfel und Jalapeño zuzufügen, kippte ich einfach alle Zutaten in einen Mixer und landete bei diesem Dressing. Es ist überraschend cremig und Sie können die Schärfe ganz nach Wunsch anpassen, indem Sie mehr oder weniger Jalapeño-Kerne entfernen.

ERGIBT 4 PORTIONEN

- 1/2 kleine Mango (ca. 90 g), frisch oder gefroren
- Schale von 1 Limette
- 6 EL Limettensaft
- 2 EL leichtes Olivenöl
- 1 Jalapeño, ohne Stiel
- 1/2 TL Meersalz
- 1/4 TL Fischsoße

Alle Zutaten in einen Hochgeschwindigkeitsmixer oder eine Küchenmaschine geben und so lange verrühren, bis eine glatte Konsistenz entstanden ist.

Wenn Sie die Jalapeño im Ganzen - mit Kernen und den weißen Häuten im Inneren - zugeben, wird das Dressing mittelscharf bis scharf.

GESAMTE MAKRONÄHRSTOFFE (IN GRAMM PRO PORTION)

EIWEISS	SPUREN
FETT	7 g
GESAMTKOHLENHYDRATE	10 g
NETTOKOHLENHYDRATE	9 g

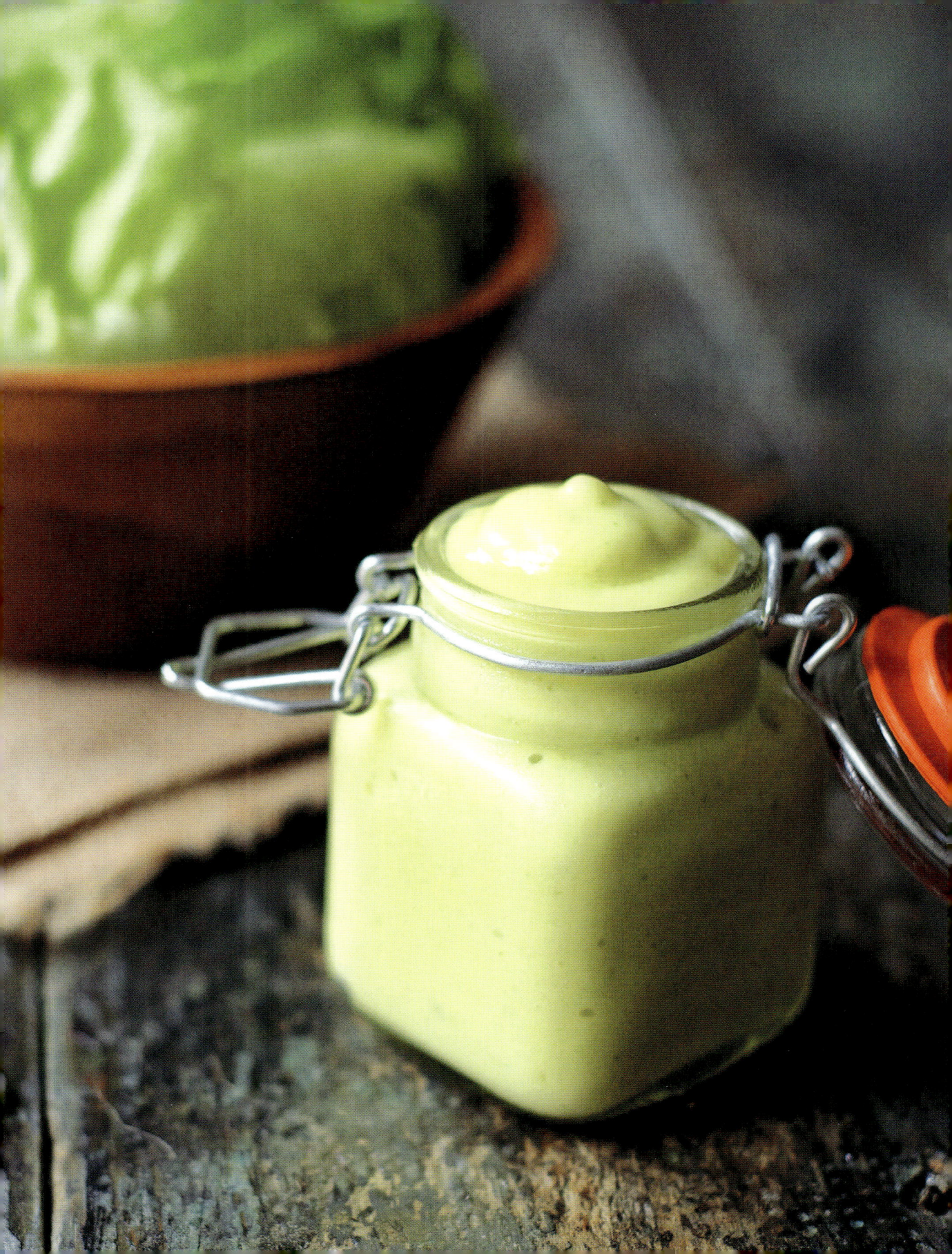

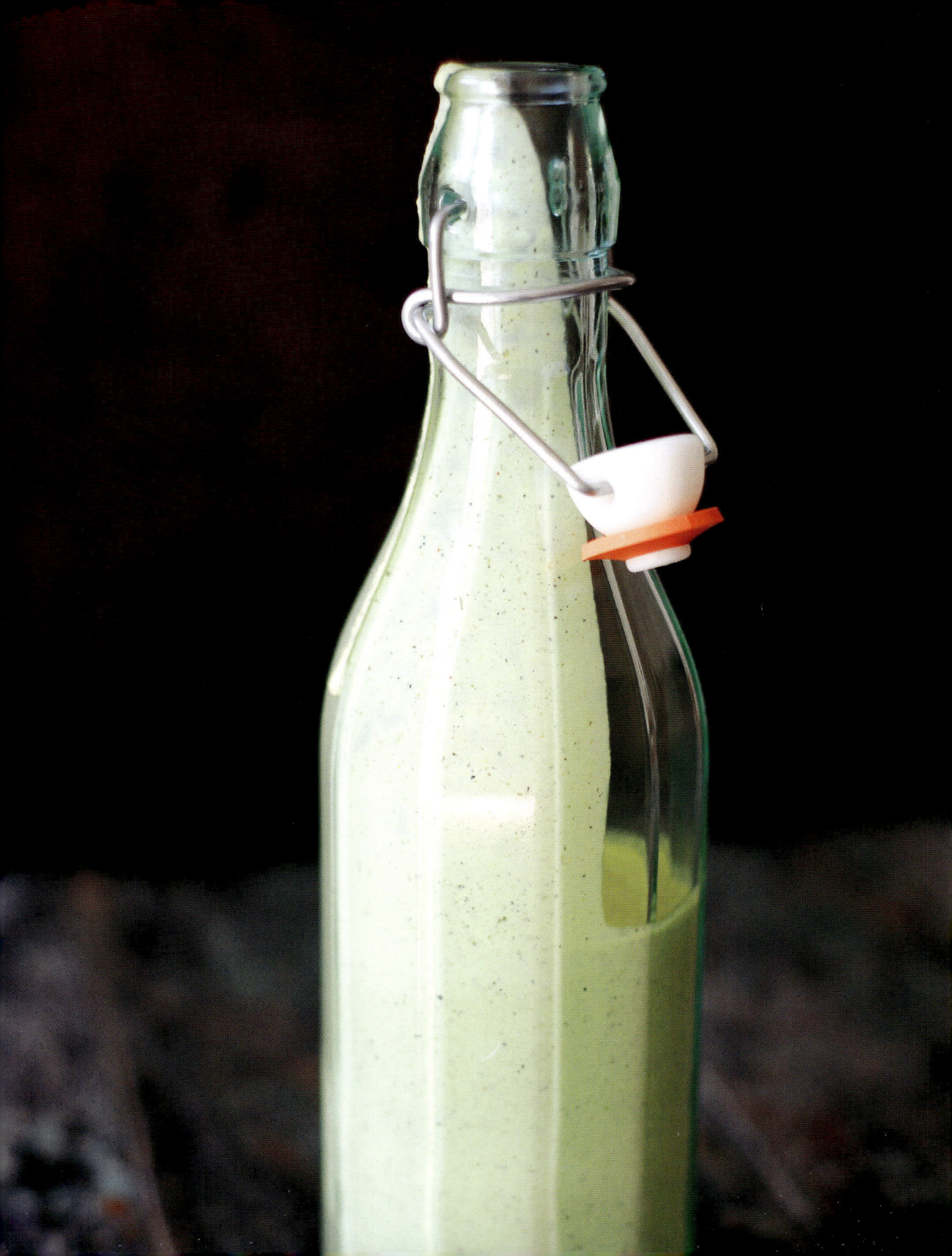

GERÖSTETE POBLANO-SOßE

DIE MILDE POBLANO IST DER STAR DIESER CREMIGEN SOßE

Poblano-Pfefferschoten zählen zu meinem Lieblingsgemüse: Sie sind relativ mild, stecken aber dennoch voller Geschmack. Wenn man sie röstet und mit hausgemachter Mayonnaise, Limetten und Gewürzen mischt, bekommt man eine Soße, die perfekt dazu geeignet ist, Fisch und Hühnchen aufzupeppen.

ERGIBT 4 PORTIONEN

- 1 Poblano (ca. 60 g)
- 1/2 Tasse Cremige Olivenöl-Mayo (Seite 206)
- 1/2 EL Limettensaft
- 1/8 TL Meersalz
- 1/8 TL schwarzer Pfeffer
- 1/8 TL Cayenne-Pfeffer

Die Poblano auf ein mit Alufolie ausgelegtes Backblech legen. Um ihre Haut zu schwärzen, das Blech unter den auf starke Hitze eingestellten Grill schieben. Alternativ kann man die Poblano auch über den Brenner eines Gasherdes halten – dazu eine Küchenzange aus Metall verwenden – und so lange hin- und herdrehen, bis die Haut Blasen wirft und schwarz zu werden beginnt. Die Poblano abkühlen lassen, dann den Stielansatz entfernen und die Schote längs halbieren. Die Kerne herauskratzen und entsorgen.

Alle Zutaten in einen Hochgeschwindigkeitsmixer oder eine Küchenmaschine geben und so lange verrühren, bis eine glatte Konsistenz entstanden ist.

Notieren Sie bei diesem Rezept das Verfallsdatum des für die Mayo verwendeten Eis auf dem Vorratsbehälter und entsorgen Sie etwaige Reste an diesem Tag.

GESAMTE MAKRONÄHRSTOFFE (IN GRAMM PRO PORTION)	
EIWEIß	1 g
FETT	25 g
GESAMTKOHLENHYDRATE	2 g
NETTOKOHLENHYDRATE	2 g

SRIRACHA-SOßE MIT PFIFF

DIESE BERÜHMTE SCHARFE SOßE BEKOMMT DURCH ORANGEN EINEN ÜBERRASCHEND NEUEN DREH

Sriracha wurde durch das Unternehmen Huy Fong bekannt, das mit einem Gockel auf der Flasche warb. Die vielseitige Soße bringt Schärfe und Würzigkeit in jedes Essen. Mein erstes Rezept für Sriracha habe ich 2011 gebloggt und im Lauf der Jahre den Geschmack optimiert und verfeinert. Das Ergebnis ist eine mit süßen Orangen veredelte, aber dennoch würzige, lebhaft rot gefärbte Soße, die wirklich gut zu allem passt.

ERGIBT 1 TASSE

- 13 rote Jalapeños (ca. 230 g), ohne Stiele
- 4 EL Apfelessig
- 6 Knoblauchzehen
- Schale von 1 Orange
- Saft von 1 Orange
- 1 TL Fischsoße
- 1 TL Honig
- 1/2 TL Meersalz

Alle Zutaten in einen Hochgeschwindigkeitsmixer oder eine Küchenmaschine geben. So lange miteinander verrühren, bis alles fein zerkleinert und eine glatte Konsistenz entstanden ist. Die Soße dann in einen kleinen Topf umfüllen und zum Kochen bringen. Die Hitze reduzieren und etwa 10 Minuten leise simmern lassen, bis die Sriracha um etwa ein Drittel eingekocht ist.

Soll die Soße mild sein, entfernen Sie die Kerne aus allen Jalapeños. Für eine mittelscharfe Variante die Hälfte der Jalapeños von den Kernen befreien.

GESAMTE MAKRONÄHRSTOFFE (IN GRAMM PRO PORTION)	
EIWEIß	5 g
FETT	2 g
GESAMTKOHLENHYDRATE	46 g
NETTOKOHLENHYDRATE	36 g

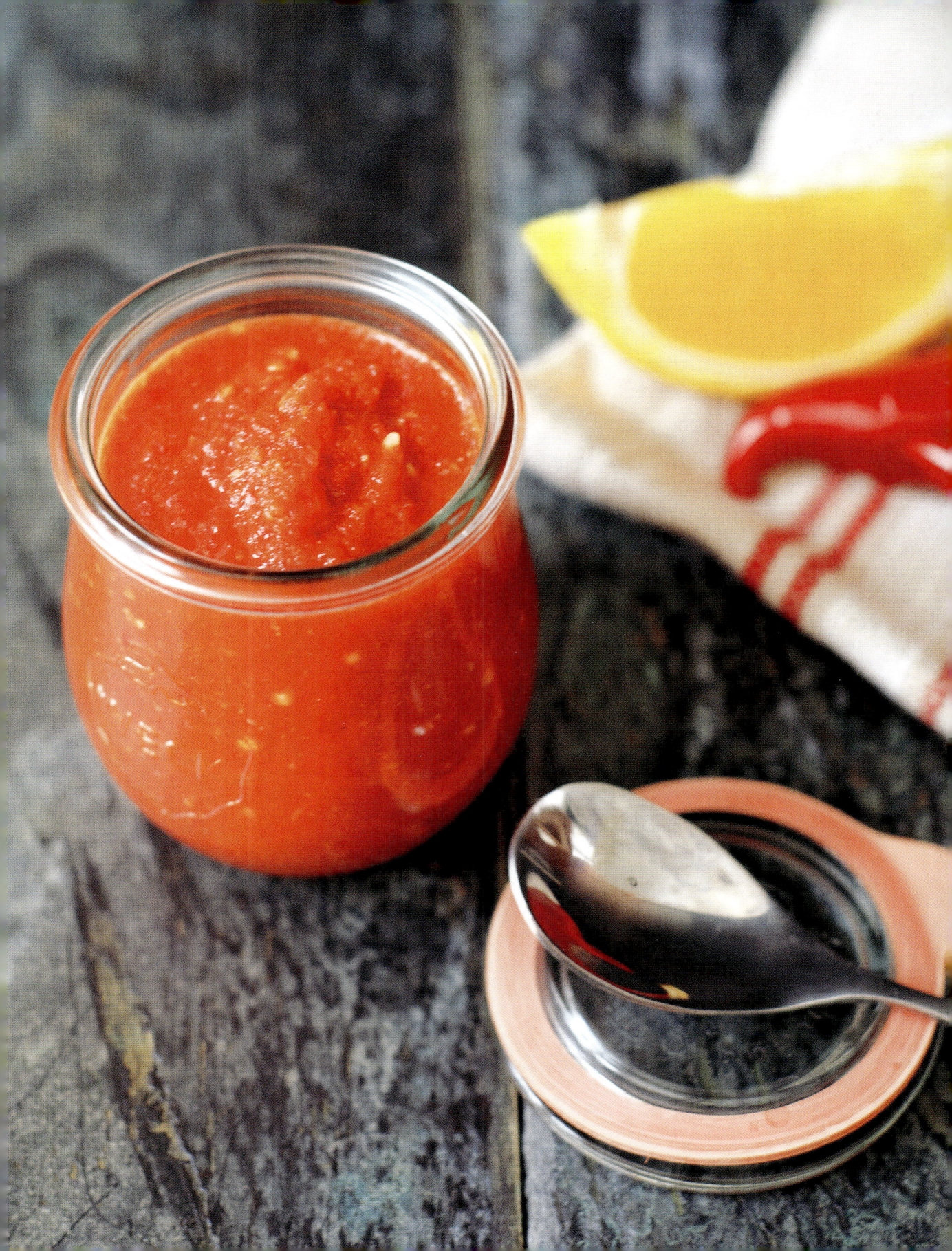

An meine Leser – Ihre Begeisterung für den Sport und die von Ihnen dafür erbrachten Opfer haben mich zu diesem Buch inspiriert. Ich habe mir auf die Fahne geschrieben, Sie mit nahrhaften Rezepten zu versorgen, die Ihre Leistungsfähigkeit unterstützen und verbessern. Ich wünsche Ihnen bei all Ihren Anstrengungen viel Erfolg!

An meinen Z. – ohne deine unerschütterliche Unterstützung und die Unmengen schwarz-weißer Flipchart-Blätter, die du unermüdlich hochgehalten hast, wäre mir dieses Buch unendlich viel schwerer gefallen. Du hast mich immer ermuntert weiterzumachen, alles so gut wie möglich hinzubekommen und mich den schwierigen Fragen zu stellen. Ich bin glücklich, dass du bei mir bist.

An Familie und Freunde – als ich beschloss, die relative Sicherheit meiner Lehrtätigkeit aufzugeben, habt ihr mir Rückhalt gegeben und mich ermuntert, nach den Sternen zu greifen. Ohne euch hätte ich es nicht geschafft, meinen Traum zu leben.

An das Page-Street-Team und die Autorenfamilie – ihr habt mich willkommen geheißen, an meine Vision geglaubt und dafür gesorgt, dass dieses Buch wahr wurde. Und ihr habt dabei geholfen, ein fantastisches Hilfsmittel für Paläo-Athleten auf der ganzen Welt zu schaffen.

ÜBER DIE AUTORIN

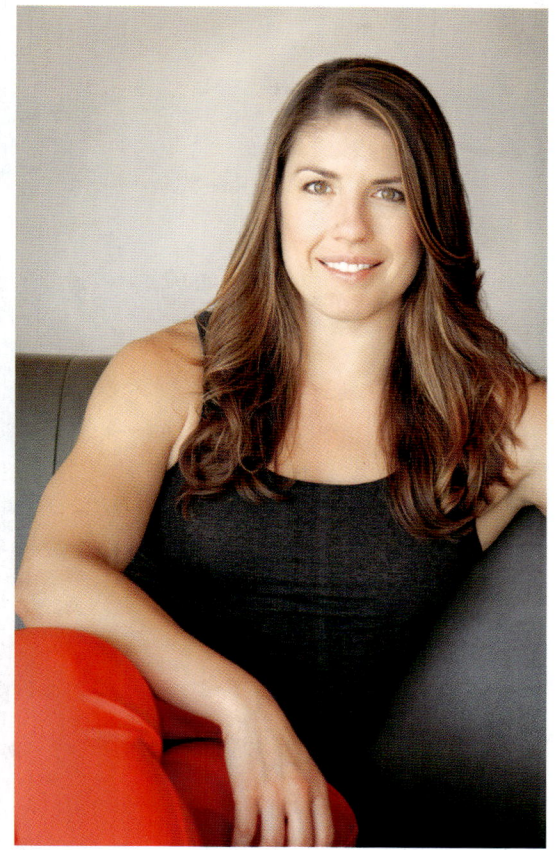

Als Kind wusste Steph nicht, ob sie lieber Ballerina oder Fußballspielerin werden wollte. In der fünften Klasse drängte ihre Mutter sie zu einer Entscheidung. Wie jeder gute Adrenalin-Junkie wählte sie den Fußball: Damit begann eine lebenslange Liebe zum Wettkampfsport. Von der Leichtathletik bis zum Taekwondo hat sie alles gemacht. Unter anderem fuhr sie fast ein Jahrzehnt lang Mountainbike-Rennen – mit allen Stürzen und Prellungen, die dazugehören. In jüngster Zeit hat sie sich dem CrossFit und dem Olympischen Gewichtheben verschrieben. Einfach ausgedrückt: Der Sport liegt ihr im Blut.

Trotzdem war es nicht immer einfach. Obwohl sie Sport trieb, kämpfte Steph als Heranwachsende mit ihrem Gewicht, mit sprunghaften Blutzuckerschwankungen, Verdauungsproblemen und Endometriose. Sie versuchte alles, um gesünder zu werden, angefangen bei den Weight Watchers bis hin zur vegetarischen Ernährung. Doch weder das Punktezählen noch die Sojaburger brachten den gewünschten Erfolg. Um sich endlich besser zu fühlen, probierte Steph im Frühjahr 2010 die Paläo-Ernährung aus, von der ihr ein Freund erzählt hatte. Der Nutzen stellte sich innerhalb kürzester Zeit ein, sowohl hinsichtlich der sportlichen Leistungsfähigkeit als auch der allgemeinen Gesundheit. Um den Überblick über ihre selbst entwickelten Lieblingsrezepte zu behalten, startete sie bald darauf ihren Blog. Was Steph damals nicht erkannte: Alles lief auf eine grundlegende Änderung ihrer Lebensumstände hinaus.

Sie hatte bereits seit einem knappen Jahrzehnt an der Highschool Biologie und Chemie unterrichtet, als sie spürte, dass es in ihrem Leben beruflich noch etwas anderes geben musste. Dieser Gedanke hielt sich hartnäckig in ihrem Hinterkopf. Steph wusste, was ihre Mission war: den Menschen dabei zu helfen, gesünder und glücklicher zu werden. Sie brachte ihre Liebe zum Wettkampfsport, ihre Ausbildung in Physiologie und Ernährungslehre und ihre zwölfjährige Unterrichtserfahrung in Stupid Easy Paleo ein. 2013, nachdem sie ein paar Jahre mit ihrem Gewissen gerungen hatte, verließ sie die vier Wände ihres Klassenzimmers, um Menschen in der ganzen Welt die Grundlagen einer unverfälschten, auf den Paläo-Prinzipien beruhenden Ernährung nahezubringen.

Ihre Hanteln stemmt Steph in Southern California, wo sie mit ihrem Ehemann Z. lebt.

REGISTER

A

Ananas, 50
Ananas-Orangen-Eis, 47
Ananassaft, 28
    Ananas-Orangen-Eis, 47
    Elektrolyt-Getränk mit Kokoswasser, 47
    Süß-würziges Dörrfleisch aus dem Ofen, 28
Äpfel
    Apfel-Fenchel-Hühnchen aus dem Langsamkocher, 78
    Grüner Gemüsesaft als Kick fürs Immunsystem, 44
    In Apfelwein geschmorter Kohl mit Apfel und Zwiebel, 161
    Überbackene Kokos-Schokoladen-Äpfel, 195
Apfel-Fenchel-Hühnchen aus dem Langsamkocher, 78, 79
Apfelwein, 161
    In Apfelwein geschmorter Kohl mit Apfel und Zwiebel, 160, 161
Aprikosen
    Aprikosen-Möhren-Ingwer-Püree, 53
    Mandelbutter-Gelee-Kugeln, 188
Aprikosen-Möhren-Ingwer-Püree, 53
Artischocken, 101
Auberginen, 93
Auftanken nach dem Workout, 43–68
    Ananas-Orangen-Eis, 47
    Aprikosen-Möhren-Ingwer-Püree, 53
    Bananen-Kakao-Protein-Snacks, 51
    Bison-Butternuss-Pfanne, 65
    Blaubeer-Frikadellen aus Schweinehack, 58
    Elektrolyt-Getränk mit Kokoswasser, 47
    Grüner Gemüsesaft als Kick fürs Immunsystem, 44
    Kakao-Mandel-Kochbananen-Pfannkuchen, 54
    Kartoffel-Lauch-Spinat-Fritilla, 66
    Kirsch-Cashew-Proteinriegel, 57
    Kirsch-Vanille-Shake, 48
    Lachs-Küchlein mit Kapern und Dill, 61
    Musubi-Sushi-Röllchen, 62
    Tropischer Taro-Shake, 50
Avocados mit Eierkern, 27
Avocados, 23
    Avocados mit Eierkern, 27
    Avocado-Tomatillo-Salsa, 205
    Bananen-Schoko-Eis, 191
    Ceviche mit Shrimps und Jakobsmuscheln, 77
    Pikanter Salat mit Mango und Thunfisch, 82
    Sommersalat mit Salz-und-Pfeffer-Shrimps, 154
    Tajín-Salat, 170
Avocado-Tomatillo-Salsa, 204, 205

B

Bacon. *Siehe auch* Pancetta; Prosciutto
    Gebratener Süßkartoffel-Salat, 132
    50/50 Hackbällchen mit Brombeer-Balsamico-Glasur, 40
    Zucchini-Nudeln mit Rucola, Speck und Kirschtomaten, 177
Balsamico, 40
Bananen
    Bananen-Kakao-Protein-Snacks, 51
    Bananen-Schoko-Eis, 191
Bananen-Kakao-Protein-Snacks, 51
Bananen-Schoko-Eis, 190, 191
Basilikum
    Minze-Basilikum-Paranuss-Pesto, 202
    Sommersalat mit Salz-und-Pfeffer-Shrimps, 154
Beilagen
    Chinesische Fünf-Gewürze, 140
    Cremig geschmorte Kochbananen, 147
    Doppelt gebackene gefüllte Süßkartoffeln, 144
    Erdbeer-Kokos-Grünkohl-Salat, 166
    Fünf-Minuten-Tortillas, 125
    Gado-Gado mit würziger Satay-Sauce, 173
    Gebackene Rote Bete mit Orangen und Minze, 143
    Gebackene Yuca-Chips, 118
    Gebratener Süßkartoffel-Salat, 132
    Gelbe-Bete-Fenchel-Salat mit gerösteten Haselnüssen, 135
    Geröstete Butternuss-Möhren-Suppe, 136
    Hasselback-Süßkartoffeln mit Kräuter-Ghee, 139
    Im Ofen gerösteter Topinambur, 127
    In Apfelwein geschmorter Kohl mit Apfel und Zwiebel, 161
    In Entenfett geröstete Kartoffeln mit schwarzem Knoblauch, 131
    In Kokosmilch geschmorte Süßkartoffeln, 128
    Karamellisierter Rosenkohl mit sonnengetrockneten Tomaten und Pinienkernen, 162
    Knackiger Krautsalat mit Hühnchen, 158
    Kohlenhydratreiche Beilagen, 116–151
    Kräuter-Oliven, 157
    Küchlein aus Kochbananen, 126
    Lotus-Chips mit Curry, 122
    Mangold-Salat mit gerösteten Walnüssen, 169
    Möhren-Pastinaken-Puffer, 150
    Nährstoffreiche, 152–179
    Pikante Pilz-Tapioka, 148
    Pikanter Blumenkohl-Reis, 174
    Sommersalat mit Salz-und-Pfeffer-Shrimps, 154
    Tajín-Salat, 170
    Taro-Püree, 149
    Wohltuende cremige Brokkoli-Suppe, 178
    Zimt-Möhren aus dem Ofen, 121
    Zucchini-Nudeln mit Rucola, Speck und Kirschtomaten, 177
Beten
    Doppelt gebackene gefüllte Süßkartoffeln, 144
    Gebackene Rote Bete mit Orangen und Minze, 143
    Gelbe-Bete-Fenchel-Salat mit gerösteten Haselnüssen, 135
Birnen, 53
Bison, 65
Bison-Butternuss-Pfanne, 65
Blaubeeren
    Blaubeer-Frikadellen aus Schweinehack, 58
    Kirsch-Cashew-Proteinriegel, 57
    Zitronen-Vanille-Creme mit Blaubeer-Soße, 192
Blaubeer-Frikadellen aus Schweinehack, 58, 59
Blumenkohl
    Gado-Gado mit würziger Satay-Sauce, 173
    Handfestes für harte Jungs, 97
    Knoblauch-Zitronen-Shrimps mit Blumenkohl-Grütze, 105
    Koreanisches Bibimbap, 98
    Pikanter Blumenkohl-Reis, 174
Brokkoli
    Doppelt gebackene gefüllte Süßkartoffeln, 144
    Wohltuende cremige Brokkoli-Suppe, 178
Brombeeren, 40
Burger, 102
Butternusskürbis
    Bison-Butternuss-Pfanne, 65
    Geröstete Butternuss-Möhren-Suppe, 136

C

Cashewnüsse, 57
Ceviche mit Shrimps und Jakobsmuscheln, 76, 77
Ceviche, 77
Chicken Wings mit Honig, Knoblauch und Zitrone, 86
Chilisoße, 209, 216
Chinesisches Fünf-Gewürze-Pulver, 140
Chinesischer Fünf-Gewürze-Kabocha-Kürbis, 140
Chipotle-Pfeffer
    Gefüllte Eier nach Tex-Mex-Art, 73
    Geräucherte Chipotle-Mayo, 209
    Handfestes für harte Jungs, 97
    Tajín-Salat, 170
    Wundersoße, 210
Chips
    Lotus-Chips mit Curry, 122
    Pikante Kokos-Chips mit Salz und Essig, 182
Coconut-Aminos-Soße, 28
Cremig geschmorte Kochbananen, 147
Cremige Olivenöl-Mayo, 206
Cremiges Mango-Jalapeño-Dressing, 212
Curry-Hühner-Salat, 74

D
Datteln
  Bananen-Schoko-Eis, 191
  Kirsch-Cashew-Proteinriegel, 57
  Mandelbutter-Gelee-Kugeln, 188
  Musubi-Sushi-Röllchen, 62
  Pistazien-Zitronen-Kokos-Bissen, 189
Desserts. Siehe Leckereien, 181–195
  Ananas-Orangen-Eis, 47
  Bananen-Schoko-Eis, 191
  Himbeer-Limetten-Fruchtgummi, 185
  Kürbis-Pudding als Superfood, 24
  Mandelbutter mit Kaffee und Protein, 186
  Mandelbutter-Gelee-Kugeln, 188
  Pikante Kokos-Chips mit Salz und Essig, 182
  Pistazien-Zitronen-Kokos-Bissen, 189
  Überbackene Kokos-Schokoladen-Äpfel, 195
  Zitronen-Vanille-Creme mit Blaubeer-Soße, 192
Dill, 61
Doppelt gebackene gefüllte Süßkartoffeln, 144
Dörrfleisch, 28
Dressing
  Cremiges Mango-Jalapeño-Dressing, 212
  Spritziges Zitronen-Dressing, 211

E
Eier, 23
  Avocados mit Eierkern, 27
  Cremige Olivenöl-Mayo, 206
  Eierspeise mit Räucherlachs, 32
  Frühstückswürstchen mit Innenleben: Schottische Eier, 31
  Fünf-Minuten-Tortillas, 125
  Gado-Gado mit würziger Satay-Sauce, 173
  Gefüllte Eier nach Tex-Mex-Art, 73
  Kartoffel-Lauch-Spinat-Fritilla, 66
  Kirsch-Vanille-Shake, 48
  Schweinefleisch mit Süßkartoffel-Haschee, 94
  Tropischer Taro-Shake, 50
  Zitronen-Vanille-Creme mit Blaubeer-Soße, 192
Eierspeise mit Räucherlachs, 32
Ein Kraftprotz von einem Shake, 23
Einfache Frikadellen, 39
Eis am Stiel
  Ananas-Orangen-Eis, 47
  Bananen-Schoko-Eis, 191
Eiweiß, 10
Elektrolyt-Getränk mit Kokoswasser, 47
Entenfett, 131
  In Entenfett geröstete Kartoffeln mit schwarzem Knoblauch, 131
Erbsen, 158
Erdbeeren, 166
Erdbeer-Kokos-Grünkohl-Salat, 166
Ernährungs-Strategien
  Mittagstraining, 13
  Morgentraining, 11–12
  Nachmittags- bzw. Abendtraining, 14

F
Fenchel
  Apfel-Fenchel-Hühnchen aus dem Langsamkocher, 78
  Gelbe-Bete-Fenchel-Salat mit gerösteten Haselnüssen, 135
Fette, 10
Fisch
  Eierspeise mit Räucherlachs, 32
  Geschwärzte Fisch-Tacos mit Mango-Krautsalat, 106
  In Prosciutto gewickelter Lachs mit Honig-Zitronen-Glasur, 110
  Lachs-Küchlein mit Kapern und Dill, 61
  Pikanter Salat mit Mango und Thunfisch, 82
Fischküchlein, 61
Fleischbällchen, 40
Frikadellen
  Blaubeer-Frikadellen aus Schweinehack, 58
  Einfache Frikadellen, 39
Frittata, 66
Fritten, 118
Frühlingszwiebeln
  Curry-Hühner-Salat, 74
  Eierspeise mit Räucherlachs, 32
  Gebratener Süßkartoffel-Salat, 132
  Knackiger Krautsalat mit Hühnchen, 158
  Mit Larb gefüllte Salatblätter, 85
  Pikanter Salat mit Mango und Thunfisch, 82
  Zartes Flankensteak nach Asia-Art mariniert, 70
Frühstück
  Frühstückswürstchen mit Innenleben: Schottische Eier, 31
  Kakao-Mandel-Kochbananen-Pfannkuchen, 54
  Küchlein aus Kochbananen, 126
  Schweinefleisch mit Süßkartoffel-Haschee, 94
Frühstückswürstchen mit Innenleben: Schottische Eier, 31
Fünf-Minuten-Tortillas, 125
50/50 Hackbällchen mit Brombeer-Balsamico-Glasur, 40

G
Gado-Gado mit würziger Satay-Sauce, 173
Gebackene Flaschentomaten mit Pancetta, 165
Gebackene Rote Bete mit Orangen und Minze, 143
Gebackene Yuca-Chips, 118
Gefüllte Eier nach Tex-Mex-Art, 73
Gelatine, 20, 185, 192
Gelbe-Bete-Fenchel-Salat mit gerösteten Haselnüssen, 135
Gelbflossenthun, 82
Geräucherte Chipotle-Mayo, 209
Gerichte aus dem Langsamkocher
  Apfel-Fenchel-Hühnchen aus dem Langsamkocher, 78
  Lammhaxe mit Wurzelgemüse aus dem Langsamkocher, 113
  Mit Kaffee panierter Schmorbraten aus dem Langsamkocher, 81
Geröstete Butternuss-Möhren-Suppe, 136
Geröstete Poblano-Soße, 215
Geschmorte Querrippe ohne Knochen, 90
Geschwärzte Fisch-Tacos mit Mango-Krautsalat, 106
Getränke
  Butter-Kaffee mit Powerkick, 20
  Ein Kraftprotz von einem Shake, 23
  Elektrolyt-Getränk mit Kokoswasser, 47
  Grüner Gemüsesaft als Kick fürs Immunsystem, 44
  Kirsch-Vanille-Shake, 48
  Mokka-Protein-Shake, 23
  Tropischer Taro-Shake, 50
Gewürze, 197–217
  Avocado-Tomatillo-Salsa, 205
  Cremige Olivenöl-Mayo, 206
  Cremiges Mango-Jalapeño-Dressing, 212
  Geräucherte Chipotle-Mayo, 209
  Geröstete Poblano-Soße, 215
  Minze-Basilikum-Paranuss-Pesto, 202
  Spritziges Zitronen-Dressing, 211
  Sriracha-Soße mit Pfiff, 216
  Wundersoße, 210
  Zitronen-Rosmarin-Salz zum Abrunden, 201
Ghee, 139
Griechischer Burger-Salat, 102
Grüne Bohnen, 173
Grüner Gemüsesaft als Kick fürs Immunsystem, 44
Grünkohl
  Doppelt gebackene gefüllte Süßkartoffeln, 144
  Erdbeer-Kokos-Grünkohl-Salat, 166
Grütze, 105
Gurken
  Gado-Gado mit würziger Satay-Sauce, 173
  Griechischer Burger-Salat, 102
  Tajín-Salat, 170

H
Hackbraten, 36
Handfestes für harte Jungs, 97
Haschee, 94
Haselnüsse, 135
Hasselback-Süßkartoffeln mit Kräuter-Ghee, 139
Himbeeren, 185
Himbeer-Limetten-Fruchtgummi, 185
Honig
  Chicken Wings mit Honig, Knoblauch und Zitrone, 86
  In Prosciutto gewickelter Lachs mit Honig-Zitronen-Glasur, 110
  Mandelbutter mit Kaffee und Protein, 186
  Pikante Kokos-Chips mit Salz und Essig, 182
  Sriracha-Soße mit Pfiff, 216
  Zitronen-Vanille-Creme mit Blaubeer-Soße, 192
Hühnchen
  Apfel-Fenchel-Hühnchen aus dem Langsamkocher, 78
  Chicken Wings mit Honig, Knoblauch und Zitrone, 86
  Curry-Hühner-Salat, 74
  Hühner-Spargel-Salat, 89
  Knackiger Krautsalat mit Hühnchen, 158
  Mit Larb gefüllte Salatblätter, 85
  Zitronen-Artischocken-Hühnchen, 101
Hühner-Spargel-Salat, 89

I
Im Ofen gerösteter Topinambur, 127
In Kokosmilch gschmorte Süßkartoffeln, 128

In Prosciutto gewickelter Lachs mit
  Honig-Zitronen-Glasur, 110
Ingwer
  Aprikosen-Möhren-Ingwer-Püree, 53
  Koreanisches Bibimbap, 98
  Pikanter Blumenkohl-Reis, 174
  Zartes Flankensteak nach Asia-Art
  mariniert, 70

J
Jakobsmuscheln, 77
Jalapeño
  Avocado-Tomatillo-Salsa, 205
  Ceviche mit Shrimps und Jakobsmuscheln, 77
  Cremiges Mango-Jalapeño-Dressing, 212
  Sriracha-Soße mit Pfiff, 216
Jicama, 170

K
Kabeljau, 106
Kabocha-Kürbis, 140
Kaffee, 23
  Butter-Kaffee mit Powerkick, 20
  Mandelbutter mit Kaffee und Protein, 186
Kakao-Mandel-Kochbananen-Pfannkuchen, 54
Kakaopulver, 23
  Bananen-Kakao-Protein-Snacks, 51
  Bananen-Schoko-Eis, 191
  Ein Kraftprotz von einem Shake, 23
  Kakao-Mandel-Kochbananen-
  Pfannkuchen, 54
  Mandelbutter mit Kaffee und Protein, 186
  Mit Kaffee panierter Schmorbraten aus dem
  Langsamkocher, 81
  Mokka-Protein-Shake, 23
Kapern, 61
Karamellisierter Rosenkohl mit sonnen-
  getrockneten Tomaten und Pinienkernen, 162
Kartoffel-Lauch-Spinat-Fritilla, 66
Kartoffeln
  In Entenfett geröstete Kartoffeln mit
  schwarzem Knoblauch, 131
  Kartoffel-Lauch-Spinat-Fritilla, 66
  Lammhaxe mit Wurzelgemüse aus dem
  Langsamkocher, 113
Kassava, 118
Kirsch-Cashew-Proteinriegel, 57
Kirschen
  Kirsch-Cashew-Proteinriegel, 57
  Kirsch-Vanille-Shake, 48
Kirsch-Vanille-Shake, 48
Knackiger Krautsalat mit Hühnchen, 158,
Knoblauch
  Avocado-Tomatillo-Salsa, 205
  Chicken Wings mit Honig, Knoblauch und
  Zitrone, 86
  Cremig geschmorte Kochbananen, 147
  Doppelt gebackene gefüllte Süßkartoffeln, 144
  Gado-Gado mit würziger Satay-Sauce, 173
  In Entenfett geröstete Kartoffeln mit
  schwarzem Knoblauch, 131
  Karamellisierter Rosenkohl mit sonnen-
  getrockneten Tomaten und Pinienkernen, 162
  Knoblauch-Zitronen-Shrimps mit Blumen-
  kohl-Grütze, 105

Mangold-Salat mit gerösteten Walnüssen, 169
Minze-Basilikum-Paranuss-Pesto, 202
Mit Larb gefüllte Salatblätter, 85
Pikanter Blumenkohl-Reis, 174
Salsiccia trifft Aubergine, 93
Sriracha-Soße mit Pfiff, 216
Türkischer Veggie-Hackbraten, 36
Wohltuende cremige Brokkoli-Suppe, 178
Zartes Flankensteak nach Asia-Art
  mariniert, 70
Zucchini-Nudeln mit Rucola, Speck und
  Kirschtomaten, 177
Knoblauch-Zitronen-Shrimps mit Blumen-
  kohl-Grütze, 105
Kochbananen
  Cremig geschmorte Kochbananen, 147
  Kakao-Mandel-Kochbananen-
  Pfannkuchen, 54
  Küchlein aus Kochbananen, 126
Kohl
  In Apfelwein geschmorter Kohl mit Apfel und
  Zwiebel, 161
  Knackiger Krautsalat mit Hühnchen, 158
Kohlenhydrate, 9
Kohlenhydratreiche Beilagen, 116–151. *Siehe auch*
  Beilagen
Kokosbutter, 195
Kokosflocken
  Erdbeer-Kokos-Grünkohl-Salat, 166
  Mandelbutter-Gelee-Kugeln, 188
  Pikante Kokos-Chips mit Salz und Essig, 182
  Pistazien-Zitronen-Kokos-Bissen, 189
Kokosmehl, 126
Kokosmilch, 23, 24
  Bananen-Kakao-Protein-Snacks, 51
  Cremig geschmorte Kochbananen, 147
  In Kokosmilch geschmorte Süßkartoffeln, 128
  Wohltuende cremige Brokkoli-Suppe, 178
  Zitronen-Vanille-Creme mit Blaubeer-
  Soße, 192
Kokosöl, 20, 24
Kokoswasser
  Ananas-Orangen-Eis, 47
  Elektrolyt-Getränk mit Kokoswasser, 47
  Himbeer-Limetten-Fruchtgummi, 185
Kombucha, 44
Koreanisches Bibimbap, 98
Koriander, 205
Kräuter, 139
Kräuter-Oliven, 157
Krautsalat, 106
Küchlein aus Kochbananen, 126
Küchlein, 126
Kürbis. *Siehe auch* unter den einzelnen Arten
Kürbis-Pudding als Superfood, 24
Kürbispüree, 24

L
Lachs
  Eierspeise mit Räucherlachs, 32
  In Prosciutto gewickelter Lachs mit
  Honig-Zitronen-Glasur, 110
  Lachs-Küchlein mit Kapern und Dill, 61
Lachs-Küchlein mit Kapern und Dill, 61

Lamm
  Griechischer Burger-Salat, 102
  Lammhaxe mit Wurzelgemüse aus dem
  Langsamkocher, 113
  Lammhaxe mit Wurzelgemüse aus dem
  Langsamkocher, 113
Lauch
  Kartoffel-Lauch-Spinat-Fritilla, 66
  Wohltuende cremige Brokkoli-Suppe, 178
Leckereien, 181–95. *Siehe auch* Desserts; Snacks
Limetten
  Avocado-Tomatillo-Salsa, 205
  Cremiges Mango-Jalapeño-Dressing, 212
  Geröstete Poblano-Soße, 215
  Himbeer-Limetten-Fruchtgummi, 185
  Tajín-Salat, 170
Lotus-Chips mit Curry, 122
Lotuswurzeln, 122

M
Maca-Pulver, 20, 23, 24
Mahlzeitenkombinationen, 15–17
Maki-Röllchen, 62
Mandelbutter mit Kaffee und Protein, 186
Mandelbutter
  Kakao-Mandel-Kochbananen-
  Pfannkuchen, 54
  Mandelbutter mit Kaffee und Protein, 186
  Mandelbutter-Gelee-Kugeln, 188
Mandelbutter-Gelee-Kugeln, 188
Mandelmehl, 126
Mandelmilch, 24
  Bananen-Kakao-Protein-Snacks, 51
  Bananen-Schoko-Eis, 191
Mandeln
  Curry-Hühner-Salat, 74
  Mandelbutter mit Kaffee und Protein, 186
  Mandelbutter-Gelee-Kugeln, 188
  Überbackene Kokos-Schokoladen-Äpfel, 195
  Wundersoße, 210
Mangold, 169
Mangold-Salat mit gerösteten Walnüssen, 169
Mangos
  Ceviche mit Shrimps und Jakobsmuscheln, 77
  Cremiges Mango-Jalapeño-Dressing, 212
  Geschwärzte Fisch-Tacos mit Man-
  go-Krautsalat, 106
  Pikanter Salat mit Mango und Thunfisch, 82
  Tropischer Taro-Shake, 50
Maniok, 118
Mayonnaise
  Cremige Olivenöl-Mayo, 206
  Geräucherte Chipotle-Mayo, 209
  Geröstete Poblano-Soße, 215
MCT-Öl, 24
Medjool-Datteln
  Bananen-Schoko-Eis, 191
  Kirsch-Cashew-Proteinriegel, 57
  Mandelbutter-Gelee-Kugeln, 188
  Musubi-Sushi-Röllchen, 62
  Pistazien-Zitronen-Kokos-Bissen, 189
Mini-Pizza-Burger, 34, 35
Minze
  Gebackene Rote Bete mit Orangen und
  Minze, 143

Griechischer Burger-Salat, 102
Minze-Basilikum-Paranuss-Pesto, 202
Minze-Basilikum-Paranuss-Pesto, 202
Mit Kaffee panierter Schmorbraten aus dem Langsamkocher, 81
Mit Larb gefüllte Salatblätter, 84, 85
Möhren
   Aprikosen-Möhren-Ingwer-Püree, 53
   Geröstete Butternuss-Möhren-Suppe, 136
   Grüner Gemüsesaft als Kick fürs Immunsystem, 44
   Koreanisches Bibimbap, 98
   Lammhaxe mit Wurzelgemüse aus dem Langsamkocher, 113
   Möhren-Pastinaken-Puffer, 150
   Türkischer Veggie-Hackbraten, 36
   Zimt-Möhren aus dem Ofen, 121
Möhren-Pastinaken-Puffer, 150
Mokka-Protein-Shake, 23
Musubi-Sushi-Röllchen, 62

N
Nährstoffreiche Beilagen. *Siehe auch* Beilagen
Nährstoffreiche Gemüsebeilagen, 153–179
Nährwert, 9
Nori, 62
Nudeln, 177

O
Öle, 10
Oliven
   Griechischer Burger-Salat, 102
   Kräuter-Oliven, 157
Olivenöl
   Cremige Olivenöl-Mayo, 206
   Cremiges Mango-Jalapeño-Dressing, 212
   Spritziges Zitronen-Dressing, 211
   Wundersoße, 210
Orangen
   Ananas-Orangen-Eis, 47
   Gebackene Rote Bete mit Orangen und Minze, 143
   Kräuter-Oliven, 157
   Sriracha-Soße mit Pfiff, 216
Oregano, 102

P
Pancetta, 165
Paprikaschoten, 158
Paranüsse, 202
Pastinaken, 150
Performance, 9
Pfannkuchen, 54
Pfeilwurzmehl, 125
Pflaumen, 114
Pikante Kokos-Chips mit Salz und Essig, 182
Pikante Pilz-Tapioka, 148
Pikanter Blumenkohl-Reis, 174
Pikanter Salat mit Mango und Thunfisch, 82
Pilze
   Koreanisches Bibimbap, 98
   Pikante Pilz-Tapioka, 148
   Steak aus der Pfanne mit Champignon-Schalotten-Soße, 109
Pinienkerne, 162

Pistazien, 189
Pistazien-Zitronen-Kokos-Bissen, 189
Poblano, 215
Prosciutto, 110
Protein, 10
Proteinpulver, 23, 24
   Bananen-Kakao-Protein-Snacks, 51
   Kakao-Mandel-Kochbananen-Pfannkuchen, 54
   Mandelbutter mit Kaffee und Protein, 186
   Pistazien-Zitronen-Kokos-Bissen, 189
   Tropischer Taro-Shake, 50
Proteinreiche Mahlzeiten, 69–115
   Apfel-Fenchel-Hühnchen aus dem Langsamkocher, 78
   Ceviche mit Shrimps und Jakobsmuscheln, 77
   Chicken Wings mit Honig, Knoblauch und Zitrone, 86
   Curry-Hühner-Salat, 74
   Gefüllte Eier nach Tex-Mex-Art, 73
   Geschmorte Querrippe ohne Knochen, 90
   Geschwärzte Fisch-Tacos mit Mango-Krautsalat, 106
   Griechischer Burger-Salat, 102
   Handfestes für harte Jungs, 97
   Hühner-Spargel-Salat, 89
   In Prosciutto gewickelter Lachs mit Honig-Zitronen-Glasur, 110
   Knoblauch-Zitronen-Shrimps mit Blumenkohl-Grütze, 105
   Koreanisches Bibimbap, 98
   Lammhaxe mit Wurzelgemüse aus dem Langsamkocher, 113
   Mit Kaffee panierter Schmorbraten aus dem Langsamkocher, 81
   Mit Larb gefüllte Salatblätter, 85
   Pikanter Salat mit Mango und Thunfisch, 82
   Salsiccia trifft Aubergine, 93
   Schweinefleisch mit Süßkartoffel-Haschee, 94
   Steak aus der Pfanne mit Champignon-Schalotten-Soße, 109
   Würzige Schweinelende mit gerösteter Pflaumen-Soße, 114
   Zartes Flankensteak nach Asia-Art mariniert, 70
   Zitronen-Artischocken-Hühnchen, 101
Proteinriegel, 57
Pudding
   Kürbis-Pudding als Superfood, 24
Puffer, 150

R
Radieschen, 98
Reis
   Handfestes für harte Jungs, 97
   Koreanisches Bibimbap, 98
   Musubi-Sushi-Röllchen, 62
   Pikanter Blumenkohl-Reis, 174
Rindfleisch, 28
   Einfache Frikadellen, 39
   50/50 Hackbällchen mit Brombeer-Balsamico-Glasur, 40
   Geschmorte Querrippe ohne Knochen, 90
   Koreanisches Bibimbap, 98
   Mini-Pizza-Burger, 35
   Mit Kaffee panierter Schmorbraten aus dem Langsamkocher, 81
   Steak aus der Pfanne mit Champignon-Schalotten-Soße, 109
   Zartes Flankensteak nach Asia-Art mariniert, 70
Rippchen, 90
Roasted Sweet Potato Salad, 132
Rosenkohl, 162
Rosmarin
   50/50 Hackbällchen mit Brombeer-Balsamico-Glasur, 40
   Hasselback-Süßkartoffeln mit Kräuter-Ghee, 139
   In Entenfett geröstete Kartoffeln mit schwarzem Knoblauch, 131
   Lammhaxe mit Wurzelgemüse aus dem Langsamkocher, 113
   Mangold-Salat mit gerösteten Walnüssen, 169
   Zitronen-Rosmarin-Salz zum Abrunden, 201
Rucola, 177

S
Säfte, 44
Salate
   Curry-Hühner-Salat, 74
   Erdbeer-Kokos-Grünkohl-Salat, 166
   Gebratener Süßkartoffel-Salat, 132
   Gelbe-Bete-Fenchel-Salat mit gerösteten Haselnüssen, 135
   Griechischer Burger-Salat, 102
   Handfestes für harte Jungs, 97
   Hühner-Spargel-Salat, 89
   Mangold-Salat mit gerösteten Walnüssen, 169
   Mit Larb gefüllte Salatblätter, 85
   Sommersalat mit Salz-und-Pfeffer-Shrimps, 154
   Tajín-Salat, 170
Salsiccia trifft Aubergine, 93
Salz, 201
Schalotten
   Doppelt gebackene gefüllte Süßkartoffeln, 144
   Mangold-Salat mit gerösteten Walnüssen, 169
   Steak aus der Pfanne mit Champignon-Schalotten-Soße, 109
Schmorbraten, 81
Schnittlauch, 132
Schokolade, 195
Schwärzendes Würzpulver, 198
Schweinefleisch mit Süßkartoffel-Haschee, 94
Schweinefleisch, 31
   Blaubeer-Frikadellen aus Schweinehack, 58
   Gebackene Flaschentomaten mit Pancetta, 165
   Gefüllte Eier nach Tex-Mex-Art, 73
   In Prosciutto gewickelter Lachs mit Honig-Zitronen-Glasur, 110
   Musubi-Sushi-Röllchen, 62
   Salsiccia trifft Aubergine, 93
   Schweinefleisch mit Süßkartoffel-Haschee, 94
   Würzige Schweinelende mit gerösteter Pflaumen-Soße, 114
Sellerie
   Curry-Hühner-Salat, 74
   Knackiger Krautsalat mit Hühnchen, 158
   Türkischer Veggie-Hackbraten, 36

Sellerieknolle, 113
Shakes
    Ein Kraftprotz von einem Shake, 23
    Kirsch-Vanille-Shake, 48
    Mokka-Protein-Shake, 23
    Tropischer Taro-Shake, 50
Shrimps
    Ceviche mit Shrimps und Jakobsmuscheln, 77
    Gado-Gado mit würziger Satay-Sauce, 173
    Knoblauch-Zitronen-Shrimps mit Blumenkohl-Grütze, 105
    Sommersalat mit Salz-und-Pfeffer-Shrimps, 154
Slaw *siehe auch* Krautsalat
Snacks vor dem Workout, 19
Snacks, 19–41
    50/50 Hackbällchen mit Brombeer-Balsamico-Glasur, 40
    Avocados mit Eierkern, 27
    Butter-Kaffee mit Powerkick, 20
    Eierspeise mit Räucherlachs, 32
    Ein Kraftprotz von einem Shake, 23
    Einfache Frikadellen, 39
    Kürbis-Pudding als Superfood, 24
    Mini-Pizza-Burger, 35
    Mokka-Protein-Shake, 23
    Süß-würziges Dörrfleisch aus dem Ofen, 28
    Türkischer Veggie-Hackbraten, 36
Sommersalat mit Salz-und-Pfeffer-Shrimps, 154
Soßen, 197–217
    Avocado-Tomatillo-Salsa, 205
    Cremiges Mango-Jalapeño-Dressing, 212
    Geräucherte Chipotle-Mayo, 209
    Geröstete Poblano-Soße, 215
    Minze-Basilikum-Paranuss-Pesto, 202
    Spritziges Zitronen-Dressing, 211
    Sriracha-Soße mit Pfiff, 216
    Wundersoße, 210
Spargel, 89
Speck siehe Bacon
Spinat
    Grüner Gemüsesaft als Kick fürs Immunsystem, 44
    Kartoffel-Lauch-Spinat-Fritilla, 66
    Koreanisches Bibimbap, 98
Sport, 9
Spritziges Zitronen-Dressing, 211
Sriracha-Soße mit Pfiff, 216
Stärke, 9
Steak aus der Pfanne mit Champignon-Schalotten-Soße, 109
Suppen
    Geröstete Butternuss-Möhren-Suppe, 136
    Wohltuende cremige Brokkoli-Suppe, 178
Sushi-Röllchen, 62
Süß-würziges Dörrfleisch aus dem Ofen, 28
Süßkartoffeln
    Doppelt gebackene gefüllte Süßkartoffeln, 144
    Gebratener Süßkartoffel-Salat, 132
    Hasselback-Süßkartoffeln mit Kräuter-Ghee, 139
    In Kokosmilch geschmorte Süßkartoffeln, 128
    Schweinefleisch mit Süßkartoffel-Haschee, 94

T
Tacos, 106
Tajín-Salat, 170
Tapioka, 118
Tapiokamehl, 125
Tapioka-Perlen, 148
Taro-Püree, 50, 149
Taro-Wurzel, 50, 149
Thunfisch, 82
Thymian, 139
Tomaten
    Gado-Gado mit würziger Satay-Sauce, 173
    Gebackene Flaschentomaten mit Pancetta, 165
    Griechischer Burger-Salat, 102
    Karamellisierter Rosenkohl mit sonnengetrockneten Tomaten und Pinienkernen, 162
    Salsiccia trifft Aubergine, 93
    Sommersalat mit Salz-und-Pfeffer-Shrimps, 154
    Zucchini-Nudeln mit Rucola, Speck und Kirschtomaten, 177
Tomatillos, 205
Topinambur, 127
Tortillas, 125
Training, 9
Trauben, 74
Tropischer Taro-Shake, 50
Türkischer Veggie-Hackbraten, 36

U
Überbackene Kokos-Schokoladen-Äpfel, 195

V
Vanillecreme, 192
Vanille-Proteinpulver, 48
Verführungen, 181–195. *Siehe auch* Desserts; Snacks
Butter-Kaffee mit Powerkick, 20

W
Walnüsse, 169
Wassermelone
    Sommersalat mit Salz-und-Pfeffer-Shrimps, 154
    Tajín-Salat, 170
Wohltuende cremige Brokkoli-Suppe, 178
Wundersoße, 210
Wurst
    Frühstückswürstchen mit Innenleben: Schottische Eier, 31
    Mini-Pizza-Burger, 35
    Salsiccia trifft Aubergine, 93
    Würzige Schweinelende mit gerösteter Pflaumen-Soße, 114

X, Y, Z
Yuca, 118
Zartes Flankensteak nach Asia-Art mariniert, 70
Zimt, 121
Zimt-Möhren aus dem Ofen, 121
Zitronen
    Cremige Olivenöl-Mayo, 206
    In Prosciutto gewickelter Lachs mit Honig-Zitronen-Glasur, 110
    Knoblauch-Zitronen-Shrimps mit Blumenkohl-Grütze, 105
    Mangold-Salat mit gerösteten Walnüssen, 169
    Minze-Basilikum-Paranuss-Pesto, 202
    Pistazien-Zitronen-Kokos-Bissen, 189
    Spritziges Zitronen-Dressing, 211
    Wundersoße, 210
    Zitronen-Artischocken-Hühnchen, 101
    Zitronen-Rosmarin-Salz zum Abrunden, 201
    Zitronen-Vanille-Creme mit Blaubeer-Soße, 192
Zitronen-Artischocken-Hühnchen, 101
Zitronen-Rosmarin-Salz zum Abrunden, 201
Zitronen-Vanille-Creme mit Blaubeer-Soße, 192
Zucchini
    Eierspeise mit Räucherlachs, 32
    Türkischer Veggie-Hackbraten, 36
    Zucchini-Nudeln mit Rucola, Speck und Kirschtomaten, 177
Zucchini-Nudeln mit Rucola, Speck und Kirschtomaten, 177
Zuckerschoten, 158
Zwiebeln. *Siehe auch* Frühlingszwiebeln; Schalotten
    In Apfelwein geschmorter Kohl mit Apfel und Zwiebel, 161
    Lammhaxe mit Wurzelgemüse aus dem Langsamkocher, 113
    Wohltuende cremige Brokkoli-Suppe, 178